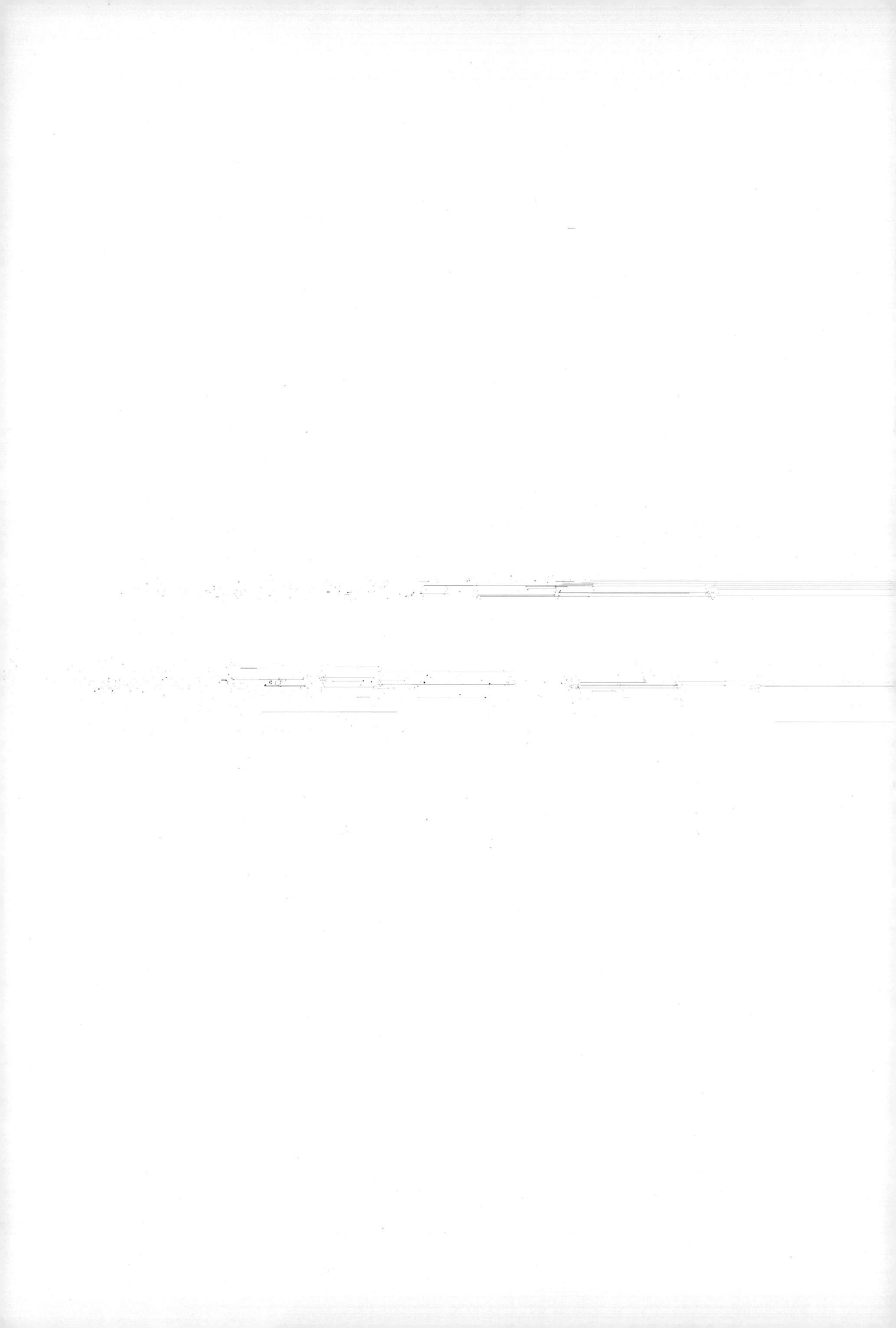

现代规范化护理与实践

XIANDAI GUIFANHUA HULI YU SHIJIAN

主编 邱志华 王 利 孙菲菲 李秀霞
刘艳慧 江巧琳 赵存华

黑龙江科学技术出版社
HEILONGJIANG SCIENCE AND TECHNOLOGY PRESS

图书在版编目（CIP）数据

现代规范化护理与实践 / 邱志华等主编. -- 哈尔滨：
黑龙江科学技术出版社，2024.2
ISBN 978-7-5719-2292-4

Ⅰ．①现… Ⅱ．①邱… Ⅲ．①护理学 Ⅳ．①R47

中国国家版本馆CIP数据核字（2024）第046483号

现代规范化护理与实践
XIANDAI GUIFANHUA HULI YU SHIJIAN

主　　编	邱志华　王　利　孙菲菲　李秀霞　刘艳慧　江巧琳　赵存华
责任编辑	陈兆红
封面设计	宗　宁
出　　版	黑龙江科学技术出版社
	地址：哈尔滨市南岗区公安街70-2号　邮编：150007
	电话：（0451）53642106　传真：（0451）53642143
	网址：www.1kcbs.cn
发　　行	全国新华书店
印　　刷	山东麦德森文化传媒有限公司
开　　本	787 mm×1092 mm　1/16
印　　张	19.25
字　　数	517千字
版　　次	2024年2月第1版
印　　次	2024年2月第1次印刷
书　　号	ISBN 978-7-5719-2292-4
定　　价	238.00元

编委会

　　护理操作是护士专业能力的重要组成部分,也是护士从事护理工作的必备条件和基本功。严谨规范地执行各项临床护理操作,同时将人文关怀融入护理操作中,从而提升护理质量、保障患者安全、改善患者住院体验、让患者满意,让护理工作有"温度",这是社会和患者所期盼的。此外,随着医药卫生体制改革的不断推进,优质护理的全面开展,如何提升护士岗位胜任能力,紧跟医疗新技术发展的步伐,为患者提供安全、规范、优质、高效的医疗护理服务成为护理改革工作的一项重要内容。为适应新形势的需要,提升护理人员的专业能力,我们编写了《现代规范化护理与实践》一书。

　　兼顾时代性和发展性是本书有别于其他护理相关书籍的一大特色。本书立足于当前的护理工作要求,首先从基础护理技术入手,将多种资源有效整合,然后重点介绍了各科室常见病护理内容,具体包括护理评估、护理诊断、护理目标、护理措施、护理评价等。本书的编写以循证护理为基础,并结合国内外护理学科发展的新理念、新技术,强化临床护理操作的科学性和规范化,重点介绍护理工作的要点和细节,突出体现"三基五性"的原则,尽力做到了贴近临床,适合各级医院护士和医学院在校学生阅读使用。

　　在编写过程中,尽管我们精益求精,对书中内容反复斟酌、修改,但是由于时间和编写水平有限,书中难免存在不足之处,恳请广大读者见谅,望能提出宝贵意见和建议,以便再版时修订。

《现代规范化护理与实践》编委会

2023 年 11 月

CONTENTS
目录

第一章

基础护理技术

第一节 清洁护理

清洁是患者的基本需求之一,是维持和获得健康的重要保证。清洁可以清除微生物及污垢,防止细菌繁殖,促进血液循环,有利于体内废物排泄,同时清洁使人感到愉快、舒适。

一、口腔护理

口腔护理的目的有以下几方面。①保持口腔的清洁、湿润,使患者舒适,预防口腔感染等并发症。②防止口臭、口垢,促进食欲,保持口腔的正常功能。③观察口腔黏膜和舌苔的变化、特殊的口腔气味,可提供病情的动态信息,如肝功能不全患者出现肝臭,常是肝昏迷的先兆。

常用的漱口液有生理盐水、朵贝尔溶液(复方硼酸溶液)、1%～3%过氧化氢溶液、2%～3%硼酸溶液、1%～4%碳酸氢钠溶液、0.02%呋喃西林溶液、0.1%醋酸溶液。

(一)协助口腔冲洗

1.目的

协助口腔手术后使用固定器,或对有口腔病变的患者清洁口腔。

2.用物准备

治疗碗、治疗巾、弯盘、生理盐水、朵贝尔溶液、口镜、抽吸设备、压舌板、手电筒、20 mL 空针及冲洗针头。

3.操作步骤

(1)洗手。

(2)准备用物携至患者床旁。

(3)向患者解释。协助患者采取半坐位式,并于胸前铺治疗巾及放置弯盘。①装生理盐水及朵贝尔溶液于溶液盘内,并接上,用 20 mL 注射器抽吸并连接针头。②协助医师冲洗。③冲洗毕,擦干患者嘴巴。④整理用物后洗手。⑤记录。

4.注意事项

为了避免冲洗中弄湿患者,必要时给予手电筒照光,冲洗时须特别注意齿缝、前庭外,若有舌苔,可用压舌板外包纱布予以机械性刮除,冲洗中予以持续性的低压抽吸,必要时协助更换湿衣服。

(二)特殊口腔冲洗

1.用物准备

(1)治疗盘：治疗碗(内盛含有漱口液的棉球12～16个,棉球湿度以不能挤出液体为宜;弯血管钳、镊子)、压舌板、弯盘、吸水管、杯子、治疗巾、手电筒,需要时备张口器。

(2)外用药：按需准备,如液状石蜡、冰硼散、西瓜霜、金霉素甘油、制霉菌素甘油等,酌情使用。

2.操作步骤

(1)将用物携至床旁,向患者解释以取得合作。

(2)协助患者侧卧,面向护士,取治疗巾,围于颌下,置弯盘于口角边。

(3)先湿润口唇、口角,观察口腔黏膜有无出血、溃疡等现象。对长期应用抗生素、激素者应注意观察有无真菌感染。有活动义齿者,应取下,一般先取上面义齿,后取下面义齿,并放置容器内,用冷开水冲洗刷净,待患者漱口后戴上或浸入清水中备用(昏迷患者的义齿应浸于清水中保存)。浸义齿的清水应每天更换。义齿不可浸在乙醇或热水中,以免变色、变形和老化。

(4)协助患者用温开水漱口后,嘱患者咬合上下齿,用压舌板轻轻撑开一侧颊部,以弯血管钳夹有漱口液的棉球由内向门齿纵向擦洗。同法擦洗对侧。

(5)嘱患者张口,依次擦洗一侧牙齿内侧面、上颌面、下内侧面、下颌面,再弧形擦洗一侧颊部。同法擦洗另一侧。洗舌面及硬腭部(勿触及咽部,以免引起恶心)。

(6)擦洗完毕,帮助患者用洗水管以漱口水漱口,漱口后用治疗巾拭去患者口角处水。

(7)口腔黏膜如有溃疡,酌情涂药于溃疡处。口唇干裂可涂擦液状石蜡。

(8)撤去治疗巾,清理用物,整理床单。

3.注意事项

(1)擦洗时动作要轻,特别是对凝血功能差的患者要防止碰伤黏膜及牙龈。

(2)昏迷患者禁忌漱口,需用张口器时,应从臼齿放入(牙关紧闭者不可用暴力张口),擦洗时须用血管钳夹紧棉球,每次一个,防止棉球遗留在口腔内,棉球蘸漱口水不可过湿,以防患者将溶液吸入呼吸道。

(3)传染病患者的用物按隔离消毒原则处理。

二、头发护理

(一)床上梳发

1.目的

梳发、按摩头皮,可促进血液循环,除去污垢和脱落的头发、头屑,使患者清洁舒适和美观。

2.用物准备

治疗巾、梳子、30%乙醇溶液、纸袋(放脱落头发)。

3.操作步骤

(1)铺治疗巾于枕头上,协助患者把头转向一侧。

(2)将头发从中间梳向两边,左手握住一股头发,由发梢逐渐梳到发根。长发或遇有打结时,可将头发绕在示指上慢慢梳理。避免强行梳拉,造成患者疼痛。如头发纠集成团,可用30%乙醇湿润后,再小心梳理,同法梳理另一边。

(3)长发酌情编辫或扎成束,发型尽可能符合患者所好。

(4)将脱落头发置于纸袋中,撤下治疗巾。

(5)整理床单,清理用物。

(二)床上洗发(橡胶马蹄形垫法)

1.目的

同床上梳发、预防头虱及头皮感染。

2.用物准备

治疗车上备一只橡胶马蹄形垫,治疗盘内放小橡胶单,大、中毛巾各一条,眼罩或纱布,别针,棉球两只(以不吸水棉花为宜),纸袋,洗发液或肥皂,梳子,小镜子,护肤霜,水壶内盛40～45 ℃热水,水桶(接污水)。必要时备电吹风。

3.操作步骤

(1)备齐用物携至床旁,向患者解释,以取得合作,根据季节关窗或开窗,室温以24 ℃为宜。按需要给予便盆。移开床旁桌椅。

(2)垫小橡胶单及大毛巾于枕上,松开患者衣领向内反折,将中毛巾围于颈部,以别针固定。

(3)协助患者斜角仰卧,移枕于肩下,患者屈膝,可垫膝枕于两膝下,使患者体位安全舒适。

(4)置马蹄形垫垫于患者后颈部,使患者颈部枕于突起处,头在槽中,槽形下部接污水桶。

(5)用棉球塞两耳,用眼罩或纱布遮盖双眼或嘱患者闭上眼。

(6)洗发时先用两手掬少许水于患者头部试温,询问患者感觉,以确定水温是否合适;然后用水壶倒热水充分湿润头发,倒洗发液于手掌上,涂遍头发,用指尖揉搓头皮和头发。用力要适中,揉搓方向由发际向头顶部,使用梳子除去落发,置于纸袋中,用热水冲洗头发,直到冲净为止。观察患者的一般情况,注意保暖,洗发完毕,解下颈部毛巾,包住头发,一手托头,一手撤去橡胶马蹄垫。除去耳内棉球及眼罩,用患者自备的毛巾擦干脸部,酌情使用护肤霜。

(7)帮助患者卧于床正中,将枕、橡胶单、浴巾一起自肩下移至头部,用包头的毛巾揉搓头发,再用大毛巾擦干或电风吹干。梳理成患者习惯的发型,撤去上述用物。

(8)整理床单,清理用物。

4.注意事项

(1)要随时观察患者的病情变化,如脉搏、呼吸、血压有异常时应立即停止操作。

(2)注意室温和水温,及时擦干头发,防止患者受凉。

(3)防止水流入眼及耳内,避免沾湿衣服和床单。

(4)衰弱患者不宜洗发。

三、皮肤清洁与护理

(一)床上擦浴

1.用物准备

治疗车上备:面盆两只、水桶两只(一桶盛热水,水温在50～52 ℃,并按年龄、季节、习惯,增减水温,另一桶接污水)、治疗盘(内置小毛巾两条、大毛巾、浴皂、梳子、小剪刀、50%乙醇、爽身粉)、清洁衣裤、被服。另备便盆、便盆布和屏风。

2.操作步骤

(1)推治疗车至床边,向患者解释,以取得合作。

（2）将用物放在便于操作处，关好门窗调节室温，用屏风或拉布遮挡患者，按需给予便盆。

（3）将脸盆放于床边桌上，倒入热水 2/3 满，测试水温。根据病情放平床头及床尾支架，松开床尾盖被。

（4）将微湿小毛巾包在右手上，为患者洗脸及颈部，左手扶患者头顶部，先擦眼，然后像写"3"字样，依次擦洗一侧额部、颊部、鼻翼部、人中、耳后下颌，直至颈部。另一侧同法。用较干毛巾依次擦洗一遍，注意擦净耳郭，耳后及颈部皮肤。

（5）为患者脱下衣服，在擦洗部位下面铺上浴巾，按顺序擦洗两上肢、胸腹部。协助患者侧卧，背向护士依次擦洗后颈部、背臀部，为患者换上清洁裤子。擦洗中，根据情况更换热水，注意擦净腋窝及腹股沟等处。

（6）擦洗的方法为先用涂肥皂的小毛巾擦洗，再用湿毛巾擦去皂液，清洗毛巾后再擦洗，最后用浴巾边按摩边擦干。动作要敏捷，为取得按摩效果，可适当用力。

（7）擦洗过程中，如患者出现寒战、面色苍白等病情变化时，应立即停止擦浴，给予适当的处理，同时注意观察皮肤有无异常。擦洗毕，可在骨突处用 50% 乙醇做按摩，扑上爽身粉。

（8）整理床单，必要时梳发、剪指甲及更换床单。

（9）如有特殊情况，需做记录。

3.注意事项

护士操作时，要站在擦浴的一边，擦洗完一边后再转至另一边。站立时两脚要分开，重心应在身体中央或稍低处，拿水盆时，盆要靠近身边，减少体力消耗。操作时要体贴患者，保护患者自尊，动作要敏捷、轻柔，减少翻动和暴露，防止受凉。

（二）压力性损伤的预防及护理

压力性损伤是指机体局部组织由于长期受压，血液循环障碍，造成组织缺氧、缺血、营养不良而致的溃烂和坏死。导致活动受限的因素一般都会增加压力性损伤的发生。常见的因素有压力、剪力、摩擦力、潮湿等。好发部位为枕部、耳郭、肩胛部、肘部、骶尾部、髋部、膝关节内外侧、外踝、足跟。

1.预防措施

预防压力性损伤在于消除其发生的原因。因此，要求做到勤翻身、勤按摩、勤整理、勤更换。交班时要严格细致地交接局部皮肤情况及护理措施。

（1）避免局部长期受压：①鼓励和协助卧床患者经常更换卧位，使骨骼突出部位交替地受压，翻身间隔时间应根据病情及局部受压情况而定。一般 2 小时翻身 1 次，必要时 1 小时翻身 1 次，建立床头翻身记录卡。②保护骨隆突处和支持身体空隙处，将患者体位安置妥当后，可在身体空隙处垫软枕、海绵垫。需要时可垫海绵垫、气垫褥、水褥等，使支持体重的面积宽而均匀，使作用于患者身上的正压及作用力分布在一个较大的面积上，从而降低在隆突部位皮肤上所受的压强。③对使用石膏、夹板、牵引的患者，衬垫应平整、松软适度，尤其要注意骨骼突起部位的衬垫，要仔细观察局部皮肤和肢端皮肤颜色改变的情况，认真听取患者反映，适当给予调节，如发现石膏绷带凹凸不平，应立即报告医师，及时纠正。

（2）避免潮湿、摩擦及排泄物的刺激：①保持皮肤清洁干燥。大小便失禁、出汗及分泌物多的患者应及时擦干，以保护皮肤免受刺激，床铺要经常保持清洁干燥、平整无碎屑，被服污染要随时更换。不可让患者直接卧于橡胶单上。小儿要勤换尿布；②不可使用破损的便盆，以防擦伤皮肤。

（3）增进局部血液循环：对易发生压力性损伤的患者，要常检查，用温水擦澡、擦背或用湿毛巾行局部按摩。

手法按摩。①全背按摩：协助患者俯卧或侧卧，露出背部，先以热水进行擦洗，再以两手或一手沾上少许50％乙醇按摩。按摩者斜站在患者右侧，左腿弯曲在前，右腿伸直在后，从患者骶尾部开始，沿脊柱两侧边缘向上按摩（力量要能够刺激肌肉组织）至肩部时用环状动作。按摩后，手再轻轻滑至尾骨处。此时，左腿伸直，右腿弯曲，如此有节奏地按摩数次，再用拇指指腹由骶尾部开始沿脊柱按摩至第7颈椎。②受压处局部按摩：沾少许50％乙醇，以手掌大、小鱼际紧贴皮肤，压力均匀向心方向按摩，由轻至重，由重至轻，每次3～5分钟。

电动按摩器按摩：电动按摩器是依靠电磁作用，引导治疗器头震动，以代替各种手法按摩。操作者持按摩器根据不同部位选择合适的按摩头，紧贴皮肤，进行按摩。

（4）增进营养的摄入：营养不良是导致压力性损伤的内因之一，又可影响压力性损伤的愈合。蛋白质是身体修补组织所必需的物质，维生素也可促进伤口愈合，因此在病情允许时可给予高蛋白、高维生素膳食，以增进机体抵抗力和组织修复能力。此外，适当补充矿物质，可促进慢性溃疡的愈合。

2.压力性损伤的分期及护理

（1）淤血红润期：为压力性损伤初期，局部皮肤受压或受到潮湿刺激后，开始出现红、肿、热、麻木或有触痛。此期要及时除去致病原因，加强预防措施，如增加翻身次数以及防止局部继续受压、受潮。

（2）炎性浸润期：红肿部位如果继续受压，血液循环仍得不到改善，静脉回流受阻，局部静脉淤血，受压表面呈紫红色，皮下产生硬结，表面有水疱形成。对未破小水泡要减少摩擦，防破裂感染，让其自行吸收，大水疱用无菌注射器抽出泡内液体，涂以消毒液，用无菌敷料包扎。

（3）溃疡期：静脉血液回流受到严重障碍，局部淤血致血栓形成，组织缺血缺氧。轻者，浅层组织感染，脓液流出，溃疡形成；重者，坏死组织发黑，脓性分泌物增多，有臭味，感染向周围及深部扩展，可达骨骼，甚至可引起败血症。

四、会阴部清洁卫生的实施

（一）目的
保持清洁，清除异味，预防或减轻感染、增进舒适、促进伤口愈合。

（二）用物准备
便盆、屏风、橡胶单、中单、清洁棉球、大量杯、镊子、浴巾、毛巾、水壶（内盛50～52 ℃的温水）、清洁剂或呋喃西林棉球。

（三）操作方法
1.男患者会阴的护理

（1）携用物至患者床旁，核对后解释。

（2）患者取仰卧位，为遮挡患者可将浴巾折成扇形盖在患者的会阴部及腿部。

（3）带上清洁手套，一手提起阴茎，一手取毛巾或用呋喃西林棉球擦洗阴茎头部、下部和阴囊。擦洗肛门时，患者可取侧卧位，护士一手将臀部分开，一手用浴巾将肛门擦洗干净。

（4）为患者穿好衣裤，根据情况更换衣、裤、床单。整理床单，患者取舒适卧位。

（5）整理用物，清洁整齐，记录。

2.女患者会阴部护理

(1)携用物至患者床旁,核对后解释。

(2)患者取仰卧位,为遮挡患者可将浴巾折成扇形盖在患者的会阴部及腿部。

(3)先将橡胶单及中单置于患者臀下,再置便盆于患者臀下。

(4)护士一手持装有温水的大量杯,一手持夹有棉球的大镊子,边冲水边用棉球擦洗。

(5)冲洗后擦干各部位。撤去便盆及橡胶单和中单。

(6)为患者穿好衣裤,根据情况更换衣、裤、床单。整理床单,患者取舒适卧位。

(7)整理用物,清洁整齐,记录。

(四)注意事项

(1)操作前应向患者说明目的,以取得患者的合作。

(2)在执行操作的原则上,尽可能尊重患者习惯。

(3)注意遮挡患者,保护患者隐私。

(4)冲洗时从上至下。

(5)操作完毕应及时记录所观察到的情况。

（王　利）

第二节　休息与睡眠护理

休息与睡眠是人类最基本的生理需要。良好的休息和睡眠如同充分的营养和适度的运动一样,对保持和促进健康起着重要作用。作为护士,必须了解睡眠的分期、影响睡眠的因素及患者的睡眠习惯,切实解决患者的睡眠问题,帮助患者达到可能的最佳睡眠状态。

一、休息

休息是指在一段时间内,通过相对地减少机体活动,使身心放松,处于一种没有紧张和焦虑的松弛状态。休息包括身体和心理两方面的放松,通过休息,可以减轻疲劳和缓解精神紧张。

(一)休息的意义和方式

1.休息的意义

对健康人来说,充足的休息是维持机体身心健康的必要条件;对患者来说,充足的休息是促进疾病康复的重要措施。休息对维护健康具有重要的意义,具体表现为:①休息可以减轻或消除疲劳,缓解精神紧张和压力。②休息可以维持机体生理调节的规律性。③休息可以促进机体正常的生长发育。④休息可以减少能量的消耗。⑤休息可以促进蛋白质的合成及组织修复。

2.休息的方式

休息的方式是因人而异的,取决于个体的年龄、健康状况、工作性质和生活方式等因素。对不同的人而言,休息有着不同的含义。例如,对从事脑力劳动的人而言,他的休息方式可以是散步、打球、游泳等;而对于从事这些活动的运动员来讲,他的休息反而是读书、看报、听音乐。无论采取何种方式,只要达到缓解疲劳、减轻压力、促进身心舒适和精力恢复的目的,就是有效的休息。在休息的各种形式中,睡眠是最常见也是最重要的一种。

(二)休息的条件

要想得到充足的休息,应满足以下 3 个条件,即充足的睡眠、生理上的舒适和心理上的放松。

1.充足的睡眠

休息的最基本的先决条件是充足的睡眠。充足的睡眠可以促进个体精力和体力的恢复。虽然每个人所需要的睡眠时间有较大的区别,但都有最低限度的睡眠时数,满足了一定的睡眠时数,才能得到充足的休息。护理人员要尽量使患者有足够的睡眠时间和建立良好的睡眠习惯。

2.生理上的舒适

生理上的舒适也就是身体放松,是保证有效休息的前提。因此,在休息之前必须将患者身体上的不适降至最低程度。护理人员应为患者提供各种舒适服务,包括祛除或控制疼痛、提供舒适的体位或姿势、协助患者搞好个人卫生、保持适宜的温湿度、调节睡眠时所需要的光线等。

3.心理上的放松

要得到良好的休息,必须有效地控制和减少紧张和焦虑,心理上才能得到放松。由于生病、住院时个体无法满足社会上、职业上或个人角色在义务上的需要,加之住院时对医院环境及医务人员感到陌生,对自身疾病的担忧等,患者常常会出现紧张和焦虑。因此,护理人员应耐心与患者沟通,恰当地运用知识和技能,提供及时、准确的服务,尽量满足患者的各种需要,才能帮助患者减少紧张和焦虑。

二、睡眠

睡眠是各种休息中最自然、最重要的方式。人的一生中有 1/3 的时间要用在睡眠上。任何人都需要睡眠,通过睡眠可以使人的精力和体力得到恢复,可以保持良好的觉醒状态,这样人才能精力充沛地从事劳动或其他活动。睡眠对于维持人的健康,尤其是促进疾病的康复,具有重要的意义。

(一)睡眠的定义

现代医学界普遍认为睡眠是一种主动过程,是一种知觉的特殊状态。睡眠时,人脑并没有停止工作,只是换了模式,虽然对周围环境的反应能力降低,但并未完全消失。通过睡眠,人的精力和体力得到恢复,睡眠后可保持良好的觉醒状态。

由此,可将睡眠定义为周期性发生的持续一定时间的知觉的特殊状态,具有不同的时相,睡眠时可相对地不做出反应。

(二)睡眠原理

睡眠是与较长时间的觉醒交替循环的生理过程。目前认为,睡眠由睡眠中枢控制。睡眠中枢位于脑干尾端,它向上传导冲动,作用于大脑皮质(也称上行抑制系统),与控制觉醒状态的脑干网状结构上行激动系统的作用相拮抗,引起睡眠和脑电波同步化,从而调节睡眠与觉醒的相互转化。

(三)睡眠分期

通过脑电图(EEG)测量大脑皮质的电活动,眼电图(EOG)测量眼睛的运动,肌电图(EMG)测量肌肉的状况,发现睡眠的不同阶段,脑、眼睛、肌肉的活动处于不同的水平。正常的睡眠周期可分为两个相互交替的不同时相状态,即慢波睡眠和快波睡眠。成人进入睡眠后,首先是慢波睡眠,持续 80～120 分钟后转入快波睡眠,维持 20～30 分钟后,又转入慢波睡眠。整个睡眠过程中有 4 或 5 次交替,越近睡眠的后期,快波睡眠持续时间越长。两种睡眠时相状态均可直接转为觉醒状态,但在觉醒状态下,一般只能进入慢波睡眠,而不能进入快波睡眠。

1.慢波睡眠

脑电波呈现同步化慢波时相,伴有慢眼球运动,肌肉松弛但仍有一定张力,亦称正相睡眠或非快速眼球运动睡眠(NREM)。在这段睡眠期间,大脑的活动下降到最低,使得人体能够得到完全的舒缓。此阶段又可分为4期。

(1)第Ⅰ期:为入睡期,是所有睡眠时相中睡得最浅的一期,常被认为是清醒与睡眠的过渡阶段,仅维持几分钟,很容易被唤醒。此期眼球有着缓慢的运动,生理活动开始减少,同时生命体征和新陈代谢逐渐减缓,在此阶段的人们仍然认为自己是清醒的。

(2)第Ⅱ期:为浅睡期。此期的人们已经进入无意识阶段,不过仍可听到声音,仍然容易被唤醒。此期持续10～20分钟,眼球不再运动,机体功能继续变慢,肌肉逐渐放松,脑电图偶尔会产生较快的宽大的梭状波。

(3)第Ⅲ期:为中度睡眠期,持续15～30分钟。此期肌肉完全放松,心搏缓慢,血压下降,但仍保持正常,难以唤醒并且身体很少移动,脑电图显示梭状波与δ波(大而低频的慢波)交替出现。

(4)第Ⅳ期:为深度睡眠期,持续15～30分钟。此期全身松弛,无任何活动,极难唤醒,生命体征比觉醒时明显下降,体内生长激素大量分泌,人体组织愈合加快,遗尿和梦游可能发生,脑电波为慢而高的δ波。

2.快波睡眠

快波睡眠亦称异相睡眠或快速眼球运动睡眠(REM)。此期的睡眠特点是眼球转动很快,脑电波活跃,与觉醒时很难区分。其表现与慢波睡眠相比,各种感觉功能进一步减退,唤醒阈值提高,极难唤醒,同时骨骼肌张力消失,肌肉几乎完全松弛。此外,这一阶段还会有间断的阵发性表现,如眼球快速运动、部分躯体抽动,同时有心排血量增加、血压上升、心率加快、呼吸加快而不规则等交感神经兴奋的表现。多数在醒来后能够回忆的生动、逼真的梦境都是在此期发生的。

睡眠中的一些时相对人体具有特殊的意义,如在NREM第Ⅳ期的睡眠中,机体会释放大量的生长激素来修复和更新上皮细胞和某些特殊细胞,如脑细胞,故慢波睡眠有利于促进生长和体力的恢复。而REM睡眠则对于学习记忆和精力恢复似乎很重要。因为在快波睡眠中,脑耗氧量增加,脑血流量增多,且脑内蛋白质合成加快,有利于建立新的突触联系,可加快幼儿神经系统成熟。同时快波睡眠对保持精神和情绪上的平衡最为重要。因为这一时期的梦境都是生动的、充满感情色彩的,此梦境可减轻、缓解精神压力,使人将忧虑的事情从记忆中消除。非快速眼球运动睡眠与快速眼球运动睡眠的比较见表1-1。

表1-1 非快速眼球运动睡眠与快速眼球运动睡眠的比较

项目	非快速眼球运动睡眠	快速眼球运动睡眠
脑电图	第Ⅰ期:低电压α节律8～12次/秒 第Ⅱ期:宽大的梭状波14～16次/秒 第Ⅲ期:梭状波与δ波交替 第Ⅳ期:慢而高的δ波1～2次/秒	去同步化快波
眼球运动	慢的眼球转动或没有	阵发性的眼球快速运动

项目	非快速眼球运动睡眠	快速眼球运动睡眠
生理变化	呼吸、心率减慢且规则 血压、体温下降 肌肉渐松弛 感觉功能减退	感觉功能进一步减退 肌张力进一步减弱 有间断的阵发性表现:心排血量增加,血压升高, 呼吸加快且不规则,心率加快
合成代谢	人体组织愈合加快	脑内蛋白质合成加快
生长激素	分泌增加	分泌减少
其他	第Ⅳ期发生夜尿和梦游 有利于个体体力的恢复	做梦且为充满感情色彩、稀奇古怪的梦 有利于个体精力的恢复

(四)睡眠周期

对大多数成人而言,睡眠是每 24 小时循环一次的周期性程序。一旦入睡,成人平均每晚经历 4～6 个完整的睡眠周期,每个睡眠周期由不同的睡眠时相构成,分别是 NREM 睡眠的 4 个时相和 REM 睡眠,持续 60～120 分钟不等,平均为 90 分钟。睡眠周期各时相按一定的顺序重复出现。这一模式总是从 NREM 第Ⅰ期开始,依次经过第Ⅱ期、第Ⅲ期、第Ⅳ期之后,返回 NREM 的第Ⅲ期然后到第Ⅱ期,再进入 REM 期,当 REM 期完成后,再回到 NREM 的第Ⅱ期(图 1-1),如此周而复始。在睡眠时相周期的任一阶段醒而复睡时,都需要从头开始依次经过各期。

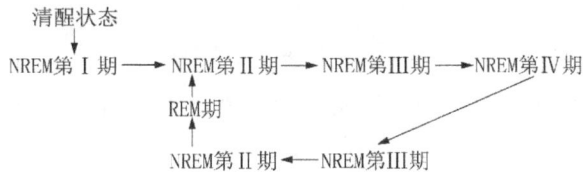

图 1-1　睡眠周期

在睡眠周期中,每一时相所占的时间比例随睡眠的进行而有所改变。一般刚入睡时,个体进入睡眠周期约 90 分钟后才进入 REM 睡眠,随睡眠周期的进展,NREM 第Ⅲ、Ⅳ时相缩短,REM 阶段时间延长。在最后一个睡眠周期中,REM 睡眠可达到 60 分钟。因此,大部分 NREM 睡眠发生在上半夜,REM 睡眠则多在下半夜。

(五)影响睡眠的因素

1.生理因素

(1)年龄:通常人睡眠的需要量与其年龄成反比,但有个体差异。新生儿期每天睡眠时间最长,可达 16～20 小时,成人 7～8 小时。

(2)疲劳:适度的疲劳,有助于入睡,但过度的精力耗竭反而会使入睡发生困难。

(3)昼夜节律:"睡眠-觉醒"周期具有生物钟式的节律性,如果长时间频繁地夜间工作或航空时差,就会造成该节律失调,从而影响入睡及睡眠质量。

(4)内分泌变化:妇女月经前期和月经期常出现嗜睡现象,绝经期妇女常失眠,与内分泌变化有关。

(5)寝前习惯:睡前的一些行为习惯,如看报纸杂志、听音乐、喝牛奶、洗热水澡或泡脚等,当这些习惯突然改变或被阻碍进行时,可能使睡眠发生障碍。

(6)食物因素:含有较多 L-色氨酸的食物,如肉类、乳制品和豆类都能促进入睡,缩短入睡时间,是天然的催眠剂;少量饮酒能促进放松和睡眠,但大量饮酒会干扰睡眠,使睡眠变浅;含有咖啡因的浓茶、咖啡及可乐饮用后使人兴奋,即使入睡也容易中途醒来,且总睡眠时间缩短。

2.病理因素

(1)疾病影响:几乎所有疾病都会影响睡眠。例如,各种原因引起的疼痛未能及时缓解时严重影响睡眠,精神分裂症、强迫性神经症等患者常处于过度觉醒状态。生病的人需要更多时间的睡眠来促进机体康复,却往往因为多种症状困扰或特殊的治疗限制而无法获得正常的睡眠。

(2)身体不适:身体的舒适是获得休息与安睡的先决条件,饥饿、腹胀、呼吸困难、憋闷、身体不洁、皮肤瘙痒、体位不适等都是常见的影响睡眠的原因。

3.环境因素

睡眠环境影响睡眠状况,适宜的温湿度、安静、整洁、舒适、空气清新的环境常可增进睡眠,反之则会对睡眠产生干扰。

4.心理因素

焦虑不安、强烈的情绪反应(如恐惧、悲哀、激动、喜悦)、家庭或人际关系紧张等常常影响患者的睡眠。

5.其他

食物摄入多少、体育锻炼情况、某些药物等也会影响睡眠形态。

(六)促进睡眠的护理措施

1.增进舒适

人们在感觉舒适和放松时才能入睡。为了使患者放松,对于一些遭受病痛折磨的患者采用有效镇痛的方法;做好就寝前的晚间护理,如协助患者洗漱、排便;帮助患者处于正确的睡眠姿势,妥善安置身体各部位的导管、引流管以及牵引、固定等特殊治疗措施。

2.环境控制

人们睡眠时需要的环境条件包括适宜的室温和通风、最低限度的声音、舒适的床和适当的照明。一般冬季室温 18 ~22 ℃、夏季 25 ℃左右,湿度以 50%~60%为宜;根据患者需要,睡前开窗通风,清除病房内异味,使空气清新;保持病区尽可能地安静,尽量减少晚间交谈;提供清洁、干燥的卧具和舒适的枕头、被服;夜间调节住院单元的灯光。

3.重视心理护理

多与患者沟通交流,找出影响患者休息与睡眠的心理社会因素,通过鼓励倾诉、正确指导,消除患者紧张和焦虑情绪,恢复平静、稳定的状态,提高休息和睡眠质量。

4.建立休息和睡眠周期

针对患者的不同情况,帮助患者建立适宜的休息和睡眠周期。患者入院后,原有的休息和睡眠规律被打乱,护士应在患者醒时进行评估、治疗和常规护理工作,避免因一些非必要任务而唤醒患者,同时鼓励患者合理安排日间活动,适当锻炼。

5.尊重患者的睡眠习惯

病情允许的情况下,护理人员应尽可能根据患者就寝前的一些个人习惯,选择如提供温热饮料,允许短时间的阅读、听音乐、协助沐浴或泡脚等方式促进睡眠。

6.健康教育

使患者了解睡眠对健康与康复的重要作用,心、身放松的重要意义和一些促进睡眠的常用技巧。与患者一起讨论有关休息和睡眠的知识,分析困扰患者睡眠的因素,针对具体情况给予相应指导,帮助患者建立有规律的生活方式,养成良好的睡眠习惯。

(江巧琳)

第三节　静　脉　输　液

一、准备

(一)仪表

着装整洁,佩戴胸牌,洗手、戴口罩。

(二)用物

注射盘内放干棉球缸、一次性输液器、网套、止血带、橡皮小枕及一次性垫巾、弯盘、0.75%碘酊、棉签、胶布、启盖器、药液瓶外贴输液标签(上写患者姓名、床号、输液药品、剂量、用法、日期、时间、输液架)。

二、操作步骤

(1)根据医嘱备齐用物,携至床旁查对床号、姓名、剂量、用法、时间、药液瓶和面貌,并摇动药瓶对光检查。

(2)做好解释工作,询问大小便,备胶布。

(3)开启铝盖中心部分(如备物时加完药可省去)套网套,消毒瓶塞中心及瓶颈,挂于输液架上,检查输液器并打开,插入瓶塞至针头根部。

(4)排气,排液3~5 mL至弯盘内。

(5)选择血管、置小枕及垫巾,扎止血带、消毒皮肤,待干。

(6)再次查对床号、姓名、剂量、用法、时间、药液瓶和面貌。

(7)再次检查空气是否排尽,夹紧,穿刺时左手绷紧皮肤并用拇指固定静脉,见回血,松止血带及螺旋夹。

(8)胶布固定,干棉球遮盖针眼,调节滴速,开始15分钟应慢,无异常调节至正常速度。

(9)交代注意事项,整理床及用物。

(10)爱护体贴患者,协助卧舒适体位。

(11)洗手、消毒用物。

三、临床应用

(一)静脉输液注意事项

(1)严格执行无菌操作和查对制度。

(2)根据病情需要,有计划地安排轮流顺序,如需加入药物,应合理安排,以尽快达到输液目的,注意配伍禁忌。

(3)需长期输液者,要注意保护和合理使用静脉,一般从远端小静脉开始。

(4)输液前应排尽输液管及针头内空气,药液滴尽前要按需及时更换溶液瓶或拔针,严防造成空气栓塞。

(5)输液过程中应加强巡视,耐心听取患者的主诉,严密观察注射部位皮肤有无肿胀,针头有无脱出,阻塞或移位,针头和输液器衔接是否紧密,输液管有无扭曲受压,输液滴速是否适宜以及输液瓶内溶液量等,及时记录在输液卡或护理记录单上。

(6)需 24 小时连续输液者,应每天更换输液器。

(7)颈外静脉穿刺置管,如硅胶管内有回血,须及时用稀释肝素溶液冲注,以免硅胶管被血块堵塞;如遇输液不畅,须注意是否存在硅胶管弯曲或滑出血管外等情况。

(二)常见输液反应及防治

1.发热反应

(1)减慢滴注速度或停止输液,及时与医师联系。

(2)对症处理,寒战时适当增加盖被或用热水袋保暖,高热时给予物理降温。

(3)按医嘱给抗过敏药物或激素治疗。

(4)保留余液和输液器,必要时送检验室做细菌培养。

(5)严格检查药液质量、输液用具的包装及灭菌有效期等,防止致热物质进入体内。

2.循环负荷过重(肺水肿)

(1)立即停止输液,及时与医师联系,积极配合抢救,安慰患者,使患者有安全感和信任感。

(2)为患者安置端坐位,使其两腿下垂,以减少静脉回流,减轻心脏负担。

(3)加压给氧,可使肺泡内压力升高,减少肺泡内毛细血管渗出液的产生,同时给予 20%～30%乙醇湿化吸氧。因乙醇能降低肺泡内泡沫的表面张力,使泡沫破裂消散,从而改善肺部气体交换,迅速缓解缺氧症状。

(4)按医嘱给用镇静剂、扩血管药物和强心剂如洋地黄等。

(5)必要时进行四肢轮流结扎,即用止血带或血压计袖带做适当加压,以阻断静脉血流,但动脉血流仍通畅。每隔 5～10 分钟轮流放松一侧肢体的止血带,可有效地减少静脉回心血量,待症状缓解后,逐步解除止血带。

(6)严格控制输液滴速和输液量,对心、肺疾病者以及老年人、儿童尤应慎重。

3.静脉炎

(1)严格执行无菌操作,对血管壁有刺激性的药物应充分稀释后应用,并防止药物溢出血管外。同时,要有计划地更换注射部位,以保护静脉。

(2)患肢抬高并制动,局部用 95%乙醇或 50%硫酸镁行热湿敷。

(3)理疗。

(4)如合并感染,根据医嘱给予抗生素治疗。

4.空气栓塞

(1)立即停止输液,及时通知医师,积极配合抢救,安慰患者,以减轻恐惧感。

(2)立即为患者置左侧卧位(可使肺的位置低于右心室,气泡侧向上漂移到右心室,避开肺动脉口)和头低足高位(在吸气时可增加胸内压力,以减少空气进入静脉。由于心脏搏动将空气混成泡沫,分次小量进入肺动脉内)。

(3)氧气吸入。

(4)输液前排尽输液管内空气,输液过程中密切观察,加压输液或输血时应专人守护,以防止空气栓塞发生。

(赵存华)

第四节 铺 床 法

病床是病室的主要设备,是患者睡眠与休息的必须用具。患者,尤其是卧床患者与病床朝夕相伴,因此,床铺的清洁、平整和舒适,可使患者心情舒畅,增强治愈疾病的自信心,并可预防并发症的发生。

铺床总的要求为舒适、平整、安全、实用、节时、节力。常用的病床有 3 种。①钢丝床:有的可通过支起床头、床尾(二截或三截摇床)而调节体位,有的床脚下装有小轮,便于移动。②木板床:为骨科患者所用。③电动控制多功能床:患者可自己控制升降或改变体位。

病床及被服类规格要求具体为以下几点。①一般病床:高 60 cm,长 200 cm,宽 90 cm。②床垫:长宽与床规格同,厚 9 cm。以棕丝制作垫芯为好,也可用橡胶泡沫、塑料泡沫制作垫芯;垫面选帆布制作。③床褥:长宽同床垫,一般以棉花制作褥芯,棉布制作褥面。④棉胎:长 210 cm,宽 160 cm。⑤大单:长 250 cm,宽 180 cm。⑥被套:长 230 cm,宽 170 cm,尾端开口缝四对带。⑦枕芯:长 60 cm,宽 40 cm,内装木棉或高弹棉、锦纶丝棉,以棉布制作枕面。⑧枕套:长 65 cm,宽 45 cm。⑨橡胶单:长 85 cm,宽 65 cm,两端各加白布 40 cm。⑩中单:长 85 cm,宽 170 cm。以上各类被服均以棉布制作。

一、备用床

(一)目的
铺备用床为准备接受新患者和保持病室整洁美观。

(二)用物准备
床、床垫、床褥、枕芯、棉胎或毛毯、大单、被套或衬单及罩单、枕套。

(三)操作方法
1.被套法

(1)将上述物品置于护理车上,推至床前。

(2)移开床旁桌,距床 20 cm,并移开床旁椅置床尾正中,距床 15 cm。

(3)将用物按铺床操作的顺序放于椅上。

(4)翻床垫,自床尾翻向床头或反之,上缘紧靠床头。床褥铺于床垫上。

(5)铺大单,取折叠好的大单放于床褥上,使中线与床的中线对齐,并展开拉平,先铺床头后铺床尾。①铺床头:一手托起床头的床垫,一手伸过床的中线将大单塞于床垫下,将大单边缘向上提起呈等边三角形,下半三角平整塞于床垫下,再将上半三角翻下塞于床垫下。②铺床尾:至床尾拉紧大单,一手托起床垫,一手握住大单,同法铺好床角。③铺中段:沿床沿边拉紧大单中部边沿,然后,双手掌心向上,将大单塞于床垫下。④至对侧:同法铺大单。

（6）套被套。①S形式套被套法（图1-2）：被套正面向外使被套中线与床中线对齐，平铺于床上，开口端的被套上层倒转向上约1/3。棉胎或毛毯竖向三折，再按S形横向三折。将折好的棉胎置于被套开口处，底边与被套开口边平齐。拉棉胎上边至被套封口处，并将竖折的棉胎两边展开与被套平齐（先近侧后对侧）。盖被上缘距床头15 cm，至床尾逐层拉平盖被，系好带子。边缘向内折叠与床沿平齐，尾端掖于床垫下。同上法将另一侧盖被理好。②卷筒式套被套法（图1-3）：被套正面向内平铺于床上，开口端向床尾，棉胎或毛毯平铺在被套上，上缘与被套封口边齐，将棉胎与被套上层一并由床尾卷至床头（也可由床头卷向床尾），自开口处翻转，拉平各层，系带，余同S形式。

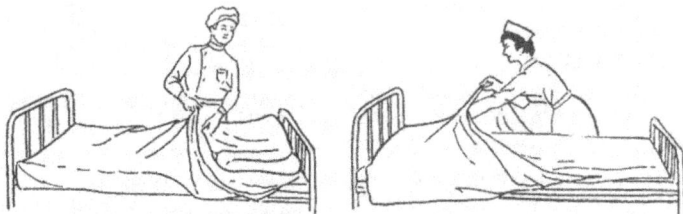

图1-2　S形套被法

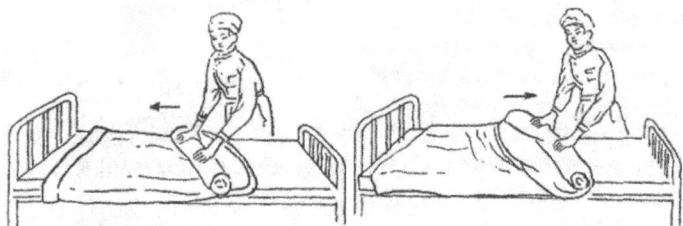

图1-3　卷筒式套被套法

（7）套枕套，于椅上套枕套，使四角充实，系带子，平放于床头，开口背门。

（8）移回桌椅，检查床单，保持整洁。

2.被单法

（1）移开床旁桌、椅，翻转床垫，铺大单，同被套法。

（2）将反折的大单（衬单）铺于床上，上端反折10 cm，与床头齐，床尾按铺大单法铺好床尾。

（3）棉胎或毛毯平铺于衬单上，上端距床头15 cm，将床头衬单反折于棉胎或毛毯上，床尾同大单铺法。

（4）铺罩单，正面向上对准床中线，上端与床头齐，床尾处则折成斜45°，沿床边垂下。转至对侧，先后将衬单、棉胎及罩单同上法铺好。

（5）余同被套法。

（四）注意事项

（1）铺床前先了解病室情况，若患者进餐或做无菌治疗时暂不铺床。

（2）铺床前要检查床各部分有无损坏，若有则修理后再用。

（3）操作中要使身体靠近床边，上身保持直立，两腿前后分开稍屈膝以扩大支持面增加身体稳定性，既省力又能适应不同方向操作。同时手和臂的动作要协调配合，尽量用连续动作，以节省体力消耗，并缩短铺床时间。

（4）铺床后应整理床单及周围环境，以保持病室整齐。

二、暂空床

(一)目的
铺暂空床供新入院的患者或暂离床活动的患者使用,保持病室整洁美观。

(二)用物准备
同备用床,必要时备橡胶中单、中单。

(三)操作方法
(1)将备用床的盖被四折叠于床尾。若被单式,在床头将罩单向下包过棉胎上端,再翻上衬单做 25 cm 的反折,包在棉胎及罩单外面。然后将罩单、棉胎、衬单一并四折,叠于床尾。

(2)根据病情需要铺橡胶中单、中单。中单上缘距床头 50 cm,中线与床中线对齐,床沿的下垂部分一并塞床垫下。至对侧同上法铺好。

三、麻醉床

(一)目的
(1)铺麻醉床便于接受和护理手术后患者。

(2)使患者安全、舒适和预防并发症。

(3)防止被褥被污染,并便于更换。

(二)用物准备
1.被服类

同备用床,另加橡胶中单、中单两条。弯盘、纱布数块、血压计、听诊器、护理记录单、笔。根据手术情况备麻醉护理盘或急救车上备麻醉护理用物。

2.麻醉护理盘用物

治疗巾内置张口器、压舌板、舌钳、牙垫、通气导管、治疗碗、镊子、输氧导管、吸痰导管、纱布数块。治疗巾外放电筒、胶布等。必要时备输液架、吸痰器、氧气筒、胃肠减压器等。天冷时无空调设备应备热水袋及布套各 2 只、毯子。

(三)操作方法
(1)拆去原有枕套、被套、大单等。

(2)按使用顺序备齐用物至床边,放于床尾。

(3)移开床旁桌椅等同备用床。

(4)同暂空床铺好一侧大单、中段橡胶中单、中单及上段橡胶中单、中单,上段中单与床头齐。转至对侧,按上法铺大单、橡胶中单、中单。

(5)铺盖被。①被套式:盖被头端两侧同备用床,尾端系带后向内或向上折叠与床尾齐,将向门口一侧的盖被三折叠于对侧床边。②被单式:头端铺法同暂空床,下端向上反折和床尾齐,两侧边缘向上反折同床沿齐,然后将盖被折叠于一侧床边。

(6)套枕套后将枕头横立于床头,以防患者躁动时头部碰撞床栏而受伤(图 1-4)。

(7)移回床旁桌,椅子放于接受患者对侧床尾。

(8)麻醉护理盘置于床旁桌上,其他用物放于妥善处。

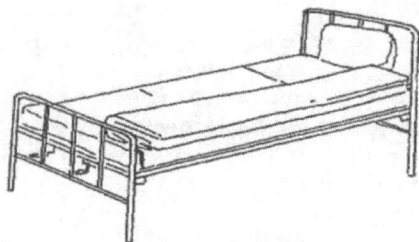

图 1-4　麻醉床

(四)注意事项

(1)铺麻醉床时,必须更换各类清洁被服。

(2)床头一块橡胶中单、中单可根据病情和手术部位需要铺于床头或床尾。若下肢手术者将床单铺于床尾,头胸部手术者铺于床头。全麻手术者为防止呕吐物污染床单则铺于床头。一般手术者,只铺床中部中单即可。

(3)患者的盖被根据医院条件增减。冬季必要时可置热水袋两只加布套,分别放于床中部及床尾的盖被内。

(4)输液架、胃肠减压器等物放于妥善处。

四、卧有患者床

(一)扫床法

1.目的

(1)使病床平整无皱褶,患者睡卧舒适,保持病室整洁美观。

(2)随扫床操作协助患者变换卧位,又可预防压力性损伤及坠积性肺炎。

2.用物准备

护理车上置浸有消毒液的半湿扫床巾的盆,扫床巾每床一块。

3.操作方法

(1)备齐用物,推护理车至患者床旁,向患者解释,以取得合作。

(2)移开床旁桌椅,半卧位者,若病情许可,暂将床头、床尾支架放平,以便操作。若床垫已下滑,须上移与床头齐。

(3)松开床尾盖被,助患者翻身侧卧背向护士,枕头随患者翻身移向对侧。松开近侧各层被单,取扫床巾分别扫净中单、橡胶中单后搭在患者身上。然后自床头至床尾扫净大单上碎屑,注意枕下及患者身下部分各层应彻底扫净,最后将各单逐层拉平铺好。

(4)助患者翻身侧卧于扫净一侧,枕头也随之移向近侧。转至对侧,以上法逐层扫净拉平铺好。

(5)助患者平卧,整理盖被,将棉胎与被套拉平,掖成被筒,为患者盖好。

(6)取出枕头,揉松,放于患者头下,支起床上支架。

(7)移回床旁桌椅,整理床单位,保持病室整洁美观,向患者致谢意。

(8)清理用物,归回原处。

(二)更换床单法

1.目的

(1)使病床平整无皱褶,患者睡卧舒适,保持病室整洁美观。

(2)随扫床操作协助患者变换卧位,又可预防压力性损伤及坠积性肺炎。

2.用物准备

清洁的大单、中单、被套、枕套,需要时备患者衣裤。护理车上置浸有消毒液的半湿扫床巾的盆,扫床巾每床一块。

3.操作方法

(1)适用于卧床不起,病情允许翻身者(图1-5)。①备齐用物推护理车至患者床旁,向患者解释,以取得合作。移开床旁桌椅,半卧位患者,若病情许可,暂将床头、床尾支架放平,以便操作。若床垫已下滑,须上移与床头齐。清洁的被服按更换顺序放于床尾椅上。②松开床尾盖被,助患者侧卧,背向护士,枕头随之移向对侧。③松开近侧各单,将中单卷入患者身下,用扫床巾扫净橡胶中单上的碎屑,搭在患者身上再将大单卷入患者身下,扫净床上碎屑。④取清洁大单,使中线与床中线对齐。将对侧半幅卷紧塞于患者身近侧,半幅自床头、床尾、中部先后展平拉紧铺好,放下橡胶中单,铺上中单(另一半卷紧塞于患者身下),两层一并塞入床垫下铺平。移枕头并助患者翻身面向护士。转至对侧,松开各单,将中单卷至床尾大单上,扫净橡胶中单上的碎屑后搭于患者身上,然后将污大单从床头卷至床尾与污中单一并丢入护理车污衣袋或护理车下层。⑤扫净床上碎屑,依次将清洁大单、橡胶中单、中单逐层拉平,同上法铺好。助患者平卧。⑥解开污被套尾端带子,取出棉胎盖在污被套上,并展平。将清洁被套铺于棉胎上(反面在外),两手伸入清洁被套内,抓住棉胎上端两角,翻转清洁被套,整理床头棉被,一手抓棉被下端,一手将清洁被套往下拉平,同时顺手将污棉套撤出放入护理车污衣袋或护理车下层。棉被上端可压在枕下或请患者抓住,然后至床尾逐层拉平后系好带子,掖成被筒为患者盖好。⑦一手托起头颈部,一手迅速取出枕头,更换枕套,助患者枕好枕头。⑧清理用物,归回原处。

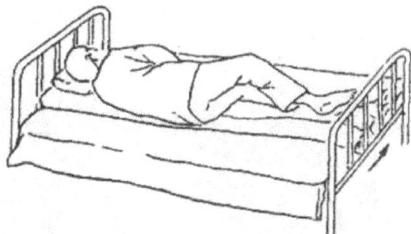

图1-5 卧有允许翻身患者床换单法

(2)适用于病情不允许翻身的侧卧患者(图1-6)。①备齐用物推护理车至患者床旁,向患者解释,以取得合作。移开床旁桌椅,半卧位患者,若病情许可,暂将床头、床尾支架放平,以便操作。若床垫已下滑,需上移与床头齐。清洁的被服按更换顺序放于床尾椅上。②2人操作。一人一手托起患者头颈部,另一人一手迅速取出枕头,放于床尾椅上。松开床尾盖被,大单、中单及橡胶中单。从床头将大单横卷成筒式至肩部。③将清洁大单横卷成筒式铺于床头,大单中线与床中线对齐,铺好床头大单。一人抬起患者上半身(骨科患者可利用牵引架上拉手,自己抬起身躯),将污大单、橡胶中单、中单一起从床头卷至患者臀下,同时另一人将清洁大单也随着污单拉至臀部。④放下上半身,一人托起臀部,一人迅速撤出污单,同时将清洁大单拉至床尾,橡胶中单放在床尾椅背上,污单丢入护理车污衣袋或护理车下层,展平大单铺好。⑤一人套枕套为患者枕好。一人备橡胶中单、中单,并先铺好一侧,余半幅塞患者身下至对侧,另一人展平铺好。⑥更换被套、枕套同方法一,两人合作更换。

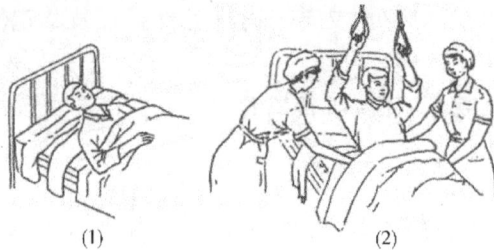

图 1-6　卧有不允许翻身患者床换单法

(3)盖被为被单式更换衬单和罩单的方法:①将床头污衬单反折部分翻至被下,取下污罩单丢入污衣袋或护理车下层。②铺大单(衬单)于棉胎上,反面向上,上端反折 10 cm,与床头齐。③将棉胎在衬单下由床尾退出,铺于衬单上,上端距床头 15 cm。④铺罩单,正面向上,对准中线,上端和床头齐。⑤在床头将罩单向下包过棉胎上端,再翻上衬单做 25 cm 的反折,包在棉胎和罩单的外面。⑥盖被上缘压于枕下或请患者抓住,在床尾撒出衬单,并逐层拉平铺好床尾,注意松紧,以防压迫足趾。

4.注意事项

(1)更换床单或扫床前,应先评估患者及病室环境是否适宜操作。需要时应关闭门窗。

(2)更换床单时注意保暖,动作敏捷,勿过多翻动和暴露患者,以免患者过劳和受凉。

(3)操作时要随时注意观察病情。

(4)患者若有输液管或引流管,更换床单时可从无管一侧开始,操作较为方便。

(5)撤下的污单切勿丢在地上或他人床上。

(李云霞)

第五节　机械吸痰法

一、目的

清除呼吸道分泌物,保持呼吸道通畅,预防并发症发生。适用于排痰无力、痰液黏稠、意识不清、危重、老年体弱及身体各脏器衰竭者。可通过患者口腔、鼻腔、气管插管或气管切开处进行负压吸引。

二、准备

(一)用物准备

治疗盘外:电动吸引器或中心吸引器包括马达、偏心轮、气体过滤器、压力表、安全瓶、贮液瓶、开口器、舌钳、压舌板、电源插座等。

治疗盘内:带盖缸 2 只(1 只盛消毒一次性吸痰管若干根、1 只盛有消毒液的盐水瓶)、消毒玻璃接管、治疗碗 2 个(1 只内盛无菌生理盐水、1 只内盛消毒液用于消毒玻璃接管)、弯盘、消毒纱布、无菌弯血管钳一把、消毒镊子一把、棉签一包、液状石蜡、冰硼散等,急救箱 1 个备用。

(二)患者、护理人员及环境准备

患者取舒适体位,稳定情绪,了解吸痰目的、方法、注意事项及配合要点。护理人员应衣帽整齐,修剪指甲,洗手,戴口罩。环境安静、整洁、光线、温湿度适宜。

三、操作步骤

(1)携用物至病床旁,接通电源,打开开关,调节负压,检查吸引器性能。

(2)检查患者口腔(昏迷患者可借助压舌板及开口器)、鼻腔,有无义齿,如有应先取下活动义齿,患者头部转向一侧,面向操作者。

(3)连接吸痰管,先吸少量生理盐水。用于检查吸痰管是否通畅,并润滑吸痰管前端。

(4)一手反折吸痰管末端,另一手持无菌弯血管钳或无菌镊子夹取吸痰管前端,插入口咽部 10～15 cm(过深可触及支气管处,易堵塞呼吸道)后,放松吸痰管末端,先吸口咽部分泌物,再吸气管内分泌物。吸痰时采取上下左右旋转向上提吸痰管的方法,有利于呼吸道分泌物吸出,避免损伤呼吸道黏膜。每次吸引时间少于 15 秒,防止缺氧。

(5)吸痰管拔出后,用生理盐水抽吸。防止分泌物堵塞吸痰管。

(6)观察患者呼吸道是否畅通及面部、呼吸、心率、血压等情况及吸出液的色、质、量。

(7)协助患者擦净面部分泌物,整理床单位,取舒适体位。

(8)处理用物,吸痰管玻璃接头清洁后,放入盛有消毒液的治疗碗中浸泡,或清洁后,置低温消毒箱内消毒备用。

(9)洗手,观察并记录治疗效果与反应。

四、注意事项

(1)严格无菌操作,吸痰管应即吸即弃。

(2)吸痰动作应轻柔,以防呼吸道黏膜损伤。

(3)痰液黏稠者可配合叩击、雾化吸入,提高治疗效果。

(4)储液瓶内的液体不得超过 2/3。

(5)每次吸痰时间不超过 15 秒,以免缺氧。

(6)两次吸痰间隔不少于 30 分钟。

(7)气管隆嵴处不宜反复刺激,避免引起咳嗽反射。

(郭圣洁)

第六节 导 尿 术

一、目的

(1)为尿潴留患者解除痛苦;使尿失禁患者保持会阴清洁干燥。

(2)收集无菌尿标本,做细菌培养。

(3)避免盆腔手术时误伤膀胱,为危重、休克患者正确记录尿量,测尿比重提供依据。

(4)检查膀胱功能,测膀胱容量、压力及残余尿量。

(5)鉴别尿闭和尿潴留,以明确肾功能不全或排尿功能障碍。

(6)诊断及治疗膀胱和尿道的疾病,如进行膀胱造影或对膀胱肿瘤患者进行化疗等。

二、准备

(一)物品准备

治疗盘内:橡皮圈1个,别针1枚,备皮用物1套,一次性无菌导尿包一套(治疗碗两个、弯盘、双腔气囊导尿管根据年龄选不同型号尿管,弯血管钳一把,镊子一把,小药杯内置棉球若干个,液状石蜡棉球瓶一个,洞巾一块),弯盘一个,一次性手套一双,治疗碗一个(内盛棉球若干个),弯血管钳一把、镊子两把、无菌手套一双,常用消毒溶液如0.1%苯扎溴铵(新洁尔灭)、0.1%氯己定等,无菌持物钳及容器一套,男患者导尿另备无菌纱布2块。

治疗盘外:小橡胶单和治疗巾一套(或一次性治疗巾),便盆及便盆巾。

(二)患者、护理人员及环境准备

患者了解导尿目的、方法、注意事项及配合要点。取仰卧屈膝位,调整情绪,指导或协助患者清洗外阴,备便盆。护理人员应衣帽整齐,修剪指甲,洗手,戴口罩。环境安静、整洁、光线、温湿度适宜,关闭门窗,备屏风或隔帘。

三、评估

(1)评估患者病情、治疗情况、意识、心理状态及合作度。

(2)患者排尿功能异常的程度,膀胱充盈度及会阴部皮肤、黏膜的完整性。

(3)向患者解释导尿的目的、方法、注意事项及配合要点。

四、操作步骤

将用物推至患者处,核对患者床号、姓名,向患者解释导尿的目的、方法、注意事项及配合要点。消除患者紧张和窘迫的心理,以取得合作。①用屏风或隔帘遮挡患者,保护患者的隐私,使患者精神放松。②帮助患者清洗外阴部,减少逆行尿路感染的机会。③检查导尿包的日期,是否严密干燥,确保物品无菌性,防止尿路感染。④根据男女性尿道解剖特点执行不同的导尿术。

(一)男性患者导尿术操作步骤

(1)操作者位于患者右侧,帮助患者取仰卧屈膝位,脱去对侧裤腿,盖在近侧腿上,对侧下肢和上身用盖被盖好,两腿略外展,暴露外阴部。

(2)将一次性橡胶单和治疗巾垫于患者臀下,弯盘放于患者臀部,治疗碗内盛棉球若干个。

(3)左手戴手套,用纱布裹住阴茎前1/3,将阴茎提起,另一手持镊子夹消毒棉球按顺序消毒,阴茎后2/3部-阴阜-阴囊暴露面。

(4)用无菌纱布包裹消毒过的阴茎后2/3部-阴阜-阴囊暴露面,消毒阴茎前1/3,并将包皮向后推,换另一把镊子夹消毒棉球消毒尿道口,向外螺旋式擦拭龟头-冠状沟-尿道口数次,包皮和冠状沟易藏污,应彻底消毒,预防感染。污棉球置于弯盘内移至床尾。

（5）在患者两腿间打开无菌导尿包，用持物钳夹浸消毒液的棉球于药杯内。

（6）戴无菌手套，铺洞巾，使洞巾与包布内面形成无菌区域。嘱患者勿移动肢体保持体位，以免污染无菌区。

（7）按操作顺序排列好用物，用镊子取液状石蜡棉球，润滑导尿管前端。

（8）左手用纱布裹住阴茎并提起，使之与腹壁呈60°，使耻骨前弯消失，便于插管。将包皮向后推，右手用镊子夹取浸消毒液的棉球，按顺序消毒尿道口、螺旋消毒龟头、冠状沟、尿道口数遍，每个棉球只可用一次，禁止重复使用，确保消毒部位不受污染，污棉球置于弯盘内，右手将弯盘移至靠近床尾无菌区域边沿，便于操作。

（9）左手固定阴茎，右手将治疗碗置于洞巾口旁，男性尿道长而且又有3个狭窄处，当插管受阻时，应稍停片刻嘱患者深呼吸，减轻尿道括约肌紧张，再徐徐插入导尿管，切忌用力过猛而损伤尿道。

（10）用另一只血管钳夹持导尿管前端，对准尿道口轻轻插入20～22 cm，见尿液流出后，再插入约2 cm，将尿液引流入治疗碗（第一次放尿不超过1 000 mL，防止大量放尿，腹腔内压力急剧下降，血液大量滞留腹腔血管内，血压下降虚脱及膀胱内压突然降低，导致膀胱黏膜急剧充血，发生血尿）。

（11）治疗碗内尿液盛2/3满后，可用血管钳夹住导尿管末端，将尿液导入便器内，再打开导尿管继续放尿。注意询问患者的感觉，观察患者的反应。

（12）导尿毕，夹住导尿管末端，轻轻拔出导尿管，避免损伤尿道黏膜。撤下洞巾，擦净外阴，脱去手套置弯盘内，撤出臀部一次性橡胶单和治疗巾置治疗车下层。协助患者穿好裤子，整理床单位。

（13）整理用物。

（14）洗手，记录。

（二）女性患者导尿术操作步骤

（1）操作者位于患者右侧，帮助患者取仰卧屈膝位，脱去对侧裤腿，盖在近侧腿上，对侧下肢和上身用盖被盖好，两腿略外展，暴露外阴部。

（2）将一次性橡胶单和治疗巾垫于患者臀下，弯盘放于患者臀部，治疗碗内盛棉球若干个。

（3）左手戴手套，右手持血管钳夹取消毒棉球做外阴初步消毒，按由外向内，自上而下，依次消毒阴阜、两侧大阴唇。

（4）左手分开大阴唇，换另一把镊子按顺序消毒大小阴唇之间-小阴唇-尿道口-自尿道口至肛门，减少逆行感染的机会。污棉球置于弯盘内，消毒完毕，脱下手套置于治疗碗内，污物放置治疗车下层。

（5）在患者两腿间打开无菌导尿包，用持物钳夹浸消毒液的棉球于药杯内。

（6）戴无菌手套，铺洞巾，使洞巾与包布内面形成无菌区域。嘱患者勿移动肢体保持体位，以免污染无菌区。

（7）按操作顺序排列好用物，用镊子取液状石蜡棉球，润滑导尿管前端。

（8）左手拇指、食指分开并固定小阴唇，右手持弯持物钳夹取消毒棉球，按由内向外，自上而下顺序消毒尿道口、两侧小阴唇、尿道口，尿道口处要重复消毒一次，污棉球及弯血管钳置于弯盘内，右手将弯盘移至靠近床尾无菌区域边沿，便于操作。

（9）右手将无菌治疗碗移至洞巾旁，嘱患者张口呼吸，用另一只弯血管钳夹持导尿管对准导尿口轻轻插入尿道 4~6 cm,见尿液后再插入 1~2 cm。

(10)左手松开小阴唇,下移固定导尿管,将尿液引入治疗碗。注意询问患者的感觉,观察患者的反应。

(11)导尿毕,夹住导管末端,轻轻拔出导尿管,避免损伤尿道黏膜。撤下洞巾,擦净外阴,脱去手套置弯盘内,撤出臀部一次性橡胶单和治疗巾置治疗车下层。协助患者穿好裤子,整理床单位。

(12)整理用物。

(13)洗手,记录。

五、注意事项

(1)向患者及其家属解释留置导尿管的目的和护理方法,使其认识到预防泌尿道感染的重要性,并主动参与护理。

(2)保持引流通畅,避免导尿管扭曲堵塞,造成引流不畅。

(3)防止泌尿系统逆行感染。

(4)患者每天摄入足够的液体,每天尿量维持在 2 000 mL 以上,达到自然冲洗尿路的目的,以减少尿路感染和结石的发生。

(5)保持尿道口清洁,女患者用消毒棉球擦拭外阴及尿道口,如分泌物过多,可用0.02%高锰酸钾溶液冲洗,再用消毒棉球擦拭外阴及尿道口。男患者用消毒棉球擦拭尿道口、阴茎头及包皮,1~2 次/天。

(6)每周定时更换集尿袋 1 次,定时排空集尿袋,并记录尿量。

(7)每月定时更换导尿管 1 次。

(8)采用间歇性夹管方式,训练膀胱反射功能。关闭导尿管,每 4 小时开放 1 次,使膀胱定时充盈和排空,促进膀胱功能的回复。

(9)离床活动时,应用胶布将导尿管远端固定在大腿上,集尿袋不得超过膀胱高度,防止尿液逆流。

(10)协助患者更换体位,倾听患者主诉,并观察尿液性状、颜色和量,尿常规每周检查一次,若发现尿液混浊、沉淀、有结晶,应做膀胱冲洗。

(晏　璐)

第七节　膀胱冲洗术

一、目的

(1)对留置导尿管的患者,保持其尿液引流通畅。

(2)清除膀胱内的血凝块、黏液、细菌等异物,预防感染的发生。

(3)治疗某些膀胱疾病,如膀胱炎、膀胱肿瘤。

二、准备

(一)用物准备

治疗盘(消毒物品)1套、无菌膀胱冲洗装置1套、冲洗液按医嘱备、弯血管钳1把、输液调节器1个、必要时备启瓶器、输液架各1个。

(二)患者、护理人员及环境准备

患者了解膀胱冲洗目的、方法、注意事项及配合要点。护理人员应衣帽整齐,修剪指甲,洗手,戴口罩。环境安静、整洁、光线、温湿度适宜,关闭门窗。

三、操作步骤

(1)准备物品和冲洗溶液(生理盐水、0.02%呋喃西林溶液、3%硼酸溶液、0.2%氯己定溶液、0.1%新霉素溶液、0.1%雷夫奴尔溶液、2.5%醋酸等),仔细检查冲洗液有无浑浊、沉淀或絮状物;备齐用物,携至患者床边。

(2)核对患者床号、姓名,向患者解释操作目的和过程。

(3)按医嘱取冲洗液,冬季冲洗液应加温至38~40℃,以防低温刺激膀胱,常规消毒瓶塞,打开膀胱冲洗装置,将冲洗导管针头插入瓶塞,严格执行无菌操作技术,将冲洗液瓶倒挂于输液架上,瓶内液面距床面60cm,以便产生一定的压力使液体能够顺利滴入膀胱,排气后用弯血管钳夹导管。

(4)打开引流管夹子,排空膀胱,降低膀胱内压,便于冲洗液顺利滴入膀胱。

(5)夹毕引流管,开放冲洗管,使溶液滴入膀胱,调节滴速,滴速一般为60~80滴/分钟,以免患者尿意强烈,膀胱收缩,迫使冲洗液从导尿管侧溢出尿道外。

(6)待患者有尿意或滴入溶液200~300mL后,夹毕冲洗管,放开引流管,将冲洗液全部引流出来后,再夹毕引流管。

(7)按需要量,如此反复冲洗,一般每天冲洗2次,每次500~1000mL,冲洗过程中,经常询问患者感受,观察患者反应及引流液性状。

(8)冲洗完毕,取下冲洗管,清洁外阴部,固定好导尿管。

(9)协助患者取舒适卧位,整理床单位,清理物品。

(10)洗手记录冲洗液名称、冲洗量、引流量、引流液性质,冲洗过程中患者的反应。

四、注意事项

(1)严格遵医嘱并根据病情准备冲洗液。

(2)根据膀胱冲洗"微温、低压、少量、多次"的原则进行冲洗。

(3)保持冲洗管及引流管的无菌,冲洗过程中注意无菌原则。

(4)冲洗过程若患者出现不适或有出血情况,应立即停止冲洗,并与医师联系。

(5)如滴入治疗用药,须在膀胱内保留30分钟后再引流出体外,有利于药液与膀胱内液充分接触,并保持有效浓度。

(6)冲洗时不宜按压膀胱。

(郭长琼)

第八节 灌 肠 术

一、目的

(1)刺激肠蠕动,软化和清除粪便,排出肠内积气,减轻腹胀。

(2)清洁肠道,为手术、检查和分娩做准备。

(3)稀释和清除肠道内有害物质,减轻中毒。

(4)为高热患者降温。

根据灌肠的目的不同分为保留灌肠和不保留灌肠。不保留灌肠按灌入液体量不同,分大量不保留灌肠和小量不保留灌肠(小量不保留灌肠适用于危重患者、老年体弱、小儿、孕妇等)。

二、准备

(一)物品准备

治疗盘内备:通便剂按医嘱备、一次性手套一双、剪刀(用开塞露时)1 把,弯盘一个,卫生纸、纱布 1 块。

治疗盘外备:温开水(用肥皂栓时)适量、屏风、便盆、便盆布 1 个。

(二)患者、护理人员及环境准备

患者了解通便目的、方法、注意事项及配合要点。取侧卧屈膝位,调整情绪,指导或协助患者清洗肛周,备便盆。护理人员应衣帽整齐,修剪指甲,洗手,戴口罩。环境安静、整洁、光线、温湿度适宜,关闭门窗,备屏风或隔帘,保护患者隐私,消除紧张、恐惧心理,取得合作。

三、评估

(1)评估患者病情、治疗情况、意识、心理状态及合作度。

(2)评估患者的腹胀情况、肛周皮肤、黏膜的完整性。

四、操作步骤

(1)关闭门窗,用屏风遮挡患者,保护患者隐私。

(2)条件许可患者可帮助其取左侧卧位,双腿屈曲,背向操作者,暴露肛门,便于操作。

(3)患者臀部移至床沿,臀下铺一次性尿垫,保持床单位清洁,便器放置在床旁。

(4)将弯盘置于臀部旁,用血管钳关闭灌肠筒胶管倒灌肠液于筒内,悬挂灌肠筒于输液架上,灌肠筒内液面与肛门距离不超过 30 cm。

(5)将玻璃接头一头连接肛管,另一头连接灌肠筒胶管。

(6)戴一次性手套,一手分开肛门,暴露肛门口,嘱患者张口呼吸,使患者放松便于插管,另一手将肛管轻轻旋转插入肛门,沿着直肠壁进入直肠 7~10 cm。

(7)固定肛管,打开血管钳,缓缓注入灌肠液,速度不可过快过猛,以防刺激肠黏膜,出现排便。

(8)用血管钳关闭灌肠筒胶管,一手持卫生纸紧贴肛周下沿,防止灌肠液流出,另一手将肛管轻轻拔出,置弯盘内。

(9)擦净肛周,协助患者取舒适卧位,灌肠液在体内保留10～20分钟后再排便。充分软化粪便,提高灌肠效果。

(10)清理用物。

(11)协助患者排便,整理床单位。洗手、记录。

五、注意事项

(1)灌肠液温度控制在38 ℃,温度过高损伤肠黏膜,温度过低可引起肠痉挛。

(2)灌肠如遇患者有便意、腹胀时,嘱患者做深呼吸,让灌肠液在体内尽量保留10～20分钟后再排便。

(3)消化道出血、急腹症、妊娠、严重心血管疾病患者禁忌灌肠。

六、相关护理方法

(一)人工取便术

(1)条件许可患者可帮助其取左侧卧位,双腿屈曲,背向操作者,暴露肛门,便于操作。

(2)患者臀下铺一次性尿垫保持床单位清洁,便器放置在床旁。

(3)戴一次性手套,在右手示指端倒1～2 mL的2%利多卡因,插入肛门停留5分钟,利多卡因对肛管和直肠起麻醉作用,能减少刺激,减轻疼痛。

(4)嘱患者张口呼吸,轻轻旋转插入肛门,沿着直肠壁进入直肠。

(5)手指轻轻摩擦,松弛粪块,取出粪块,放入便器,重复数次,直至取净,动作轻柔,避免损伤肠黏膜或引起肛周水肿。

(6)取便过程中注意观察患者的生命体征和反应,如发现面色苍白、出汗、疲惫等表现,应暂停,休息片刻,若患者心率明显改变,应立即停止操作。

(7)操作结束,清洗肛门和臀部并擦干,病情许可时可行热水坐浴,促进局部血液循环,减轻疼痛防止病原微生物传播。

(8)整理消毒用物,洗手并做记录。

(9)注意事项:有肛门黏膜溃疡、肛裂及肛门剧烈疼痛者禁用此法。

(二)便秘的护理

(1)正确引导,安排合理膳食结构。

(2)协助患者适当增加运动量。

(3)养成良好的排便习惯。

(4)腹部进行环形按摩,通过按摩腹部,刺激肠蠕动,促进排便。方法:用右手或双手叠压稍微按压腹部,自右下腹盲肠部开始,依结肠蠕动方向,经升结肠、横结肠、降结肠、乙状结肠做环形按摩,或在乙状结肠部,由近心端向远心端做环形按摩,每次5～10分钟,每天2次。可由护士操作或指导患者自己进行。

(5)遵医嘱给予口服缓泻药物,禁忌长期使用,产生依赖性而失去正常的排便功能。

(6)简便通便术包括通便剂通便术和人工取便术。是患者及家属经过护士指导,可自行完成的一种简单易行、经济有效的护理技术。常用剂通便剂有开塞露(由 50％的甘油或少量山梨醇制成,装于塑料胶壳内一种溶剂)、甘油栓(由甘油和硬脂酸制成,为无色透明或半透明栓剂,呈圆锥形,密封于塑料袋内一种溶剂,需冷藏储存)、肥皂栓(将普通肥皂削成底部直径 1 cm,长 3～4 cm圆锥形栓剂)。具有吸收水分、软化粪便、润滑肠壁刺激肠蠕动的作用。人工取便术是用手指插入直肠,破碎并取出嵌顿粪便的方法。常用于粪便嵌塞的患者采用灌肠等通便术无效时,以解除患者痛苦的方法。

(刘艳慧)

第二章

神经内科护理

第一节　神经内科常见症状与体征的护理

一、头痛

头痛主要是指额部、顶部、枕部和颞部的疼痛。颅内的血管、神经和脑膜以及颅外的骨膜、血管、头皮、颈肌、韧带等均为疼痛的敏感结构，凡这些敏感结构受挤压、牵拉、移位、炎症、血管的扩张或痉挛、肌肉的紧张性收缩等均可引起头痛。头痛大多无特异性，但反复发作或持续性头痛可能是某些器质性疾病的信号，应提高警惕，认真检查，及时治疗。

(一)护理评估

1.病因

病因主要包括：①颅脑病变，如脑肿瘤、脑出血、脑水肿、脑脓肿、脑囊肿、脑膜炎等；②颅外病变，如颅骨疾病(颅骨骨折)、颈部疾病(颈椎病)、神经痛(疱疹后)等；③全身性疾病，如急性感染、心血管疾病、中毒等；④神经症，如神经衰弱。

2.健康史

(1)了解患者头痛的部位、性质、程度、规律、起始与持续时间，头痛发生的方式与经过，加重、减轻或诱发头痛的因素，以及伴随症状；仔细询问患者头痛是否与紧张、饥饿、精神压力、噪声、强光刺激、月经前期或经期、气候变化，以及进食某些食物如巧克力、红酒等因素有关；是否因情绪紧张、咳嗽、大笑以及用力性动作而加剧；头痛的性质是胀痛、跳痛、刺痛、抑或搏动性痛，是否伴有恶心、呕吐等。

(2)了解患者有无发热、头部外伤、高血压及家族史等。

3.身体评估

(1)观察头部是否有外伤，监测生命体征，观察瞳孔的变化。

(2)重点检查有无神经系统阳性体征，如有无颈项强直、克尼格(Kernig)征阳性等。

4.实验室及其他检查

头颅 CT 或 MRI 检查有无颅内病灶；脑脊液检查有无压力增高，是否为血性。

5.心理-社会评估

评估患者是否因长期反复头痛而出现恐惧、忧郁或焦虑心理。有无活动程度减少、工作能力下降、精神状态不佳,是否非常在意疼痛的症状;心理上是否潜在地依赖止痛剂;家属及周围的人是否理解和支持患者。

(二)护理诊断

头痛与颅内外血管收缩或舒张功能障碍或颅内占位性病变等因素有关。

(三)护理目标

患者疼痛减轻或消失,能说出诱发或加重头痛的因素,并能运用有效的方法缓解疼痛。

(四)护理措施

1.避免诱发因素

告知患者可能诱发或加重头痛的因素,如情绪紧张、进食导致血管扩张的某些食物如巧克力、饮酒、月经来潮、睡眠不足、环境吵闹、压力过大等。

2.病情观察

重点观察患者头痛性质、部位、持续时间、频率及程度,了解患者头痛是否伴有其他症状或体征,老年人注意观察血压变化。如头痛伴有呕吐、视力降低、神志变化、肢体抽搐或瘫痪等多为器质性头痛,应及时与医师联系,针对病因进行处理。

3.减轻头痛的方法

器质性病变引起的头痛应积极检查,对因治疗。保持环境安静、光线柔和,使患者充分休息;指导患者缓慢深呼吸、听轻音乐、引导式想象、冷敷或热敷、理疗、按摩及指压止痛等方法减轻头痛。

4.用药护理

指导患者按医嘱服药,告知药物作用、用药方法,让患者了解药物的依赖性及成瘾性的特点及长期用药的不良反应,如大量长期使用止痛剂等可致药物依赖。

5.心理护理

对于出现焦虑、紧张心理的患者,医护人员应及时向患者解释头痛的原因及治疗护理措施,消除紧张情绪,理解、同情患者的痛苦,教会患者保持身心放松的方法,鼓励患者树立信心,积极配合治疗。

(五)护理评价

患者能正确地说出诱发头痛的因素,并能有效地运用减轻头痛的方法,头痛减轻或消失。

二、意识障碍

意识障碍是指人对周围环境及自身状态的识别和觉察能力出现障碍的一种精神状态。大脑皮质、皮质下结构、脑干网状上行激活系统等部位的损害或功能抑制,均可出现意识障碍。意识障碍按其程度可表现为嗜睡、昏睡和昏迷,昏迷又可分为浅昏迷、中昏迷和深昏迷。临床上通过患者的言语反应,对针刺的痛觉反应、瞳孔对光反射、吞咽反射、角膜反射等来判断意识障碍的程度。

(一)临床类型

1.嗜睡

患者表现为持续睡眠状态,但能被叫醒,醒后能勉强回答问题及配合检查,停止刺激后又立即入睡。

2.昏睡

患者处于沉睡状态,高声呼唤可叫醒,并能做含糊、简单而不完全的答话,停止刺激后又沉睡。对疼痛刺激有痛苦表情和躲避反应。

3.浅昏迷

意识丧失,仍有较少的无意识自发动作。对周围事物及声光刺激均无反应,但对强烈的疼痛刺激有反应。各种反射都存在,生命体征无明显改变。

4.中度昏迷

对各种刺激均无反应,自发动作很少。对强烈刺激的防御反射、角膜和瞳孔对光反射均减弱,生命体征均有改变,大小便失禁或潴留。

5.深昏迷

全身肌肉松弛,处于完全不动姿势。各种反射消失,生命体征已有明显改变。

(二)护理评估

1.病因

(1)颅内疾病:主要包括中枢神经系统炎症如脑炎、脑膜炎等,脑血管性疾病如脑出血、脑梗死等,颅内占位性病变如脑肿瘤等。

(2)全身感染性疾病:如败血症、中毒性肺炎等。

(3)心血管疾病:如高血压脑病、肺性脑病等。

(4)代谢性疾病:如糖尿病酮症酸中毒、肝昏迷、尿毒症等。

(5)中毒性疾病:安眠药中毒、一氧化碳中毒等。

2.健康史

详细了解患者的发病经过,根据意识障碍程度判断病情。如昏迷发生急骤且为疾病首发症状并伴有偏瘫,考虑可能是颅脑损伤、脑血管意外等;如昏迷前有头痛或伴呕吐,可能是颅内占位性病变。

3.身体评估

做疼痛的刺激、瞳孔对光反射、角膜反射、病理反射等的检查来评估意识障碍程度,判断病情。

4.实验室及其他检查

血液生化检查如血糖、血脂、电解质及血常规是否正常;头颅 CT 或 MRI 检查有无异常发现;脑电图是否提示脑功能受损等。

5.心理-社会评估

评估时注意患者的家庭背景,经济状况,家属的心理状态及对患者的关注程度等。意识障碍常给家属带来不安及恐惧,同时也给家属增添精神和经济负担,可能产生不耐心的言行和厌烦心态。

(三)护理诊断

意识障碍与脑实质病变有关。

(四)护理目标

(1)患者意识障碍减轻或神志清醒。

(2)不发生长期卧床引起的各种并发症。

（五）护理措施

1.一般护理

患者取平卧头侧位或侧卧位,以免呕吐物误入气管,痰液较多者及时吸痰,保持呼吸道通畅并给予氧气吸入;防止舌后坠、窒息与肺部感染。

2.生活护理

保持床单整洁、干燥,定时给予翻身、叩背,并按摩骨突受压处;做好大小便的护理,保持会阴部皮肤清洁。

3.安全护理

谵妄躁动者加床栏,防止坠床,必要时做适当的约束;慎用热水袋,防止烫伤。

4.饮食护理

给予高维生素、高热量饮食,补充足够的水分;鼻饲流质者应定时喂食,保证足够的营养供给。注意口腔卫生,不能自口进食者应每天口腔护理2～3次。

5.病情监测

严密观察生命体征及瞳孔变化,观察有无呕吐及呕吐物的性状与量,预防消化道出血和脑疝的发生。

（六）护理评价

(1)患者意识障碍减轻,神志较前清楚。

(2)生活需要得到满足,未出现压力性损伤、感染及营养失调等。

三、言语障碍

言语障碍分为失语症和构音障碍。失语症是由于大脑皮质与语言功能有关的区域受损害所致,是优势大脑半球损害的重要症状之一。构音障碍是纯口语语音障碍,由于发音器官神经肌肉病变导致运动不能或不协调,使言语形成障碍,表现为发音困难、语音不清、音调及语速异常等。

（一）护理评估

1.健康史

评估患者有无言语交流方面的困难,注意语言是否含混不清或错语;了解患者的文化水平与语言背景,如出生地、生长地及有无方言等的心理状态,能否理解他人的语言,并能与人对话;能否看明白一个物体,并能将其正确的表达。

2.身体评估

注意有无音调、语速及韵律的改变。评估意识水平、精神状态及行为表现,检查有无定向力、注意力、记忆力和计算力的异常;观察患者有无面部表情改变、流涎或口腔滞留食物等。能否理解他人语言,按照检查者指令执行有目的的动作;能否自发书写姓名、地址和辨词朗读。由于病变部位的不同,失语可分为以下几种类型。

(1)Broca失语:又称运动性失语或表达性失语。突出的临床特点为口语表达障碍。患者不能说话,或者只能讲一两个简单的字,且不流畅,常用错词,自己也知道,对别人的语言能理解;对书写的词语、句子也能理解,但读出来有困难。

(2)Wernicke失语:又称感觉性失语或听觉性失语。口语理解严重障碍为其突出特点。患者发音清晰,语言流畅,但内容不正常;无听力障碍,却不能理解别人和自己所说的话。在用词方面有错误,严重时说出的话,别人完全听不懂。

(3)命名性失语:又称遗忘性失语。患者不能说出物件的名称及人名,但可说该物件的用途及如何使用,当别人提示物件的名称时,他能辨别是否正确。

(4)传导性失语:复述不成比例受损为其最大特点。患者口语清晰能自发讲出语义完整的句子,但不能复述出自发谈话时较易说出的词句或错语复述。

(5)完全性失语:又称混合性失语,特点是所有语言功能均有明显障碍。听理解、复述、命名、阅读和书写均严重障碍,预后差。

3.实验室及其他检查

头颅 CT 或 MRI 检查有无异常等。

4.心理-社会评估

评估患者的心理状态,观察有无因无法进行正常语言交流而感到孤独、烦躁甚至悲观失望;是否能够得到家属、朋友的体贴、关心、尊重和鼓励;患者是否处于一种和谐的亲情氛围和语言学习环境之中。是否存在不利于患者语言康复的不利因素。

(二)护理诊断

语言沟通障碍与大脑语言中枢或发音器官的神经肌肉受损有关。

(三)护理目标

患者能说简单的词和句子,言语障碍有所减轻;能有效地进行交流,自信心增强。

(四)护理措施

1.心理护理

患有失语症的患者多表现为抑郁或躁狂易怒,心理异常脆弱和敏感。需要医护人员给予更多的心理支持。

(1)应多与患者交谈,能正确理解患者的问题并及时、耐心的解释,直至患者理解为止。

(2)护理过程中给患者列举治疗效果好的病例,使患者树立战胜疾病的信心。

(3)体贴、关心、尊重患者,避免挫伤患者自尊心的言行。

(4)鼓励家属、朋友多与患者交谈,营造一种和谐的亲情氛围和语言学习环境。

2.语言康复训练

语言训练是一个漫长而艰苦的过程,需要患者及家属积极配合,和医护人员共同制订语言康复计划,根据病情选择适当的训练方法。

(1)鼓励患者大声说话:选择感兴趣的话题,激发患者进行语言交流的欲望,患者进行尝试和获取成功时给予鼓励。

(2)选择适当时机和训练方法:可以在散步时、做家务时或休闲娱乐时进行,以实物为教具,寓教于乐。对不能很好地理解语言的患者,配以手势或实物一起交谈,通过语言与逻辑性的结合,训练患者理解语言的能力;对说话有困难的患者可以借书写方式来表达;对失去阅读能力的患者应将日常用语、短语、短句写在卡片上,由简到繁、由易到难、由短到长教其朗读。原则上是轻症者以直接改善其功能为目标,而重症者则重点放在活化其残存功能或进行试验性的治疗。

(3)要持之以恒:告知家属在对患者进行语言训练时要耐心,由浅入深,循序渐进,切不可急于求成,应逐渐丰富其内容,增加刺激量,才能达到语言逐渐恢复的目的。

（五）护理评价

（1）患者自我感觉言语障碍减轻，听、说、写及表达能力增强。

（2）能借助书写或手势等体态语言与他人进行有效沟通。

四、感觉障碍

感觉障碍是指机体对各种形式（痛、温度、触、压、位置、震动等）刺激的无感知、感知减退或异常的综合征。解剖学上将感觉分为内脏感觉（由自主神经支配）、特殊感觉（包括视、听、嗅和味觉，由脑神经支配）和一般感觉。一般感觉由浅感觉（痛、温度及触觉）、深感觉（运动觉、位置觉和振动觉）和复合感觉（实体觉、图形觉及两点辨别觉等）所组成。

（一）护理评估

1.病因

感觉障碍常见于脑血管病，如脑出血、脑梗死等，还可见于脑外伤、脑实质感染和脑肿瘤等。

2.健康史

询问患者引起感觉障碍的病因，评估感觉障碍的部位、类型、范围、性质及程度；了解感觉障碍出现的时间，发展的过程，加重或缓解的因素；是立即出现还是缓慢出现并逐渐加重，如外伤、感染、血管病变所引起者立即出现；肿瘤、药物及毒物中毒等引起者出现较缓。在没有任何外界刺激下，了解患者是否有麻木感、冷热感、潮湿感、震动感或出现自发痛；有无其他伴随症状，如瘫痪、不同程度的意识障碍、肌营养障碍等。

3.身体评估

患者在意识清楚的情况下是否对刺激不能感知，或感受力低下，对弱刺激是否出现强烈反应，或对刺激产生错误反应，在刺激一侧肢体时，对侧肢体是否发生强烈反应。注意评估患者感觉障碍是刺激性症状或抑制性症状，同时区分其临床表现类型。评估患者的意识状态与精神状况；观察患者的全身情况及伴随症状，注意相应区域的皮肤颜色、毛发分布，有无烫伤或外伤疤痕及皮疹、出汗等情况。

（1）感觉障碍的分类：临床上将感觉障碍分为抑制性症状和刺激性症状两大类。①抑制性症状，即感觉传导通路受到破坏或功能受到抑制时，出现感觉缺失或感觉减退。②刺激性症状，即感觉传导通路受刺激或兴奋性增高时出现刺激性症状。常见的刺激性症状如下。a.感觉过敏指轻微刺激引起强烈的感觉，如用针轻刺皮肤引起强烈的疼痛感受。b.感觉过度多发生在感觉障碍的基础上，感觉的刺激阈增高，反应剧烈、时间延长。c.感觉异常指没有外界任何刺激而出现的感觉。常见的感觉异常有麻木感、痒感、发重感、针刺感、蚁行感、电击感、紧束感、冷热感、肿胀感等。感觉异常出现的范围也有定位的价值。d.感觉倒错指热觉刺激引起冷感觉，非疼痛刺激而出现疼痛感觉。e.疼痛为临床上最常见的症状，可分为局部疼痛、放射性疼痛、扩散性疼痛、灼性神经痛、牵涉性疼痛等。不同部位的损害产生不同类型的感觉障碍，典型的感觉障碍的类型具有特殊的定位诊断价值。如末梢型感觉障碍表现为袜子或手套型痛觉、温度觉、触觉减退，见于多发性周围神经病。

（2）感觉障碍的类型和临床特点：因病变部位不同，临床表现多样化。①末梢型。肢体远端对称性完全性感觉缺失，表现为手套、袜套型痛，如多发性神经病。②周围神经型。可表现某一周围神经支配区感觉障碍，如尺神经损伤累及前臂尺侧及第4、5指。③节段型。a.后根型表现为单侧阶段性完全性感觉障碍,如髓外肿瘤压迫脊神经根;b.后角型表现为单侧阶段性分离性感觉障碍,如脊髓空洞症;c.前连合型表现为双侧对称性阶段性分离性感觉障碍,如脊髓空洞症。当脊髓的某些节段的神经根病变可产生受累节段的感觉缺失,如脊髓空洞症导致的节段性痛觉缺失、触觉存在,称为分离性感觉障碍。④传导束型。a.脊髓半切综合征,病变平面以下对侧痛、温觉缺失,同侧深感觉缺失,如髓外肿瘤早期、脊髓外伤;b.脊髓横贯性损害,病变平面以下完全性传导束性感觉障碍,如急性脊髓炎、脊髓压迫症后期。⑤交叉型。脑干病变如延髓外侧和脑桥病变时,致病侧面部和对侧躯体痛温觉减退或缺失。⑥偏身型。丘脑及内囊等处病变时,致对侧偏身(包括面部)感觉减退或缺失。⑦单肢型。病损对侧上肢或下肢感觉缺失,可伴复合感觉障碍。

4.实验室及其他检查

肌电图、诱发电位及 MRI 检查,可以帮助诊断。

5.心理-社会评估

患者是否因自己的感觉异常而感到烦闷、忧虑或失眠,甚至悲观厌世。有无认知、情感或意识行为方面的异常;是否有疲劳感或注意力不集中;家属是否能给予及时的呵护与关爱。

(二)护理诊断

感知改变与脑、脊髓病变及周围神经受损有关。

(三)护理目标

(1)患者感觉障碍减轻或逐渐消失。

(2)情绪稳定,学会使用其他方法感知事物。

(3)感觉障碍部位未发生损伤。

(四)护理措施

1.生活护理

保持床单整洁,防止感觉障碍部位受压或机械性刺激;慎用热水袋或冰袋,防烫伤和冻伤,如保暖需用热水袋时,水温不宜超过 50 ℃;感觉过敏者,尽量减少不必要的刺激;对感觉异常者应避免搔抓,以防皮肤损伤。

2.安全护理

对深感觉障碍的患者,在活动过程中应注意保证患者的安全,如病床要低,室内、走廊、卫生间都要有扶手,光线要充足,预防跌倒及外伤的发生。

3.知觉训练

每天用温水擦洗感觉障碍的身体部位,以促进血液循环和刺激感觉恢复;同时可进行肢体的被动运动、按摩、理疗及针灸,有利于机体的康复。

4.心理护理

根据患者感觉障碍的程度、类型,有针对性地向患者讲述其病情变化,安慰患者,同时让家属了解护理中的注意事项。

(五)护理评价

(1)患者感觉障碍减轻或消失,情绪稳定。

(2)未发生冻伤、烫伤、抓伤、碰伤、压伤。

(曹晓凤)

第二节 短暂性脑缺血发作

短暂性脑缺血发作(TIA)是局灶性脑缺血导致突发短暂性可逆性神经功能障碍。症状通常在几分钟内达到高峰,发作持续5~30分钟后可完全恢复,但反复发作。传统的TIA定义时限为24小时内恢复。TIA是公认的缺血性卒中最重要的独立危险因素。近期频繁发作的TIA是脑梗死的特级警报,应予高度重视。

一、护理评估

(一)病因及发病机制

TIA病因尚不完全清楚。基础病因是动脉粥样硬化,这种反复发作主要是供应脑部的大动脉痉挛、缺血,小动脉发生微栓塞所致;也可能由于血流动力学的改变、血液成分的异常等引起局部脑缺血症状。治疗上以祛除病因、减少和预防复发、保护脑功能为主,对由明确的颈部血管动脉硬化斑块引起明显狭窄或闭塞者可选用手术治疗。

(二)健康史

了解发病的诱因、症状及持续时间。一般TIA多发于50~70岁中老年人,男性较多。突然起病,迅速出现局限性神经功能缺失的症状与体征,数分钟达到高峰,持续数分钟或十余分钟缓解,不遗留后遗症;可反复发作,每次发作症状相似。

(三)身体评估

1.了解分型与临床表现

临床上常将TIA分为颈内动脉系统和椎-基底动脉系统两大类。

(1)颈内动脉系统TIA:持续时间短,发作频率低,较易发生脑梗死。常见症状有对侧单肢无力或轻度偏瘫,感觉异常或减退、病变侧单眼一过性黑是颈内动脉分支眼动脉缺血的特征性症状,优势半球受累可出现失语症。

(2)椎-基底动脉系统TIA:持续时间长,发作频率高,进展至脑梗死机会少。常见症状有阵发性眩晕、平衡障碍,一般不伴耳鸣。其特征性症状为跌倒发作和短暂性全面性遗忘症。还可出现复视、眼震、构音障碍、共济失调、吞咽困难等。

跌倒发作是指患者转头或仰头时下肢突然失去张力而跌倒,发作时无意识丧失。短暂性全面性遗忘症是指发作性短时间记忆丧失,持续数分至数十分钟。

2.了解既往史和用药情况

既往是否有原发性高血压、心脏病、高脂血症和糖尿病病史,并且了解用药情况,血压血糖控制情况。

3.了解患者的饮食习惯和家族史

了解患者是否长期摄入高胆固醇饮食,是否偏食、嗜食,是否吸烟、饮酒,了解其长辈及家属有无脑血管病的患病情况。

(四)实验室及其他检查

数字减影血管造影(DSA)可见颈内动脉粥样硬化斑块、狭窄等;彩色经颅多普勒(TCI)脑血流检查可显示血管狭窄、动脉粥样硬化斑块。

(五)心理-社会评估

突然发病引起患者的恐惧、焦虑。

二、护理诊断

(一)知识缺乏

缺乏本病防治知识。

(二)有受伤的危险

与突发眩晕、平衡失调及一过性失明等有关。

(三)潜在并发症

脑卒中。

三、护理目标

能够对疾病的病因和诱发因素有一定的了解,积极治疗相关疾病,患者的焦虑有所减轻。

四、护理措施

(一)祛除危险因素

帮助患者寻找和祛除自身的危险因素,积极治疗原发病,让患者了解肥胖、吸烟、酗酒、饮食结构不合理与本病的关系,改变不良生活方式,养成良好的生活习惯,防止发生高血压和动脉粥样硬化,从而预防 TIA 的发生。

(二)饮食护理

让患者了解高盐、低钙、高肉类、高动物脂肪饮食以及吸烟、酗酒等与本病的关系;指导患者进食低脂、低胆固醇、低盐、低糖、充足蛋白质和丰富维生素饮食,戒除烟酒,忌刺激性及辛辣食物,避免暴饮暴食。

(三)用药护理

TIA 治疗目的是消除病因、减少及预防复发、保护脑功能,对短时间内反复发作者,应采取有效治疗,防止脑梗死发生。病因明确者应针对病因进行治疗。目前对短暂性脑缺血发作的治疗性和预防性用药主要是抗血小板聚集药和抗凝药物两大类。抗血小板聚集药可减少微栓子及 TIA 复发。常见药物有阿司匹林和噻氯匹定;而抗凝治疗适用于发作次数多、症状较重、持续时间长,且每次发作症状逐渐加重,又无明显禁忌证的患者,常见药物有肝素和华法林。还可给予钙通道阻滞剂、脑保护治疗和中医中药。抗凝治疗首选肝素。

按医嘱服药,在用抗凝药治疗时,应密切观察有无出血倾向。抗血小板聚集药如阿司匹林宜饭后服,以防胃肠道刺激,并注意观察有无上消化道出血征象。详细告知药物的作用机制、不良反应及用药注意事项,并注意观察药物的疗效情况。

(四)健康指导

(1)疾病知识指导:详细告知患者本病的病因、常见症状、预防及治疗知识。帮助患者消除恐惧心理,同时强调本病的危害性。

(2)适当运动:坚持适当的体育锻炼和运动,注意劳逸结合。鼓励患者坚持慢跑、快走、打太极拳、练气功等,促进心血管功能,改善脑血液循环。对频繁发作的患者应尽量减少独处时间,避免发生意外。

（3）用药指导：嘱患者按医嘱服药，不要随意更改药物及停药；告知患者药物的作用、不良反应及用药注意事项。如发现 TIA 反复发作，症状加重，应及时就医。

（4）保持心情愉快、情绪稳定，避免精神紧张和过度疲劳。

（五）心理护理

帮助患者了解本病治疗和预后的关系，消除患者的紧张、恐惧心理，保持乐观心态，积极配合治疗，并自觉改变不良生活方式，建立良好生活习惯。

五、护理评价

患者对疾病相关知识有了一定的认识，知道如何服用药物和自我监测病情，学会积极地配合治疗，患者的焦虑减轻或消失，有效地预防了并发症的发生。

（曹晓凤）

第三节 脑 梗 死

脑梗死(CI)或称缺血性卒中，是脑血液供应障碍引起缺血缺氧，导致局限性脑组织缺血性坏死或脑软化，约占全部脑卒中的 70%，临床最常见的类型为脑血栓形成和脑栓塞。

脑血栓形成(CT)是脑血管疾病中最常见的一种，是脑动脉主干或皮质支动脉粥样硬化导致血管增厚、管腔狭窄闭塞和血栓形成，造成脑局部血流减少或供血中断，脑组织缺血缺氧导致软化坏死，出现相应的神经系统症状体征。

脑栓塞是由于各种栓子(血流中异常的固体、液体、气体)沿血液循环进入脑动脉，造成血流中断而引起相应供血区的脑功能障碍。

一、护理评估

（一）病因及发病机制

1.脑血栓形成

在脑血管壁病变的基础上，动脉内膜损害破裂或形成溃疡。当血流缓慢、血压下降时，胆固醇易于沉积在内膜下层，引起血管壁脂肪透明变性、纤维增生、动脉变硬、血小板及纤维素沉着，血栓形成。血栓逐渐扩大，使动脉管腔狭窄，最终完全闭塞。缺血区的脑组织出现不同程度、不同范围的梗死。常见部位见图 2-1。

脑血栓形成的病因：①血管病变，最常见的为脑动脉粥样硬化，常伴高血压病，与动脉粥样硬化互为因果，糖尿病和高脂血症也可加速动脉粥样硬化的进程。其次为脑动脉炎(如结缔组织病和细菌、病毒、螺旋体感染等)。②血液成分的改变如真性红细胞增多症、血小板增多症、血栓栓塞性血小板减少性紫癜、弥漫性血管内凝血等疾病均使血栓形成易于发生。③血液速度的改变，血压改变是影响局部血流量的重要因素。

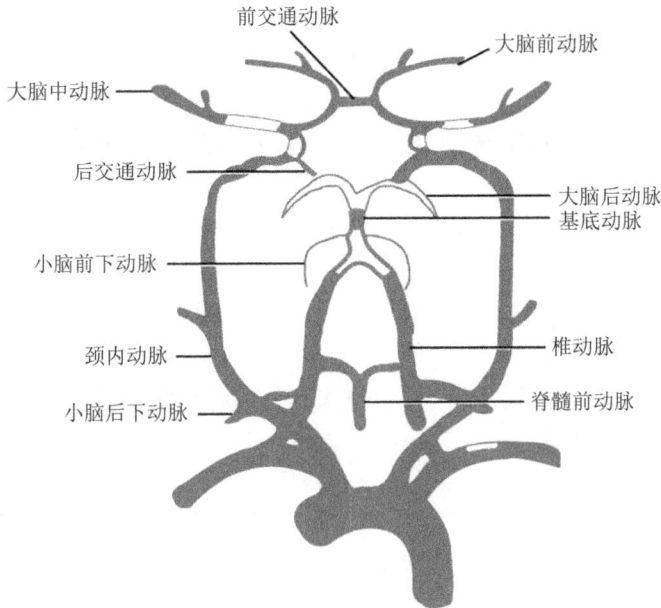

图 2-1 脑各动脉分支示意图
白色区域是颅内动脉粥样硬化好发部位

2.脑栓塞

（1）心源性原因为脑栓塞最常见的原因。有一半以上为风湿性心脏病二尖瓣狭窄合并心房颤动，另外心肌梗死或心肌病时心内膜病变形成的附壁血栓脱落形成的栓子，以及心脏手术、心脏导管等也可发生脑栓塞。

（2）非心源性原因常见的是主动脉弓及其发出的大血管的动脉粥样硬化斑块和附着物脱落引起栓塞。

（3）其他如败血症的脓栓、长骨骨折的脂肪栓子等。

（二）健康史

1.年龄

好发于中老年人，多见于 60 岁以上患有动脉粥样硬化者，多伴有高血压、冠心病或糖尿病。脑栓塞起病年龄不一，因多数与风湿性心脏病有关，所以发病年龄以中青年居多，冠心病引起者多为中老年。

2.发病情况

脑血栓形成常在安静休息时发病，或睡眠中发生，于次晨起床时发现不能说话，一侧肢体瘫痪。最初可有头痛、头昏、肢体麻木、无力等，约有 1/4 的患者曾有 TIA 史。病情通常在 1～2 天达到高峰。脑栓塞的主要特征是起病急骤，在数秒或很短的时间内症状达高峰，常见的症状为局限性抽搐、偏盲、偏瘫、偏身感觉障碍、失语等，如有意识障碍症状较轻且很快恢复。严重者可突然昏迷、全身抽搐，因脑水肿或颅内出血发生脑疝而死亡。

3.了解既往史和用药情况

询问患者的身体状况，了解既往有无脑动脉硬化、原发性高血压及糖尿病病史。询问患者是否进行过治疗，目前用药情况怎样。

4.了解生活方式和饮食习惯

有无不良生活方式及饮食习惯,有无烟酒等嗜好。

(三)身体评估

(1)观察神志、瞳孔和生命体征情况:患者意识清楚或有轻度意识障碍,生命体征一般无明显改变。

(2)评估有无神经功能受损:神经系统体征视脑血管闭塞的部位及梗死的范围而定,常见为各种类型的偏瘫、失语。

脑卒中的临床类型:①完全型,神经功能缺失症状体征较严重、较完全,进展较迅速,常于6小时内病情达高峰。②进展型,神经功能缺失症状较轻,但呈渐进性加重,在48小时内仍不断进展,直至出现较严重的神经功能缺损。③可逆性缺血性神经功能缺失,神经功能缺失症状较轻,但持续存在,可在3周内恢复。

(四)实验室及其他检查

脑血栓形成患者应常规进行CT检查,发病24小时后梗死区出现低密度梗死灶;MRI可清晰显示梗死区;脑血管造影可发现血管狭窄及闭塞部位。

(五)心理-社会评估

是否因偏瘫、失语等影响工作、生活而出现焦虑、自卑、依赖、悲观失望等心理反应。有无患者长期住院而加重家庭经济负担,或由于长期照顾患者而致家属身心疲惫。

二、护理诊断

(一)躯体移动障碍

与偏瘫或平衡能力降低有关。

(二)语言沟通障碍

与语言中枢功能受损有关。

(三)有废用综合征的危险

与意识障碍、偏瘫、长期卧床有关。

(四)吞咽障碍

与意识障碍或延髓麻痹有关。

(五)焦虑

与偏瘫、失语有关。

(六)有皮肤完整性受损的危险

与长期卧床有关。

(七)潜在并发症

肺内感染、脑疝。

三、护理目标

患者能掌握各种运动锻炼及语言康复训练方法,躯体活动能力和语言表达能力逐步增强;防止肌肉萎缩、关节畸形;不发生误吸、受伤、压力性损伤等;情绪稳定。

四、护理措施

(一)一般护理

1.体位

患者宜采取平卧位,以便较多血液供给脑部,禁用冰袋等冷敷头部以免血管收缩、血流减少而加重病情。

2.饮食护理

给予低盐低脂饮食,如有吞咽困难、饮水呛咳时,可给予糊状流食或半流食,从健侧小口慢慢喂食,必要时给予鼻饲流质饮食,并按鼻饲要求做好相关护理。苹果、香蕉等高纤维素食物可以减少便秘。肥肉、蛋类、动物内脏等含胆固醇高的食物要少吃或不吃。

3.生活护理

指导和协助卧床患者完成日常生活(如穿衣、洗漱、沐浴、大小便等),及时更换衣服、床单,定时翻身、叩背,以免发生压力性损伤。恢复期尽量要求患者独立完成生活自理活动,如鼓励患者用健侧手进食、洗漱等。指导患者保持口腔清洁,保持大小便通畅和会阴部清洁。

4.安全护理

对有意识障碍和躁动不安的患者,床周应加护栏,以防坠床;对步行困难、步态不稳等运动障碍的患者,地面应保持干燥平整,以防跌倒;走道和卫生间等患者活动场所均应设置扶手。

(二)病情观察

密切观察病情变化,如患者再次出现偏瘫或原有症状加重等,应考虑是否为梗死灶扩大及合并颅内出血,立即报告医师。

(1)注意监测患者的意识状态、瞳孔及生命体征的变化。

(2)注意有无呼吸障碍、发绀及气管分泌物增加等现象。必要时协助医师行气管内插管及使用呼吸器来辅助患者呼吸。及时吸痰保持呼吸道通畅。

(3)做好出入量记录,限制液体的摄入量,以预防脑水肿加剧。

(三)用药护理

急性卒中是神经内科的急症。治疗以挽救生命、降低病残、预防复发为目的,除应及时进行病因治疗外,临床超早期治疗非常重要,可选用尿激酶、链激酶等药物溶栓治疗,其目的是溶解血栓,迅速恢复梗死区血流灌注,挽救尚未完全死亡的脑细胞,力争超早期恢复脑血流。尽快使用溶栓药是治疗成功的关键。根据病情适当采用脑保护治疗、抗凝治疗,必要时外科手术治疗。因血管扩张剂可加重脑水肿或使病灶区的血流量降低,故一般不主张使用。

护理人员应了解各类药物的作用、不良反应及注意事项。如静脉滴注扩血管药物时,滴速宜慢,并随时观察血压的变化,根据血压情况调整滴速;甘露醇用量不当、持续时间过长易出现肾损害、水电解质紊乱,应注意尿常规及肾功检查;用溶栓、抗凝药物时,严格注意药物剂量,监测出凝血时间、凝血酶原时间,发现皮疹、皮下瘀斑、牙龈出血等立即报告医师处理。

(四)康复护理

康复治疗应早期进行,主要目的是促进神经功能的恢复,包括患肢运动和语言功能等的训练和康复治疗,应从起病到恢复期,贯穿于医疗和护理各个环节和全过程。

(1)在病情稳定,心功能良好,无出血倾向时及早进行。一般是在发病1周后即开始。

(2)教会患者及家属保持关节功能位置,教会患者及家属锻炼和翻身技巧,训练患者平衡和协调能力,在训练时保持环境安静,使患者注意力集中。

(3)鼓励患者做力所能及的活动,锻炼患者日常生活活动能力,训练时不可操之过急,要循序渐进,被动与主动运动、床上与床下运动相结合,语言训练与肢体锻炼相结合。

(五)心理护理

脑血栓形成的患者因偏瘫、失语、生活不能自理,常常产生自卑、消极的不良情绪,甚至变得性情急躁,好发脾气,这样会使血压升高,病情加重。护理人员应主动关心体贴患者,同时嘱家属给予患者物质和精神上的支持,树立患者战胜疾病的信心。增强患者自我照顾的能力。

五、健康指导

(一)疾病知识指导

向患者和家属介绍脑血栓形成的基本知识,说明积极治疗原发病、祛除诱因、养成良好的生活习惯是干预危险因素、防止脑血栓形成的重要环节。使患者及家属了解超早期治疗的重要性和必要性,发病后立即就诊。

(二)康复护理

教会家属及患者康复训练的基本方法,积极进行被动和主动锻炼,鼓励患者做力所能及的事情,不要过度依赖别人。

(三)饮食指导

平时生活起居要有规律,克服不良嗜好。饮食宜低盐、低脂、低胆固醇、高维生素,忌烟酒,忌暴饮暴食或过分饥饿。

(四)适当锻炼

根据病情,适当参加体育活动,以促进血液循环。

(五)注意安全

老年人晨间睡醒时不要急于起床,最好安静 10 分钟后缓慢起床,以防直立性低血压致脑血栓形成;外出时要防摔倒,注意保暖,防止感冒。

六、护理评价

患者能按要求进行适当的肢体和语言功能康复训练,肢体活动及言语功能逐渐恢复,具有一定的生活自理能力;无肌肉萎缩、关节畸形;未发生各种并发症;情绪稳定,积极配合治疗及护理。

(曹晓凤)

第四节 脑 出 血

脑出血(ICH)是指原发性非外伤性脑实质内的出血,好发于 50~70 岁中老年人。占全部脑卒中的 10%~30%,出血多在基底节、内囊和丘脑附近,脑水肿、颅内压增高和脑疝形成是导致患者死亡的主要原因。脑出血病死率高、致残率高。

一、护理评估

(一)病因及发病机制

1.病因

高血压合并小动脉硬化是脑出血最常见的病因,脑出血的其他病因还有血液病、脑淀粉样血管病、动脉瘤、动静脉畸形、烟雾病、脑动脉炎、夹层动脉瘤、原发性或转移性肿瘤、抗凝及溶栓治疗不良反应等。

2.发病机制

(1)长期高血压导致脑内小动脉或深穿支动脉壁纤维素样坏死或脂质透明变性、小动脉瘤或微夹层动脉瘤形成,当情绪激动、活动用力时,使血压进一步升高,病变血管易破裂而发生脑出血。

(2)高血压引起脑小动脉痉挛,造成其远端脑组织缺氧、坏死而出血。

(3)脑动脉壁薄弱,肌层和外膜结缔组织较少,缺乏外弹力层,易破裂出血。

(4)大脑中动脉与其所发出的深穿支——豆纹动脉呈直角,后者是由动脉主干直接发出一个小分支,故豆纹动脉所受的压力高,且此处也是微动脉瘤多发部位,受高压血流冲击最大,是脑出血最好发部位(图 2-2)。

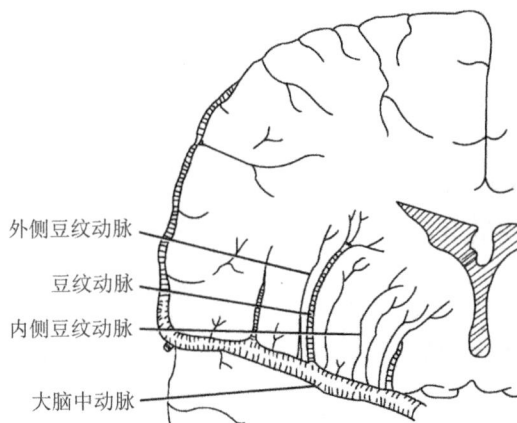

图 2-2　内囊附近出血

(二)健康史

(1)了解发病时间与发病情况:是否正在活动或者情绪激动、劳累、用力排便时骤然起病。临床症状常在数分钟至数小时达到高峰。

(2)询问患者有无明显的头痛、头晕等前驱症状。大多数脑出血患者病前无预兆。

(3)了解有无头痛、恶心、呕吐等伴随症状。

(4)了解患者的既往史和用药情况:询问患者的身体状况,了解既往有无原发性高血压、动脉粥样硬化、高脂血症病史。询问患者是否进行过治疗,目前用药情况怎样。

(5)了解生活方式和饮食习惯:①询问患者工作与生活情况,是否长期处于紧张忙碌状态,是否缺乏适宜的体育锻炼和休息时间。②询问患者是否长期摄取高盐、高胆固醇饮食。③询问患者是否有嗜烟、酗酒等不良习惯以及家族卒中病史。

（三）身体评估

（1）观察神志是否清楚,有无意识障碍及其类型。

（2）观察瞳孔大小及对光反射是否正常。

（3）观察生命体征的情况。脑出血患者呼吸深沉带有鼾声,重则呈潮式呼吸或不规则呼吸,脉搏缓慢有力,血压升高。

（4）观察有无三偏征。脑出血患者常出现偏瘫、偏身感觉障碍和偏盲。

（5）了解有无失语及失语类型。脑出血累及优势半球时常出现失语症。

（6）有无眼球运动及视力障碍。

（7）检查有无肢体瘫痪和瘫痪类型。

（四）实验室及其他检查

CT 检查是临床确诊脑出血的首选检查,可显示边界清楚的均匀高密度血肿,可早期发现脑出血的部位、范围和出血量,以及是否破入脑室。MRI 检查可发现 CT 不能确定的出血。

（五）心理-社会评估

脑出血患者急性期后常因留有后遗症,肢体功能和语言功能恢复慢,而易产生烦躁、抑郁情绪,从而影响治疗、护理及患者的生活质量。

二、护理诊断

（一）意识障碍

意识障碍与脑出血、脑水肿有关。

（二）语言障碍

意识障碍与语言中枢功能受损有关。

（三）有皮肤完整性受损的危险

与长期卧床有关。

（四）躯体移动障碍

与意识障碍、肢体运动障碍有关。

（五）自理能力缺陷

与肢体运动功能障碍有关。

（六）潜在并发症

脑疝、消化道出血、坠积性肺炎、泌尿系统感染。

三、护理目标

（1）患者意识障碍无加重,或神志逐渐清醒。

（2）能说出逐步进行功能锻炼的方法,能使用合适的器具增加活动量。

（3）生活自理能力逐渐增强,能满足基本生活需求。

（4）能说出训练语言功能的方法,语言功能好转或恢复。

（5）能说出引起患者受伤的危险因素,未发生外伤。

（6）生命体征稳定,不发生脑疝、消化道出血、感染及压力性损伤等并发症。

四、护理措施

(一)一般护理

1.休息

急性期应绝对卧床休息,发病 24～48 小时内避免搬动,同时抬高床头 15°～30°,以促进脑部静脉回流,减轻脑水肿;取侧卧位,防止呕吐物反流引起误吸;头置冰袋或冰帽,以减少脑细胞耗氧量;保持环境安静,保持情绪稳定,避免各种刺激,避免咳嗽和用力排便,进行各项护理操作均需动作轻柔,以免加重出血。

2.饮食护理

给予高蛋白、高维生素、高热量饮食,并且限制钠盐摄入。有意识障碍、消化道出血的患者禁食 24～48 小时,发病 3 天后,如不能进食者,鼻饲流质,以保证营养供给。恢复期患者应给予清淡、低盐、低脂、适量蛋白质、高维生素食物,戒烟酒。

3.二便护理

便秘者可用缓泻剂,排便时避免屏气用力,以免颅内压增高。尿潴留者,应及时导尿,给予膀胱冲洗防止泌尿系统感染。

4.生活护理

同脑血栓形成患者护理。

(二)病情观察

1.脑疝的观察

脑疝是脑出血的主要死亡原因之一,因此应严密观察神志、瞳孔和生命体征的变化。如发现烦躁不安、频繁呕吐、意识障碍进行性加重、两侧瞳孔大小不等、血压进行性升高、脉搏加快、呼吸不规则等脑疝前驱症状时,应立即与医师联系,迅速采取措施降低颅内压。

2.上消化道出血的观察

急性期还应注意观察患者有无呕血、便血,及时发现有无发生消化道出血。每次鼻饲前要抽吸胃液,若患者胃液呈咖啡色或大便呈黑色,应立即协助医师处理。

3.迅速出现的持续高热

常由脑出血累及下丘脑体温调节中枢所致,应给予物理降温,头部置冰袋或冰帽,并予以氧气吸入,提高脑组织对缺氧的耐受性。

4.随时给患者吸痰、翻身拍背

做好口腔护理,清除呼吸道分泌物,以防误吸。

(三)用药护理

遵医嘱快速给予脱水剂等药物。甘露醇应在 15～30 分钟内滴完,注意防止药液外渗,注意尿量与电解质的变化,尤其应注意有无低血钾发生。

(四)康复护理

急性期患者绝对卧床休息,每 2 小时翻身 1 次,以免局部皮肤长时间受压,翻身后保持肢体于功能位置。神经系统症状稳定 48～72 小时后,患者应开始早期康复训练,包括肢体功能康复训练、语言功能康复训练等。

(五)心理护理

应鼓励患者增强生活的信心,消除不良心理反应。在康复护理时向患者及家属说明早期锻炼的重要性,告知患者病情稳定后尽早锻炼,越早疗效越好。告诉患者只要坚持功能锻炼,许多症状体征可在 1～3 年内逐渐改善,以免因心理压力而影响脑功能的恢复。

五、健康指导

(一)避免诱发因素
告知患者避免情绪激动和不良刺激,勿用力大便。生活规律,保证充足睡眠,适当锻炼,劳逸结合。

(二)饮食指导
饮食以清淡为主,多吃蔬菜和水果,戒烟、忌酒。

(三)积极治疗原发病
如高血压病、糖尿病、心脏病等;按医嘱服药,将血压控制在适当水平,以防脑出血再发。

(四)坚持康复训练
教会家属有关护理知识和改善后遗症的方法,尽量使患者做到日常生活自理,康复训练时注意克服急于求成的心理,做到循序渐进、持之以恒。

(五)向患者及家属介绍
脑出血的先兆症状,如出现严重头痛、眩晕、肢体麻木、活动不灵、口齿不清时,应及时就诊,教会家属再次发生脑出血时现场急救处理措施。

(六)教会患者家属测量血压的方法
每天定时监测血压,发现血压异常波动及时就诊。

六、护理评价

患者意识障碍减轻,或神志渐清醒;未发生或控制减轻脑和上消化道出血,无感染、压力性损伤发生;积极配合和坚持肢体功能康复训练和语言康复训练,肢体功能和语言功能逐步增强。

(曹晓凤)

第五节　蛛网膜下腔出血

蛛网膜下腔出血(SAH)通常为脑底部动脉瘤或脑动静脉畸形破裂,血液直接流入蛛网膜下腔所致。临床表现为急骤起病的剧烈头痛、呕吐、意识障碍、脑膜刺激征、血性脑脊液等。SAH 约占急性脑卒中的 10％,占出血性卒中的 20％。

一、护理评估

(一)病因及发病机制
最常见的病因是粟粒样动脉瘤,约占 75％,可能与遗传和先天性发育缺陷有关,其次有动静脉畸形,约占 10％。多见于青年人,当重体力劳动或情绪变化、血压突然升高、酗酒或重体力劳动时,畸形血管团破裂出血。脑动脉炎也可造成血管壁病变导致血管破裂出血,肿瘤可直接侵蚀血管而造成出血。

(二)健康史

1.询问患者起病的形式

是否在用力或情绪激动等情况时急性起病。

2.了解既往病史和用药情况

了解是否有动脉硬化、高血压、动静脉畸形等病史。询问患者过去和现在的用药情况,是否进行过抗凝治疗。

3.了解有无明显诱因和前驱症状

询问患者起病前数天内是否有头痛、恶心、呕吐等前驱症状。

4.了解起病有无伴随症状

多见的有短暂意识障碍、项背部或下肢疼痛、畏光等伴随症状。

(三)身体评估

1.观察神志、瞳孔及生命体征的情况

询问患者病情,了解患者有无神志障碍。少数患者神志清醒,半数以上患者有不同程度的意识障碍,轻者出现神志模糊,重者昏迷逐渐加深。监测生命体征的变化。

2.评估有无神经功能受损

多数患者来求诊时都有头痛、恶心、呕吐,常有颈项强直等脑膜刺激征。评估患者有无肢体功能障碍和失语,有无眼睑下垂等一侧动眼神经麻痹的表现。

(四)实验室及其他检查

脑脊液检查压力增高,外观呈均匀一致血性,CT 检查是确诊蛛网膜下腔出血的首选诊断方法,可见蛛网膜下腔高密度出血灶,并可显示出血部位、出血量、血液分布、脑室大小和有无再出血。

(五)心理-社会评估

发病后神志清楚时可能存在焦虑、紧张、恐惧、绝望的心理。

二、护理诊断

(一)疼痛

疼痛与颅内压增高、血液刺激脑膜或继发性脑血管痉挛有关。

(二)恐惧

恐惧与剧烈疼痛、担心再次出血有关。

(三)潜在并发症

再出血、脑疝。

三、护理目标

患者的头痛减轻或消失;患者未发生严重并发症;患者的基本生活需要得到满足。

四、护理措施

与脑出血护理相似,主要是防止再出血。

(一)一般护理

应绝对卧床休息 4～6 周,抬高床头 15°～30°,避免搬动和过早离床活动,保持环境安静,严格限制探视,避免各种刺激。

(二)饮食护理

多食蔬菜、水果,保持大便通畅,避免过度用力排便;避免辛辣刺激性强的食物,戒烟酒。

(三)保持乐观情绪

避免精神刺激和情绪激动。防止咳嗽和打喷嚏,对剧烈头痛和躁动不安者,可应用止痛剂、镇静剂。

(四)密切观察病情

初次发病第 2 周最易发生再出血。如患者再次出现剧烈头痛、呕吐、昏迷、脑膜刺激征等情况,及时报告医师并处理。

五、护理评价

患者头痛逐渐得到缓解。患者情绪稳定,未发生严重并发症。

(曹晓凤)

第六节 神经梅毒

梅毒是由梅毒螺旋体感染引起的慢性传染性疾病,累及全身各脏器组织,中枢神经系统(包括大脑、脑膜或脊髓)受累称为神经梅毒。梅毒的病原体是苍白密螺旋体。梅毒螺旋体体外存活能力差,普通消毒剂或热肥皂水可将其杀死,干燥或阳光下极易死亡。梅毒的传染源是人,主要通过性交传播,皮肤黏膜病损传染性强;还可通过接吻、哺乳等传播。传播途径还有母婴传播或共用注射器等引起的血源性传播。

我国人群中梅毒发病率尚不清楚,近年来发病率增高。国外资料显示早期未治疗的梅毒患者约 10%最终发展为神经梅毒。根据病程可分为第一期、第二期和第三期梅毒。第一期梅毒主要表现为硬性下疳,多在感染后 3 周左右发生。第二期梅毒以梅毒疹为特征,病程 2~3 个月,如未彻底治愈可复发。在 2 年以上复发者呈第三期梅毒。一期和二期梅毒称为早期梅毒,三期梅毒称晚期梅毒。神经梅毒多发生在三期梅毒阶段。

一、病因和发病机制

神经梅毒的病因为感染了苍白密螺旋体,感染途径有两种,后天感染主要传播方式是不正当的性行为,男同性恋者是神经梅毒的高发人群。先天梅毒则是通过胎盘由患病母亲传染给胎儿。约 10%未经治疗的早期梅毒患者最终发展为神经梅毒。感染后脑膜炎改变可导致蛛网膜粘连,从而引起脑神经受累或循环受阻发生阻塞性脑积水。增生性动脉内膜炎可导致血管腔闭塞,脑组织的缺血、软化,神经细胞的变性、坏死和神经纤维的脱髓鞘。

二、临床表现

根据病变部位,神经梅毒分为脑脊膜血管型梅毒和脑实质型梅毒。

(一)脑脊膜血管型神经梅毒

病变主要累及脑膜、脊膜和血管内膜。脑膜受累为主时表现为无菌性脑膜炎,多为慢性起病,全身不适、间歇性头痛、头晕、记忆减退,有时可出现急性梅毒性脑膜炎,患者持续低热、头痛、畏光、颈强直、意识障碍及癫痫发作等,脑脊液通路梗阻时出现颅内压增高的表现。无临床定位体征或出现脑神经麻痹(如双侧面神经麻痹)、瘫痪、视力减退或听力丧失。多在原发感染后 1 年内出现。血管病变以动脉炎为常见,可导致脑梗死,出现相应的临床表现。血管性梅毒损害多发生于原发感染后 5～30 年。脊髓的脊膜血管梅毒比较少见,主要为梅毒性脊膜炎和急性梅毒性横贯性脊髓炎。临床上患者出现进展的肢体无力,感觉障碍(位置觉和振动觉突出)、二便障碍或急性迟缓性瘫痪。疾病后期为痉挛性瘫痪。

(二)脑、脊髓实质型梅毒

它是由梅毒螺旋体直接侵袭神经组织所致。原发感染后 15～20 年起病,多伴有脑膜血管梅毒。临床上主要有两种类型:麻痹性痴呆和脊髓痨。

1.麻痹性痴呆

麻痹性痴呆亦称梅毒性脑膜炎,发生于未经正确治疗的患者中。慢性起病,缓慢进展,患者出现神经精神症状,以精神异常症状突出,情绪不稳,人格改变,淡漠,幻觉,妄想,虚构,记忆、学习能力下降,定向力障碍,言语不清,呈进行性痴呆。神经症状可见偏瘫,眼肌麻痹,失语,意识障碍及癫痫发作等。查体见瞳孔对光反射迟钝,发展为阿-罗瞳孔。如不治疗,可在 3～15 年内死亡。

2.脊髓痨

脊髓后索受累。临床表现为特征的"肢体远端的闪电样疼痛",症状剧烈,呈刺痛、放射痛、撕裂痛。患者步基宽,摇摆步态,Charcot 关节,营养障碍所致无痛性足底溃疡,阳痿,二便障碍,可伴有脑神经损害,如视神经萎缩、阿-罗瞳孔、动眼神经麻痹等。某些患者出现自主神经功能紊乱。

(三)其他

临床上可见梅毒感染后无神经系统症状,仅依靠实验室检查诊断为无症状性梅毒的患者。无症状性梅毒可有脑脊液异常,头颅 MRI 示脑膜有增强效应。先天性神经梅毒罕见。由梅毒螺旋体经母体传播至胎儿,出现类似成人梅毒的临床表现。脊髓痨少见,其他表现还有脑积水、间质性角膜炎、牙齿畸形和听力丧失等。

三、辅助检查

(一)脑脊液检查

轻中度淋巴细胞增加,蛋白升高,糖含量降低或正常,IgG 升高,寡克隆区带常阳性,对判断疾病活动性有一定作用。

(二)免疫学检查

梅毒血清与脑脊液免疫学检查是重要的诊断方法。性病研究实验在血清中可以产生假阳性,但脑脊液中极少假阳性,不过敏感性较低。快速血浆反应抗体试验曾用于筛选检查,但脑脊液中假阳性率高。血清荧光螺旋体抗体吸附试验阳性常提示梅毒的诊断,但仅仅是定性试验,无法了解滴度。脑脊液 FTA-IgM 可确定诊断。苍白密螺旋体血细胞凝集素检测也可确立诊断。

(三)影像学

头颅 CT、MRI 对发现病变部位有一定帮助。MRI 优于 CT。脑膜受累时可见脑膜增强效应。

（四）病原学检查

可在脑脊液中分离螺旋体，但受条件限制，仅有限的实验室能进行。

四、治疗原则

（一）早期梅毒

正规治疗早期梅毒，有助于预防神经梅毒的发生。苯甲青霉素 G 2.4×10^6 U，肌内注射，单剂治疗。治疗后患者定期回院重复检测至血清学阴性。少数患者通常在早期梅毒治疗 2 年后脑脊液正常时才能预防神经梅毒。治疗后仍出现梅毒应重复治疗。对青霉素过敏患者可使用四环素，每次 500 mg，每天 4 次，口服 14 天；多西环素，每次 100 mg，每天 2 次，口服 14 天。药物不良反应：过敏等。应注意治疗初期出现的雅-赫反应，由治疗早期大量梅毒螺旋体进入循环引起，突然发病，寒战，颜面潮红，呼吸困难，血压下降，通常出现在选用青霉素治疗的病例。首次使用后 2 小时内出现，7 小时达高峰，24 小时后缓解。一般在首次运用抗生素治疗 24 小时内常规予皮质激素预防。

（二）无症状性梅毒

水溶性青霉素治疗，$1.2 \times 10^7 \sim 2.4 \times 10^7$ U/d，持续 14 天。

（三）晚期梅毒

疗效尚有争论。

1.水溶性青霉素

每 4 小时 $2.0 \times 10^6 \sim 4 \times 10^6$ U，每天 $1.2 \times 10^7 \sim 2.4 \times 10^7$ U，连续用 10～14 天。

2.氨苄西林

每次 2.4×10^6 U，每周 1 次，连续治疗 3 周。

3.青霉素过敏使用四环素

每次 500 mg，每天 4 次，连续 30 天。

4.头孢曲松

每次 1.0～2.0 g，肌内注射或静脉滴注，每天 1 次，连续 14 天。

（四）先天性梅毒

水溶性青霉素治疗，每天 2.5×10^5 U/kg，静脉滴注，连续使用 10 天以上。

五、护理评估

（一）健康史

不洁性病史，性取向，先天性患者母亲梅毒感染史。

（二）症状

1.无症状型神经梅毒

无症状，脑脊液呈轻度炎性反应，梅毒血清反应阳性。

2.梅毒性脑膜炎

梅毒性脑膜炎多发生在梅毒感染未经治疗的 2 期，主要为青年男性，发热、头痛和颈强等症状颇似急性病毒性脑炎。

3.血管性梅毒

血管性梅毒可见偏瘫、偏身感觉障碍、偏盲失语等，偶可有局限性癫痫、脑积水和脑神经麻痹;脊髓血管梅毒可表现为横贯性脊髓炎,运动、感觉及排尿障碍。

4.脊髓痨

下肢脊神经根支配区域短促、阵发、电击样疼痛,可有感觉异常,随病情进展,可出现深感觉障碍、感觉性共济失调。部分患者可有内脏危象,如胃及膀胱危象。

5.麻痹性痴呆

于初期感染后10～30年发病,主要为进行性痴呆合并神经损害征象为主。

(三)身体状况

1.生命体征及意识

有无发热、意识不清,瞳孔大小及对光反射。

2.疼痛

有无头痛、肌肉痛。

3.肢体活动障碍

有无肢体活动障碍、偏瘫,肌力、肌张力是否正常,有无共济失调,步态是否正常。

4.视力障碍

有无视力下降、丧失,偏盲,视野改变。

5.语言障碍

有无失语,失语类型。

6.排尿障碍

有无排尿障碍,尿频。

7.吞咽障碍

有无吞咽障碍、饮水呛咳,洼田饮水试验分级。

(四)心理状况

(1)有无焦虑、恐惧、抑郁等情绪。

(2)疾病对生活、工作有无影响。

六、护理诊断/问题

(一)有误吸的危险
误吸与病变引起的吞咽困难有关。

(二)意识障碍
意识障碍与病变所致神经精神症状有关。

(三)生活自理能力缺陷
生活自理能力缺陷与病变所致肢体功能障碍有关。

(四)有受伤的危险
受伤与病变所致肢体功能障碍有关。

(五)语言沟通障碍
语言沟通障碍与病变引起的失语、精神障碍有关。

(六)知识缺乏
缺乏与疾病相关的知识。

七、护理措施

(1)环境与休息:保持病室安静舒适,病房内空气清新,温湿度适宜。患者疾病早期不限制活动,但应预防跌倒、坠床的发生。病情危重并有意识障碍的患者卧床休息,长期卧床者应防压力性损伤。

(2)饮食护理:指导患者进高热量、易消化、高维生素饮食。有意识障碍无法进食者应根据医嘱放置胃管,给予鼻饲饮食,保证营养供应,促进疾病康复。

(3)严密观察病情变化,生命体征是否平稳,有无突发肌力下降、偏瘫、癫痫发作、急性意识障碍,及时通知主管医师,给予对症处理。

(4)病情危重卧床期间注意协助患者更换体位,预防压力性损伤的发生。躁动者必要时遵医嘱使用保护性约束措施。

(5)做好消毒隔离工作,预防交叉感染。有创操作注意防护,避免职业暴露。

(6)肢体活动障碍者注意做好跌倒评估,预防跌倒。

(7)尿失禁的患者定时给予便器,锻炼自主排尿功能。留置导尿管的患者保持会阴部皮肤及尿管清洁,观察尿液的颜色、性质、量。每月在无菌操作下更换尿管,使用抗反流尿袋,根据患者不同情况定时规律地夹闭、开放尿管,以维持膀胱收缩、充盈功能。注意保护患者隐私。

(8)使用大剂量青霉素等抗生素,进行驱梅治疗原则为及时、足量、足疗程。应向患者做好用药宣教,包括注意事项及不良反应,保证患者院外治疗足疗程。定期抽血,监测血常规及肝功能、肾功能。首次应用抗生素时,注意预防雅-赫反应。

(9)护士应加强患者的心理护理,及时了解患者的心理变化,对不同时期的心理变化给予患者不同的心理支持。同时做好疾病知识宣教,帮助患者树立战胜疾病的信心,减轻心理负担。同时也应做好患者家属的心理工作,使患者能够获得更多的心理支持。

八、健康指导

(1)做好疾病知识宣教,患者在相应治疗完成后,还须进行长期临床及血清学的观察,患者应了解定期复查复治的重要性,按照医嘱规定时间复诊。

(2)讲明梅毒的传染方式和对个人及社会的危害,早发现、早正规治疗的重要性。

(3)患者治疗期间禁止性生活,伴侣也应进行检查或治疗。

(4)嘱患者做好个人卫生,彻底治愈前不要到公共浴池洗澡或泳池游泳,内衣裤单独清洗,预防交叉感染。

(曹晓凤)

第七节　多发性硬化

多发性硬化(multiple sclerosis,MS)是中枢神经系统白质脱髓鞘疾病,其病因不清,病理特征为中枢神经系统白质区域多个部位的炎症、脱髓鞘及胶质增生病灶。临床上多为青壮年起病,症状和体征提示中枢神经系统多部位受累,病程有复发缓解的特征。

一、病因及发病机制

病因及发病机制尚未完全清楚。有研究认为该病与病毒感染有关,但尚未从患者的脑组织中发现和分离出病毒;亦有认为 MS 可能是中枢神经系统病毒感染引起的自身免疫性疾病。MS还具有明显的家族性倾向,MS 患者的一级亲属中患病的危险比一般人群要高得多,其遗传易感性可能是多基因产物相互作用的结果。环境、种族、免疫接种、外伤、怀孕等因素均可能与该病的发病或复发有关。

二、临床表现

(一)发病年龄

发病通常在青壮年,20～30 岁是发病的高峰年龄。10 岁以前或 60 岁以后很少发病。但有3 岁和67 岁发病的报道。

(二)发病形式

起病快慢不一,通常急性或亚急性起病。病程有加重与缓解交替。临床病程会由数年至数十年,亦有极少数重症患者在发病后数月内死亡。部分患者首次发作症状可以完全缓解,但随着复发,缓解会不完全。

(三)症状和体征

可出现中枢神经系统各部位受累的症状和体征。其特征是症状和体征复杂,且随着时间变化,其性质和严重程度也发生着变化。

(1)视觉症状包括复视、视觉模糊、视力下降、视野缺损。眼底检查可见有视神经炎的改变,晚期可出现视神经萎缩。内侧纵束病变可造成核间性眼肌麻痹,是多发性硬化的重要体征。其特征表现为内直肌麻痹而造成一侧眼球不能内收,并有对侧外直肌无力和眼震。

(2)某些患者三叉神经根部可能会损害,表现为面部感觉异常,角膜反射消失。三叉神经痛应考虑多发性硬化的可能。

(3)其他如眩晕、面瘫、构音障碍、假性延髓性麻痹均可以出现。

(4)肢体无力是最常见的体征。单瘫、轻偏瘫、四肢瘫均能见到,还可能有不对称性四肢瘫。肌力常与步行困难不成比例。某些患者,特别是晚发性患者,会表现为慢性进行性截瘫,可能只出现锥体束征及较轻的本体感觉异常。

(5)小脑及其与脑干的联系纤维常常受累,引起构音障碍、共济失调、震颤及肢体协调不能,其语言具有特征性的扫描式语言,系腭和唇肌的小脑性协调不能加上皮质脑干束受累所致,出现所谓夏科三联征:构音不全、震颤及共济失调。

(6)排尿障碍症状包括尿失禁、尿急、尿频等。排便障碍少于排尿障碍。男性患者可以出现性欲减低和阳痿。女性性功能障碍亦不少见。

(7)感觉异常较常见。颈部被动或主动屈曲时会出现背部向下放射的闪电样疼痛,即Lhermitte征,提示颈髓后柱的受累。各种疼痛除 Lhermitte 征外,还有三叉神经痛、咽喉部疼痛、肢体的痛性痉挛、肢体的局部疼痛及头痛等。

(8)精神症状亦不少见,常见有抑郁、欣快,亦有可能合并情感性精神病。认知、思维、记忆等均可受累。

三、辅助检查

(一)影像学检查

磁共振是最有用的诊断手段。90%以上的患者可以通过 MRI 发现白质多发病灶,因而是诊断多发性硬化的首选检查。T_2 加权相是常规检查,质子相或压水相能提高检查的正确率。典型改变应在白质区域有 4 处直径大于 3 mm 的病灶,或 3 处病灶至少有一处在脑室旁。

(二)脑脊液检查

对于诊断可以提供支持证据。脑脊液 γ-球蛋白改变及出现寡克隆区带,提示鞘内有免疫球蛋白合成,这是 MS 的脑脊液改变之一。

(三)电生理检查

视觉诱发电位及脑干诱发电位对发现临床病灶有重要意义。视觉诱发电位对视神经、视交叉、视束病灶非常敏感。

四、治疗原则

治疗原则包括针对病因和对症治疗。

(一)激素治疗

糖皮质激素具有抗炎和免疫抑制作用,用于治疗 MS 可以缩短病程和减少复发。急性发作较严重,可给予甲泼尼龙 1 000 mg,加入 5%葡萄糖 500 mL 中静脉滴注,3~4 小时滴完,连续 3 天,然后口服泼尼松治疗:80 mg/d,10~14 天,以后可根据病情调整剂量和用药时间,逐渐减量。亦可予地塞米松 10~20 mg/d,或氢化可的松 200~300 mg/d,静脉滴注,一般使用 10~14 天后改服泼尼松。从对照研究来看,激素治疗可加速急性发作的缓解,但对于最终预后的影响尚不清楚。促皮质激素多数人认为不宜使用。

(二)干扰素

目前认为可能改变 MS 病程和病情。有两种制剂,β-1a、β-1b。这些药物治疗可能降低复发缓解期的发作次数 30%,也可降低症状的严重程度。β-干扰素治疗的不良反应较小,有些患者可能产生肝功能异常及骨髓抑制。

(三)免疫抑制剂

1.环磷酰胺

成人剂量一般 0.2~0.4 g 加入 0.9%生理盐水 20 mL 中静脉注射,隔天一次,累计总量 8~10 g 为 1 个疗程。

2.硫唑嘌呤

口服剂量 1~2 mg/kg,累积剂量 8~10 g 为 1 个疗程。

3.甲氨蝶呤

对于进展性 MS 可能有效,剂量为 7.5~15.0 mg,每周 1 次。使用免疫抑制剂时应注意其毒性反应。

(四)Copolymer-1

Copolymer-1 是一种由 L-丙氨酸、L-谷氨酸、L-赖氨酸和 L-酪氨酸按比例合成的一种多肽混合物。它在免疫化学特性上模拟多发性硬化的推测抗原,可清除自身抗原分子,对早期复发缓解性多发性硬化患者可减少复发次数,但对重症患者无效。用法为每天皮下注射 120 mg。

(五)对症治疗

减轻痉挛,可用巴氯芬 40~80 mg/d,分数次给予,地西泮和其他肌松药也可给予。尿失禁患者应注意预防泌尿道感染。有痛性强直性痉挛发作或其他发作性症状,可予卡马西平 0.1~0.2 g,每天 3 次口服,应注意该药对血液系统和肝功能的不良反应。功能障碍患者应进行康复训练,加强营养。注意预防肺部感染。感冒、妊娠、劳累可能诱发复发,应注意避免。

五、护理评估

(一)健康史

有无家族史;有无病毒感染史。

(二)症状

1.视力障碍

表现为急性视神经炎或球后视神经炎,常伴眼球疼痛。部分有眼肌麻痹和复视。

2.运动障碍

四肢瘫、偏瘫、截瘫或单瘫,以不对称瘫痪最常见。易疲劳,可为疾病首发症状。

3.感觉异常

浅感觉障碍,肢体、躯干或面部针刺麻木感,异常的肢体发冷、蚁走感、瘙痒感或尖锐、烧灼样疼痛及定位不明确的感觉异常。

4.共济失调

不同程度的共济运动障碍。

5.自主神经功能障碍

尿频、尿失禁、便秘,或便秘与腹泻交替出现,性欲减退、半身多汗和流涎等。

6.精神症状和认知功能障碍

抑郁、易怒、脾气暴躁,也可表现为淡漠、嗜睡、强哭强笑等。

7.发作性症状

发作性症状指持续时间短暂、可被特殊因素诱发的感觉或运动异常。如构音障碍、共济失调、单肢痛性发作及感觉迟钝、面肌痉挛、阵发性瘙痒和强直性发作等。

(三)身体状况

(1)生命体征,尤其是呼吸、血氧饱和度。

(2)肢体活动障碍:肌力分级、肌力有无下降。

(3)二便障碍:有无尿失禁、尿潴留,有无尿管,有无便秘。

(4)呼吸:有无呼吸困难、咳嗽咳痰费力。

(5)视力:有无视力障碍、复视。

(四)心理状况

(1)有无焦虑、恐惧、抑郁等情绪。

(2)疾病对生活、工作有无影响。

六、护理诊断/问题

(一)生活自理能力缺陷

与肢体无力有关。

53

(二)躯体移动障碍

与脊髓受损有关。

(三)有受伤的危险

与视神经受损有关。

(四)有皮肤完整性受损的危险

与瘫痪及大小便失禁有关。

(五)便秘

与脊髓受累有关。

(六)潜在并发症——感染

与长期应用激素导致机体抵抗力下降有关。

七、护理措施

(1)环境与休息：保持病室安静舒适，病房内空气清新，温湿度适宜。病情危重患者应卧床休息。病情平稳时应鼓励患者下床活动，预防跌倒、坠床等不良事件的发生。

(2)饮食护理：指导患者进高热量、易消化、高维生素的食物，少食多餐，多吃新鲜蔬菜和水果。出现吞咽困难等症状时，进食应抬高床头，速度宜慢，并观察进食情况，避免呛咳，必要时遵医嘱留置胃管，并进行吞咽康复锻炼。

(3)严密观察病情变化，保持呼吸道通畅，出现咳嗽无力、呼吸困难症状给予吸氧、吸痰，并观察缺氧的程度，备好抢救物品。

(4)视力下降、视野缺损的患者要注意用眼卫生，不用手揉眼，保持室内光线良好，环境简洁整齐。将呼叫器、水杯等必需品放在患者视力范围内，暖瓶等危险物品远离患者。复视患者活动时建议戴眼罩遮挡一侧眼部，以减轻头晕症状。

(5)感觉异常的患者，指导其选择宽松、棉质衣裤，以减轻束带感。洗漱时，以温水为宜，可以缓解疲劳。禁止给予患者使用热水袋，避免泡热水澡。避免因过热而导致症状波动。

(6)排泄异常的患者嘱其养成良好的排便习惯，定时排便。每天做腹部按摩，促进肠蠕动，排便困难时可使用开塞露等缓泻药物。平时多食含粗纤维食物，以保证大便通畅。留置尿管的患者，保持会阴部清洁、干燥。定时夹闭尿管，协助患者每天做膀胱、盆底肌肉训练，帮助患者控制膀胱功能。

(7)卧床患者加强基础护理。保持床单位清洁、干燥，保证患者"六洁四无"。定时翻身、拍背、吸痰，保持呼吸道通畅，保持皮肤完好。肢体处于功能位，每天进行肢体的被动活动及伸展运动训练。能行走的患者，鼓励进行主动锻炼。锻炼要适度，并保证患者安全，避免外伤。

(8)注射干扰素时，选择正确的注射方式，避免重复注射同一部位，选择注射部位轮流注射。注射前15～30分钟将药物从冰箱取出，置室温环境复温，以减少注射部位反应。注射前冰敷注射部位1～2分钟，以缓解疼痛。注射部位在注射后先轻柔按摩1分钟再冰敷(勿大于5分钟)，以降低红肿及硬块的发生。

(9)使用激素时要注意观察生命体征、血糖变化。保护胃黏膜，避免进食坚硬、有刺激的食物。长期应用者，要注意预防感染。

(10)要做好患者心理护理，介绍有关疾病知识，鼓励患者配合医护人员的治疗，树立战胜疾病的信心，减轻恐惧、焦虑、抑郁等不良情绪，以促进疾病康复。

八、健康指导

(1)合理安排工作、学习,生活有规律。

(2)保证充足睡眠,保持积极乐观的精神状态,增加自我照顾能力和应对疾病的信心。

(3)避免紧张和焦虑。

(4)进行康复锻炼,以保持活动能力,强度要适度。

(5)避免诱发因素,如感冒、发热、外伤、过劳、手术、疫苗接种。控制感染。

(6)正确用药,合理饮食。

(7)女性患者首次发作后 2 年内避免妊娠。

(曹晓凤)

第三章

普外科护理

第一节 急性乳腺炎

一、疾病概述

(一)概念

急性乳腺炎是乳腺的急性化脓性感染。多发生于产后3～4周的哺乳期妇女,以初产妇最常见。主要致病菌为金黄色葡萄球菌,少数为链球菌。

(二)相关病理生理

急性乳腺炎开始时局部出现炎性肿块,数天后可形成单房或多房性的脓肿。表浅脓肿可向外破溃或破入乳管自乳头流出;深部脓肿不仅可向外破溃,也可向深部穿至乳房与胸肌间的疏松组织中,形成乳房后脓肿。感染严重者,还可并发脓毒血症。

(三)病因与诱因

1.乳汁淤积

乳汁是细菌繁殖的理想培养基,引起乳汁淤积的主要原因有:①乳头发育不良(过小或凹陷)妨碍哺乳。②乳汁过多或婴儿吸乳过少导致乳汁不能完全排空。③乳管不通(脱落上皮或衣服纤维堵塞),影响乳汁排出。

2.细菌入侵

当乳头破损时,细菌沿淋巴管入侵是感染的主要途径。细菌也可直接侵入乳管,上行至腺小叶而致感染。细菌主要来自婴儿口腔、母亲乳头或周围皮肤。多数发生于初产妇,因其缺乏哺乳经验;也可发生于断奶时,6个月以后的婴儿已经长牙,易致乳头损伤。

(四)临床表现

1.局部表现

初期患侧乳房红、肿、胀、痛,可有压痛性肿块,随病情发展症状进行性加重,数天后可形成单房或多房性的脓肿。脓肿表浅时局部皮肤可有波动感和疼痛,脓肿向深部发展可穿至乳房与胸肌间的疏松组织中,形成乳房后脓肿和腋窝脓肿,并出现患侧腋窝淋巴结肿大、压痛。局部表现可有个体差异,应用抗生素治疗的患者,局部症状可被掩盖。

2.全身表现

感染严重者,可并发败血症,出现寒战、高热、脉快、食欲减退、全身不适、白细胞上升等症状。

(五)辅助检查

(1)实验室检查:白细胞计数及中性粒细胞比例增多。

(2)B超检查:确定有无脓肿及脓肿的大小和位置。

(3)诊断性穿刺:在乳房肿块波动最明显处或压痛最明显的区域穿刺,抽出脓液可确诊脓肿已经形成。脓液应做细菌培养和药敏试验。

(六)治疗原则

主要原则为控制感染,排空乳汁。脓肿形成以前以抗菌药治疗为主,脓肿形成后,需及时切开引流。

1.非手术治疗

(1)一般处理:①患乳停止哺乳,定时排空乳汁,消除乳汁淤积。②局部外敷,用25%硫酸镁湿敷,或采用中药蒲公英外敷,也可用物理疗法促进炎症吸收。

(2)全身抗菌治疗:原则为早期、足量应用抗生素。针对革兰阳性球菌有效的药物,如青霉素、头孢菌素等。由于抗生素可被分泌至乳汁,故避免使用对婴儿有不良影响的抗菌药,如四环素、氨基苷类、磺胺类和甲硝唑。如治疗后病情无明显改善,则应重复穿刺以了解有无脓肿形成,或根据脓液的细菌培养和药敏试验结果选用抗生素。

(3)中止乳汁分泌:患者治疗期间一般不停止哺乳,因停止哺乳不仅影响婴儿的喂养,且提供了乳汁淤积的机会。但患侧乳房应停止哺乳,并以吸乳器或手法按摩排出乳汁,局部热敷。若感染严重或脓肿引流后并发乳瘘(切口常出现乳汁)需回乳,常用方法:①口服溴隐亭 1.25 mg,每天 2 次,服用 7～14 天;或口服己烯雌酚 1～2 mg,每天 3 次,2～3 天。②肌内注射苯甲酸雌二醇,每次 2 mg,每天 1 次,至乳汁分泌停止。③中药炒麦芽,每天 60 mg,分 2 次煎服或芒硝外敷。

2.手术治疗

脓肿形成后切开引流。于压痛、波动最明显处先穿刺抽吸取得脓液后,于该处切开放置引流,脓液做细菌培养及药物敏感试验。脓肿切开引流时注意:①切口一般呈放射状,避免损伤乳管引起乳瘘;乳晕部脓肿沿乳晕边缘做弧形切口;乳房深部较大脓肿或乳房后脓肿,沿乳房下缘做弧形切口,经乳房后间隙引流。②分离多房脓肿的房间隔以利引流。③为保证引流通畅,引流条应放在脓腔最低部位,必要时另加切口做对口引流。

二、护理评估

(一)一般评估

1.生命体征(T、P、R、BP)

评估是否有体温升高,脉搏加快。急性乳腺炎患者通常有发热,可有低热或高热;发热时呼吸、脉搏加快。

2.患者主诉

询问患者是否为初产妇,有无乳腺炎、乳房肿块、乳头异常溢液等病史;询问有无乳头内陷;评估有无不良哺乳习惯,如婴儿含乳睡觉、乳头未每天清洁等;询问有无乳房胀痛,浑身发热、无力、寒战等症状。

3.相关记录

体温、脉搏、皮肤异常等记录结果。

(二)身体评估

1.视诊

乳房皮肤有无红、肿、破溃、流脓等异常情况;乳房皮肤红肿的开始时间、位置、范围、进展情况。

2.触诊

评估乳房乳汁淤积的位置、范围、程度及进展情况;乳房有无肿块,乳房皮下有无波动感,脓肿是否形成,脓肿形成的位置、大小。

(三)心理-社会评估

评估患者心理状况,是否担心婴儿喂养与发育、乳房功能及形态改变。

(四)辅助检查阳性结果评估

患者血常规检查示血白细胞计数及中性粒细胞比例升高提示有炎症的存在;根据 B 超检查的结果判断脓肿的大小及位置,诊断性穿刺后方可确诊脓肿形成;根据脓液的药物敏感试验选择抗生素。

(五)治疗效果的评估

1.非手术治疗评估要点

应用抗生素是否有效果,乳腺炎症是否得到控制,患者体温是否恢复正常;回乳措施是否起效,乳汁淤积情况有无改善,患者乳房肿胀疼痛有无减轻或加重;患者是否了解哺乳卫生和预防乳腺炎的知识,情绪是否稳定。

2.手术治疗评估要点

手术切开排脓是否彻底;伤口愈合情况是否良好。

三、主要护理诊断(问题)

(1)疼痛:与乳汁淤积、乳房急性炎症使乳房压力显著增加有关。

(2)体温过高:与乳腺急性化脓性感染有关。

(3)知识缺乏:与不了解乳房保健和正确哺乳知识有关。

(4)潜在并发症:乳瘘。

四、护理措施

(一)缓解疼痛

1.防止乳汁淤积

患乳暂停哺乳,定时用吸乳器吸净乳汁。

2.按摩、热敷

每天定时给予手法按摩、辅助热敷物理治疗,疏通阻塞的乳腺管,刺激乳窦,使乳汁流畅,淤积的硬块消散,预防乳腺脓肿发生。

3.托起乳房

用三角巾或宽松胸罩拖起患侧乳房,减轻疼痛和肿胀。

(二)控制体温和感染

1.控制感染

遵医嘱抽血培养和药物敏感试验,使用抗菌药物并观察疗效。

2.病情观察

定时测量体温、脉搏、呼吸,监测白细胞、中性粒细胞变化。

3.高热护理

发热期间予温水擦浴、冰袋降温等物理降温,必要时遵医嘱予药物降温;伴有畏寒、发抖等症状者,注意保暖;保持口腔和皮肤清洁。

(三)脓肿切开引流术后护理

保持引流通畅,观察引流液的量、性状、颜色及气味变化,及时更换敷料。

(四)用药护理

遵医嘱早期使用抗菌药,根据药物敏感试验选择合适的抗菌药,注意评估患者有无药物不良反应。

(五)饮食与运动

给予高蛋白、高维生素、低脂肪食物,保证足量水分摄入。注意休息,适当运动,劳逸结合。

(六)心理护理

观察了解患者心理状况,给予必要的疾病有关的知识宣教,抚慰其紧张急躁情绪。

(七)健康教育

1.保持乳头和乳晕清洁

每次哺乳前后清洁乳头,保持局部干燥清洁。

2.纠正乳头内陷

妊娠期每天挤捏、提拉乳头。

3.养成良好的哺乳习惯

定时哺乳,每次哺乳时让婴儿吸净乳汁,如有淤积及时用吸乳器或手法按摩排出乳汁;培养婴儿不含乳头睡眠的习惯;注意婴儿口腔卫生,及时治疗婴儿口腔炎症。

4.及时处理乳头破损

乳晕破损或皲裂时暂停哺乳,用吸乳器吸出乳汁哺乳婴儿;局部用温水清洁后涂以抗菌药软膏,待愈合后再行哺乳;症状严重时及时诊治。

五、护理评价

(1)患者的乳汁淤积情况有无改善,是否学会正确排出淤积乳汁的方法,是否坚持每天挤出已经淤积的乳汁,回乳措施是否产生效果,乳房胀痛有无逐渐减轻。

(2)患者乳房皮肤的红肿情况有无好转,乳房皮肤有无溃烂,乳房肿块有无消失或增大。

(3)患者应用抗生素后体温有无恢复正常,炎症有无消退,炎症有无进一步发展为脓肿。

(4)患者脓肿有无及时切开引流,伤口愈合情况是否良好。

(5)患者是否了解哺乳卫生和预防乳腺炎的知识,焦虑情绪是否改善。

（王　利）

第二节　胃十二指肠损伤

一、概述

由于有肋弓保护且活动度较大,柔韧性较好,壁厚,钝挫伤时胃很少受累,只有胃膨胀时偶有发生胃损伤。上腹或下胸部的穿透伤则常导致胃损伤,多伴有肝、脾、横膈及胰等损伤。胃镜检查及吞入锐利异物或吞入酸、碱等腐蚀性毒物也可引起穿孔,但很少见。十二指肠损伤是由于上中腹部受到间接暴力或锐器的直接刺伤而引起的,缺乏典型的腹膜炎症状和体征,术前诊断困难,漏诊率高,多伴有腹部脏器合并伤,病死率高,术后并发症多,肠瘘发生率高。

二、护理评估

(一)健康史

详细询问患者、现场目击者或陪同人员,以了解受伤的时间地点、环境,受伤的原因,外力的特点、大小和作用方向,坠跌高度;了解受伤前后饮食及排便情况,受伤时的体位,有无防御,伤后意识状态、症状、急救措施、运送方式,既往疾病及手术史。

(二)临床表现

(1)胃损伤若未波及胃壁全层,可无明显症状。若全层破裂,由于胃酸有很强的化学刺激性,可立即出现剧痛及腹膜刺激征。当破裂口接近贲门或食管时,可因空气进入纵隔而呈胸壁下气肿。较大的穿透性胃损伤时,可自腹壁流出食物残渣、胆汁和气体。

(2)十二指肠破裂后,因有胃液、胆汁及胰液进入腹腔,早期即可发生急性弥漫性腹膜炎,有剧烈的刀割样持续性腹痛伴恶心、呕吐,腹部检查可见有板状腹、腹膜刺激征症状。

(三)辅助检查

(1)疑有胃损伤者,应置胃管,若自胃内吸出血性液或血性物者可确诊。

(2)腹腔穿刺术和腹腔灌洗术:腹腔穿刺抽出不凝血液、胆汁,灌洗吸出 10 mL 以上肉眼可辨的血性液体,即为阳性结果。

(3)X 线检查:腹部 X 线片可显示腹膜后组织积气、肾脏轮廓清晰、腰大肌阴影模糊不清等有助于腹膜后十二指肠损伤的诊断。

(4)CT 检查:可显示少量的腹膜后积气和渗至肠外的造影剂。

(四)治疗原则

抗休克和及时、正确的手术处理是治疗的两大关键。

(五)心理-社会因素

胃十二指肠外伤性损伤多数在意外情况下发生,患者出现突发外伤后易出现紧张、痛苦、悲哀、恐惧等心理变化,担心手术成功及疾病预后。

三、护理问题

(一)疼痛
疼痛与胃肠破裂、腹腔内积液、腹膜刺激征有关。

(二)组织灌注量不足
这与大量失血、失液,严重创伤,有效循环血量减少有关。

(三)焦虑或恐惧
这种情绪与经历意外及担心预后有关。

(四)潜在并发症
出血、感染、肠瘘、低血容量性休克。

四、护理目标

(1)患者疼痛减轻。
(2)患者血容量得以维持,各器官血供正常、功能完整。
(3)患者焦虑或恐惧减轻或消失。
(4)护士密切观察病情变化,如发现异常,及时报告医师,并配合处理。

五、护理措施

(一)一般护理
1.预防低血容量性休克
吸氧、保暖、建立静脉通道,遵医嘱输入温热生理盐水或乳酸盐林格液,抽血查全血细胞计数、血型和交叉配血。

2.密切观察病情变化
每15~30分钟应评估患者情况。评估内容包括意识状态、生命体征、肠鸣音、尿量、氧饱和度、有无呕吐、肌紧张和反跳痛等。观察胃管内引流物颜色、性质及量,若引流出血性液体,提示有胃十二指肠破裂的可能。

3.术前准备
胃十二指肠破裂大多需要手术处理,故患者入院后,在抢救休克的同时,尽快完成术前准备工作,如备皮、备血、插胃管及留置尿管、做好抗生素皮试等,一旦需要,可立即实施手术。

(二)心理护理
评估患者对损伤的情绪反应,鼓励他们说出自己内心的感受,帮助建立积极有效的应对措施。向患者介绍有关病情、损伤程度、手术方式及疾病预后,鼓励患者,告诉患者良好的心态、积极的配合有利于疾病早日康复。

(三)术后护理
1.体位
患者意识清楚、病情平稳,给予半坐卧位,有利于引流及呼吸。

2.禁食、胃肠减压
观察胃管内引流液颜色、性质及量,若引流出血性液体,提示有胃十二指肠再出血的可能。十二指肠创口缝合后,胃肠减压管置于十二指肠腔内,使胃液、肠液、胰液得到充分引流,一定要妥善固定,避免脱出。一旦脱出,要在医师的指导下重新置管。

3.严密监测生命体征

术后15～30分钟监测生命体征直至患者病情平稳。注意肾功能的改变,胃十二指肠损伤后,特别有出血性休克时,肾脏会受到一定的损害,尤其是严重腹部外伤伴有重度休克者,有发生急性肾功能障碍的危险,所以,术后应密切注意尿量,争取保持每小时尿量在50 mL以上。

4.补液和营养支持

根据医嘱,合理补充水、电解质和维生素,必要时输新鲜血、血浆,维持水、电解质、酸碱平衡。给予肠内、外营养支持,促进合成代谢,提高机体防御能力。继续应用有效抗生素,控制腹腔内感染。

5.术后并发症的观察和护理

(1)出血。如胃管内24小时内引流出新鲜血液大于200～300 mL,提示吻合口出血,要立即配合医师给予胃管内注入凝血酶粉、冰盐水洗胃等止血措施。

(2)肠瘘。患者术后持续低热或高热不退,腹腔引流管中引流出黄绿色或褐色渣样物,有恶臭或引流出大量气体,提示肠瘘发生,要配合医师进行腹腔双套管冲洗,并做好相应护理。

(四)健康教育

(1)讲解术后饮食注意事项,当患者胃肠功能恢复,一般3～5天后开始恢复饮食,由流质逐步恢复至半流质、普通饮食,进食高蛋白、高能量、易消化饮食,增强抵抗力,促进愈合。

(2)行全胃切除或胃大部分切除术的患者,因胃肠吸收功能下降,要及时补充微量元素和维生素等营养素,预防贫血、腹泻等并发症。

(3)避免工作过于劳累,注意劳逸结合。讲明饮酒、抽烟对胃十二指肠疾病的危害性。

(4)避免长期大量服用非甾体抗感染药,如布洛芬等,以免引起胃肠道黏膜损伤。

(王　利)

第三节　肝　脓　肿

一、细菌性肝脓肿患者的护理

当全身性细菌感染,特别是腹腔内感染时,细菌侵入肝脏,如果患者抵抗力弱,可发生细菌性肝脓肿。细菌可以从下列途径进入肝脏。①胆道:细菌沿着胆管上行,是引起细菌性肝脓肿的主要原因。包括胆石、胆囊炎、胆道蛔虫、其他原因所致胆管狭窄与阻塞等。②肝动脉:体内任何部位的化脓性病变,细菌可经肝动脉进入肝脏。如败血症、化脓性骨髓炎、痈、疖等。③门静脉:已较少见,如坏疽性阑尾炎、细菌性痢疾等,细菌可经门静脉入肝。④肝开放性损伤:细菌可直接经伤口进入肝,引起感染而形成脓肿。细菌性肝脓肿的致病菌多为大肠埃希菌、金黄色葡萄球菌、厌氧链球菌等。肝脓肿可以是单个脓肿,也可以是多个小脓肿,数个小脓肿可以融合成为一个大脓肿。

(一)护理评估

1.健康史

注意询问有无胆道感染和胆道疾病、全身其他部位的化脓性感染特别是肠道的化脓性感染、肝脏外伤病史。是否有肝脓肿病史,是否进行过系统治疗。

2.身体状况

通常继发于某种感染性先驱疾病,起病急,主要症状为骤起寒战、高热、肝区疼痛和肝大。体温可高达39～40℃,多表现为弛张热,伴有大汗、恶心、呕吐、食欲缺乏。肝区疼痛多为持续性钝痛或胀痛,有时可伴有右肩牵涉痛,右下胸及肝区叩击痛,增大的肝有压痛。肝前下缘比较表浅的脓肿,可有右上腹肌紧张和局部明显触痛。巨大的肝脓肿可使右季肋区呈饱满状态,甚至可见局限性隆起,局部皮肤可出现凹陷性水肿。严重时或并发胆道梗阻者,可出现黄疸。

3.心理-社会状况

细菌性肝脓肿起病急剧,症状重,如果治疗不彻底容易反复发作转为慢性,并且细菌性肝脓肿极易引起严重的全身性感染,导致感染性休克,患者产生焦虑。

4.辅助检查

(1)血液检查:化验检查白细胞计数及中性粒细胞增多,有时出现贫血。肝功能检查可出现不同程度的损害和低蛋白血症。

(2)X线胸腹部检查:右叶脓肿可见右膈肌升高,运动受限;肝影增大或局限性隆起;有时伴有反应性胸膜炎或胸腔积液。

(3)B超:在肝内可显示液平段,可明确其部位和大小,阳性诊断率在96%以上,为首选的检查方法。必要时可做CT检查。

(4)诊断性穿刺:抽出脓液即可证实本病。

(5)细菌培养:脓液细菌培养有助于明确致病菌,选择敏感的抗生素,并与阿米巴性肝脓肿相鉴别。

5.治疗要点

(1)全身支持疗法:给予充分营养,纠正水和电解质及酸碱平衡失调,必要时少量多次输血和血浆以纠正低蛋白血症,增强机体抵抗力。

(2)抗生素治疗:应使用大剂量抗生素。由于肝脓肿的致病菌以大肠埃希菌、金黄色葡萄球菌和厌氧性细菌最为常见,在未确定病原菌之前,可首选对此类细菌有效的抗生素,然后根据细菌培养和抗生素敏感试验结果选用有效的抗生素。

(3)经皮肝穿刺脓肿置管引流术:适用于单个较大的脓肿。在B型超声引导下进行穿刺。

(4)手术治疗:对于较大的单个脓肿,估计有穿破可能,或已经穿破胸腹腔;胆源性肝脓肿;位于肝左外叶脓肿,穿刺易污染腹腔;慢性肝脓肿,应施行经腹切开引流。病程长的慢性局限性厚壁脓肿,也可行肝叶切除或部分肝切除术。多发性小脓肿不宜行手术治疗,但对其中较大的脓肿,也可行切开引流。

(二)护理诊断及合作性问题

1.营养失调

低于机体需要量,与高代谢消耗或慢性消耗病程有关。

2.体温过高

其与感染有关。

3.急性疼痛

其与感染及脓肿内压力过高有关。

4.潜在并发症

急性腹膜炎、上消化道出血、感染性休克。

（三）护理目标

患者能维持适当营养,维持体温正常,疼痛减轻;无急性腹膜炎休克等并发症发生。

（四）护理措施

1.术前护理

（1）病情观察,配合抢救中毒性休克。

（2）高热护理:保持病室空气新鲜、通风、温湿度合适,物理降温。衣着适量,及时更换汗湿衣。

（3）维持适当营养:对于非手术治疗和术前的患者,给予高蛋白、高热量饮食,纠正水、电解质平衡失调和低蛋白血症。

（4）遵医嘱正确应用抗生素。

2.术后护理

（1）经皮肝穿刺脓肿置管引流术术后护理:术前做术区皮肤准备,协助医师进行穿刺部位的准确定位。术后向医师询问术中情况及术后有无特殊观察和护理要求。患者返回病房后,观察引流管固定是否牢固,引流液性状,引流管道是否密闭。术后第 2 天或数天开始进行脓腔冲洗,冲洗液选用等渗盐水(或遵医嘱加用抗生素)。冲洗时速度缓慢,压力不宜过高,估算注入液与引出液的量。每次冲洗结束后,可遵医嘱向脓腔内注入抗生素。待到引流出或冲洗出的液体变清澈,B 型超声检查脓腔直径小于 2 cm 即可拔管。

（2）切开引流术术后护理:切开引流术术后护理遵循腹部手术术后护理的一般要求。除此之外,每天用生理盐水冲洗脓腔,记录引流液量,少于 10 mL 或脓腔容积小于 15 mL,即考虑拔除引流管,改凡士林纱布引流,致脓腔闭合。

3.健康指导

为了预防肝脓肿疾病的发生,应教育人们积极预防和治疗胆道疾病,及时处理身体其他部位的化脓性感染。告知患者应用抗生素和放置引流管的目的和注意事项,取得患者的信任和配合。术后患者应加强营养和提高抵抗力,定期复查。

（五）护理评价

患者是否能维持适当营养,体温是否正常;疼痛是否减轻,有无急性腹膜炎、上消化道出血、感染性休克等并发症发生。

二、阿米巴性肝脓肿患者的护理

阿米巴性肝脓肿是阿米巴肠病的并发症,阿米巴原虫从结肠溃疡处经门静脉血液或淋巴管侵入肝内并发脓肿。常见于肝右叶顶部,多数为单发性。原虫产生溶组织酶,导致肝细胞坏死、液化组织和血液、渗液组成脓肿。

（一）护理评估

1.健康史

注意询问有无阿米巴痢疾病史。

2.身体状况

阿米巴性肝脓肿有着跟细菌性肝脓肿相似的表现,两者的区别详见表3-1。

表 3-1　细菌性肝脓肿与阿米巴性肝脓肿的鉴别

鉴别要点	细菌性肝脓肿	阿米巴性肝脓肿
病史	继发于胆道感染或其他化脓性疾病	继发于阿米巴痢疾后
症状	病情急骤严重,全身中毒症状明显,有寒战、高热	起病较缓慢,病程较长,可有高热,或不规则发热、盗汗
血液化验	白细胞计数及中性粒细胞可明显增加。血液细菌培养可阳性	白细胞计数可增加,如无继发细菌感染液细菌培养阴性。血清学阿米巴抗体检查阳性
粪便检查	无特殊表现	部分患者可找到阿米巴滋养体或结肠溃面(乙状结肠镜检)黏液或刮取涂片可找阿米巴滋养体或包囊
脓液	多为黄白色脓液,涂片和培养可发现细菌	大多为棕褐色脓液,无臭味,镜检有时可到阿米巴滋养体。若无混合感染,涂片和培养无细菌
诊断性治疗	抗阿米巴药物治疗无效	抗阿米巴药物治疗有好转
脓肿	较小,常为多发性	较大,多为单发,多见于肝右叶

3.心理-社会状况

由于病程长,忍受较重的痛苦,担忧预后或经济拮据等原因,患者常有焦虑、悲伤或恐惧反应。

4.辅助检查

基本同细菌性肝脓肿。

5.治疗要点

阿米巴性肝脓肿以非手术治疗为主。应用抗阿米巴药物,加强支持疗法纠正低蛋白、贫血等,无效者穿刺置管闭式引流或手术切开引流,多可获得良好的疗效。

(二)护理诊断及合作性问题

(1)营养失调:低于机体需要量,与高代谢消耗或慢性消耗病程有关。

(2)急性疼痛:与脓肿内压力过高有关。

(3)潜在并发症:合并细菌感染。

(三)护理措施

1.非手术疗法和术前护理

(1)加强支持疗法:给予高蛋白、高热量和高维生素饮食必要时少量多次输新鲜血、补充丙种球蛋白,增强抵抗力。

(2)正确使用抗阿米巴药物,注意观察药物的不良反应。

2.术后护理

除继续做好非手术疗法护理外,重点做好引流的护理。宜用无菌水封瓶闭式引流,每天更换消毒瓶,接口处保持无菌,防止继发细菌感染。如继发细菌感染需使用抗生素。

（王　利）

第四节　原发性肝癌

原发性肝癌是指由肝细胞或肝内胆管上皮细胞发生的恶性肿瘤,是我国常见的恶性肿瘤之一,死亡率较高,在恶性肿瘤死亡排位中占第二位。近年来发病率有上升趋势,肝癌的五年生存率很低,预后凶险。原发性肝癌的发病率有较高的地区分布性,本病多见于中年男性,男女性别之比在肝癌高发区中为 3∶1～4∶1,低发区则为 1∶1～2∶1。高发区的发病年龄高峰为 40～49 岁。

一、病因及发病机制

病因及发病机制尚不清楚,根据高发区的流行病学调查结果表明,下列因素与肝癌的发病关系密切。

(一)病毒性肝炎

在我国,乙型肝炎是原发性肝癌发生的最重要病因,原发性肝癌患者中 1/3 曾有慢性肝炎病史。肝癌患者血清中乙型肝炎标志物高达 90% 以上,近年来丙型肝炎与肝癌关系也逐渐引起关注。

(二)肝硬化

原发性肝癌合并肝硬化者占 50%～90%,乙肝病毒持续感染与肝细胞癌有密切关系。其过程可能是乙型肝炎病毒引起肝细胞损害继而发生增生或不典型增生,从而对致癌物质敏感。在多病因参与的发病过程中可能有多种基因发生改变,最后导致癌变。

(三)黄曲霉毒素

在肝癌高发区,尤其南方以玉米为主粮的地方调查提示,肝癌流行可能与黄曲霉毒素对粮食的污染有关,其代谢产物黄曲霉毒素 B_1 有强烈致癌作用。

(四)饮水污染

江苏启东的流行病学调查结果发现,饮用池塘水者与饮用井水者的肝癌发病率和死亡率有明显差异,可能与池塘水的蓝绿藻产生的微囊藻毒素污染饮用水源有关。

(五)遗传因素

在高发区肝癌有时出现家族聚集现象,尤以共同生活并有血缘关系者的肝癌罹患率高,可能与肝炎病毒垂直传播有关。

(六)其他

饮酒、亚硝胺、农药、某些微量元素含量异常如铜、锌、钼等、肝吸虫等因素也被认为与肝癌有关。吸烟和肝癌的关系还待进一步明确。

二、临床表现

(一)症状

肝癌起病隐匿,早期缺乏典型症状,多在肝病随访中或体检普查中,应用血清甲胎蛋白(AFP)及 B 超检查偶然发现肝癌,此时患者既无症状,体格检查亦缺乏肿瘤本身的体征,此期称之为亚临床肝癌。一旦出现症状而来就诊者其病程大多已进入中晚期。不同阶段的肝癌,其临床表现有明显差异。

1.肝区疼痛

肝区疼痛最常见,半数以上患者呈间歇性或持续性的钝痛或胀痛,是由于肿块生长迅速、使肝包膜绷紧牵拉所致。当肿瘤侵犯膈肌时,疼痛可向右肩或右背部放射。向右后生长的肿瘤可致右腰疼痛。突然出现剧烈腹痛和腹膜刺激征提示癌结节包膜下出血或向腹腔破溃。

2.消化道症状

食欲缺乏、恶心、呕吐、腹泻、消化不良等,缺乏特异性。

3.全身症状

低热,发热与癌肿坏死物质吸收有关。此外还有乏力、消瘦、贫血、全身衰弱等,少数患者晚期呈恶病质,这是由于癌症所致的能量消耗和代谢障碍所致。

4.转移灶症状

如肺转移可出现咳嗽、咯血;胸膜转移可引起胸痛和血性胸腔积液;癌栓栓塞肺动脉,引起肺梗死,可突然出现严重呼吸困难和胸痛;癌栓栓塞下肢静脉,可出现下肢严重水肿;骨转移和脊柱转移,可引起局部压痛或神经受压症状;颅内转移可出现相应的神经定位症状和体征。

5.伴癌综合征

癌肿本身代谢异常,癌组织对机体发生影响而引起的内分泌或代谢异常的一组症候群称之为伴癌综合征。如自发性低血糖症、红细胞增多症,其他罕见的有高脂血症、高钙血症、类癌综合征等。

(二)体征

1.肝大

进行性肝大是常见的特征性体征之一。肝质地坚硬,表面及边缘不光滑,有大小不等结节,伴不同程度的压痛。如癌肿突出于右肋弓下或剑突下,上腹可出现局部隆起或饱满。

2.脾大

脾大多见于合并肝硬化门静脉高压患者。因门静脉或脾静脉有癌栓或癌肿压迫门静脉引起。

3.腹水

因合并肝硬化门静脉高压、门静脉或肝静脉癌栓所致。当癌肿表面破溃时可引起血性腹水。

4.黄疸

当癌肿浸润、破坏肝细胞时,可引起肝细胞性黄疸;当癌肿侵犯肝内胆管或压迫胆管时,可出现阻塞性黄疸。

5.转移灶相应体征

锁骨上淋巴结肿大、胸腔积液的体征,截瘫、偏瘫等。

(三)并发症

肝性脑病;上消化道出血;肝癌结节破裂出血;血性胸腔积液、腹水;继发感染。上述并发症可由肝癌本身或并存的肝硬化引起,常为致死的原因。

三、辅助检查

(一)血清甲胎蛋白(AFP)测定

AFP是目前诊断肝细胞肝癌最特异性的标志物,是体检普查的项目之一。肝癌患者AFP阳性率70%~90%,诊断标准为:①AFP大于500 μg/L持续4周;②AFP在大于200 μg/L的中等水平持续8周;③AFP由低浓度升高后不下降。

(二)影像学检查

(1)超声显像是目前肝癌筛查的首选检查之一,有助于了解占位性病变的血供。

(2)CT在反映肝癌的大小、形态、部位、数目等方面有突出的优点,被认为是补充超声显像检查的非侵入性诊断的首选方法。

(3)肝动脉造影是肝癌诊断的重要补充方法,对直径2 cm以下的小肝癌的诊断较有价值。

(4)MRI优点是除显示如CT那样的横断面外,还能显示矢状位、冠状位以及任意切面。

(三)肝组织活检或细胞学检查

在超声或CT引导下活检或细针穿刺行组织学或细胞学检查,是目前确诊直径2 cm以下小肝癌的有效方法。缺点是易引起近边缘的肝癌破裂,有促进转移的危险。在非侵入性操作未能确诊时考虑使用。

四、诊断要点

有慢性肝炎病史,原因不明的肝区不适或疼痛,或原有肝病症状加重伴有全身不适、明显的食欲缺乏和消瘦、乏力、发热;肝进行性大、压痛、质地坚硬、表面和边缘不光滑。对高危人群血清AFP的检测及影像学检查。对既无症状也无体征的亚临床肝癌的诊断主要靠血清AFP的检测联合影像学检查。

五、治疗要点

早期治疗是改善肝癌预后的最主要的因素,而治疗方案的选择取决于肝癌的临床分期及患者的体质。

(一)手术治疗

首选的治疗方法,是影响肝癌预后的最主要因素,是提高生存率的关键。

(二)局部治疗

1.肝动脉化疗栓塞治疗(TACE)

TACE为原发性肝癌非手术的首选方案,效果较好,应反复多次治疗。机制:先栓塞肿瘤远端血供,再栓塞肿瘤近端肝动脉,使肿瘤难以建立侧支循环,最终引起病灶缺血性坏死,并在动脉内灌注化疗药物。常用栓塞剂有吸收性明胶海绵和碘化油。

2.无水酒精注射疗法(PEI)

PEI是肿瘤直径小于3 cm,结节数在3个以内,伴肝硬化不能手术患者的首选治疗方法。在B超引导下经皮肝穿刺入肿瘤内注入无水酒精,促使肿瘤细胞脱水变性、凝固坏死。

3.物理疗法

局部高温疗法,如微波组织凝固技术、射频消融、高功率聚焦超声治疗、激光等。

(三)其他治疗方法

1.放射治疗(简称放疗)

在肝癌治疗中仍有一定地位。适用于肿瘤较局限,但不能手术者,常与其他治疗方法组成综合治疗。

2.化学治疗(简称化疗)

常用阿霉素(ADM)及其衍生物、顺铂(CDDP)、氟尿嘧啶(5-FU)、丝裂霉素(MMC)和甲氨蝶呤(MTX)等。主张联合用药,单一用药疗效较差。

3.生物治疗

常用干扰素、白介素、LAK细胞、TIL细胞等,作为辅助治疗之一。

4.中医中药治疗

用于晚期肝癌患者和肝功能严重失代偿无法耐受其他治疗者,可作为辅助治疗之一。

5.综合治疗

根据患者的具体情况,选择一种或多种治疗方法联合使用,为中、晚期患者的主要治疗方法。

六、常用护理诊断

(一)疼痛:肝区痛

肝区痛与肿瘤迅速增大、牵拉肝包膜有关。

(二)预感性悲哀

预感性悲哀与获知疾病预后有关。

(三)营养失调:低于机体需要量

营养失调与肝功能严重损害、摄入量不足有关。

七、护理评估

(一)术前评估

1.健康史

(1)个人情况:患者的年龄、性别、居住地、烟酒史,饮食、饮水、生活习惯(如长期进食含黄曲霉菌、亚硝胺类的食物,接触其他致癌物质等)等。

(2)既往史:有无病毒性肝炎、肝硬化等肝病史;有无癌肿和手术史;过敏史等。

(3)其他:家族中有无肝癌或其他癌症患者。

2.身体状况

(1)肝区疼痛的性质和程度。

(2)是否有肝病面容、贫血、黄疸、脾大、水肿等体征。

(3)是否有消瘦、乏力、食欲减退及恶病质表现。

(4)是否有肝性脑病、上消化道出血及各种感染。

(5)患者肝功能有无受损,甲胎蛋白水平是否升高,B超、CT等影像学检查有无异常。

3.心理社会状况

(1)患者和家属对肝癌及治疗方案、预后的认知程度。

(2)患者和家属是否担心手术疗效、术后并发症及肝癌预后。

(3)亲属对患者的关心、支持程度,家庭对患者疾病治疗的经济承受能力,社会和医疗保障系统支持程度。

（二）术后评估

（1）手术、麻醉方式，术中出血、补液、输血及引流管等情况。

（2）严密监测患者意识状态、生命体征、血氧饱和度、尿量、肝功能等；观察腹部体征与切口情况、腹腔引流管是否通畅，引流液的颜色、量及性状等。

（3）肝功能恢复情况。

（4）有无腹腔内出血、肝性脑病、膈下积液或脓肿、肺部感染等并发症发生。

八、常见护理诊断/问题

（一）疼痛

疼痛与肿瘤迅速生长导致肝包膜张力增加或手术创伤、介入、射频消融治疗不适有关。

（二）营养失调

低于机体需要量与消化功能紊乱、放疗及化疗引起的胃肠道不良反应、肿瘤消耗等有关。

（三）焦虑、恐惧

焦虑、恐惧与担忧手术效果、疾病预后及生存期限有关。

（四）潜在并发症

腹腔内出血、肝性脑病、膈下积液或脓肿、胆汁漏、肺部感染。

九、护理目标

（1）患者自述疼痛减轻或无痛。

（2）患者营养需求基本得到满足，体重未见明显减轻。

（3）患者能正确面对疾病、手术和预后，积极配合治疗。

（4）患者未发生并发症或并发症被及时发现和处理。

十、护理措施

（一）手术治疗的护理

1.术前护理

（1）心理护理：积极主动关心患者，鼓励患者说出内心感受，疏导、安慰患者，根据患者个体情况提供信息，说明手术的意义、重要性及手术方案，讲解手术成功案例，帮助患者树立战胜疾病的信心，减轻患者焦虑和恐惧。

（2）疼痛护理：①评估疼痛发生的时间、部位、性质、诱因、程度及伴随症状；②遵医嘱给予镇痛药物，并观察药物效果和不良反应；③指导患者采取放松和分散注意力的方法应对疼痛。

（3）改善营养状况：给予高蛋白、高热量、高维生素、易消化饮食；合并肝硬化有肝功能损害者，应适当限制蛋白质摄入。必要时可给予肠内外营养支持，输血浆或清蛋白，以改善贫血、纠正低蛋白血症，提高手术耐受力。

（4）用药护理：遵医嘱给予护肝药物，如甘草酸二胺、还原性谷胱甘肽、多烯磷脂酰胆碱、熊去氧胆酸等；避免使用巴比妥类、红霉素、盐酸氯丙嗪等有损肝脏的药物。

（5）维持体液平衡：肝功能不良伴腹水者，需严格控制水和钠盐的摄入，摄水量不应超过2 000 mL/d，摄钠量少于0.5 g/d（折合成氯化钠，应少于1.5 g）；若伴有水肿及血钠降低者，则摄水量严格控制在 1 000～1 500 mL/d;同时遵医嘱合理补液和利尿,注意纠正低钾血症等水电解质失衡;准确记录 24 小时出入量;每天观察、记录体重及腹围变化。

(6)预防出血。①改善凝血功能:大多数肝癌合并肝硬化,术前 3 天开始给予维生素 K₁,适当补充血浆和凝血因子,以改善凝血功能,预防术中、术后出血;②告知患者避免致癌肿破裂出血或食管下段胃底静脉曲张破裂出血的诱因,如剧烈咳嗽、用力排便等使腹内压骤升的动作和外伤等;③癌肿>10 cm 时,嘱患者卧床休息,避免活动幅度过大导致癌肿破裂;④若患者突发腹痛伴腹膜刺激征,应高度怀疑肝癌破裂出血,立即通知医师,做好急症手术的各项准备。

(7)术前准备:协助做好术前检查、术前常规准备。

2.术后护理

(1)病情观察:密切观察生命体征、神志、面色、尿量、中心静脉压、切口渗血渗液及腹腔引流液的量和颜色等的变化,并做好记录。

(2)休息与活动:术后患者麻醉清醒、生命体征平稳后取半卧位。根据患者术式及机体恢复情况逐步由半坐卧位、坐位过渡到下床活动。随着加速康复外科技术的推广和应用,肝脏手术患者术后下床活动时间已逐渐提前。

(3)疼痛护理:①评估疼痛发生的时间、部位、性质、程度;②遵医嘱给予镇痛药物;③密切观察镇痛泵的泵入速度、剂量、输注管路是否通畅、镇痛泵的效果及不良反应;④指导患者减轻疼痛及转移注意力的方式,如听音乐、松弛疗法、加强护患沟通等。

(4)饮食指导:术后早期禁食,禁食期间予肠外营养支持,术后 24～48 小时可进食流质,逐步改为半流质和软食。随着加速康复外科技术的推广和应用,肝脏手术患者术后麻醉完全清醒即可少量饮水,自术后第一天开始,饮食可逐渐由流质过渡到半流质、软食。

(5)腹腔引流管的护理:引流腹腔积聚的液体,防止腹腔继发感染。

要点:①妥善固定,防止滑脱。②保持引流通畅,防止引流管受压和扭曲;如引流管被凝血块、组织碎屑等堵塞,应反复挤压促其排出,必要时协助医师用生理盐水冲洗。③观察引流液的颜色、量及性质,并记录。④严格无菌操作,定时更换引流袋,防止感染。⑤拔管:置管 3～5 天,如引流液颜色较淡,24 小时少于 20 mL,腹部无阳性体征者可考虑拔管。

3.术后并发症的观察及护理

(1)腹腔出血:是肝切除术后常见的并发症之一,术后 24 小时易发生。

1)观察:术后 48 小时内应严密观察生命体征变化,严密观察引流液的量、性质及颜色。短时间内引流管引出大量鲜红色血液,1 小时内引流出 200 mL 以上或每小时 100 mL 持续 3 小时以上的鲜红色血性液体,应考虑活动性腹腔出血,立即通知医师及时处理。

2)护理。①体位与活动:术后 24 小时内卧床休息,避免剧烈咳嗽和打喷嚏等,以防止术后肝断面出血;②输液、输血:若短期内或持续引流较大量的鲜红色血性液体,经输血、输液,患者血压、脉搏仍不稳定时,应做好再次手术的准备;③若明确为凝血机制障碍性出血,可遵医嘱给予凝血酶原复合物、纤维蛋白原,输新鲜血等。

(2)肝性脑病:见门脉高压症患者的护理。

(3)膈下积液及脓肿:①观察:发生在术后 1 周。患者术后体温下降后再度升高,或术后发热持续不退,同时伴右上腹胀痛、呃逆、脉速、白细胞计数升高,中性粒细胞百分比达 90% 以上,应疑有膈下积液或膈下脓肿。B 超检查可明确诊断。②护理:协助医师行 B 超定位引导穿刺抽脓或置管引流,后者应加强冲洗和吸引护理;患者取半坐位,以利于呼吸和引流;严密观察体温变化,鼓励患者多饮水;遵医嘱加强营养支持和抗菌药物的应用护理。

(4)胸腔积液。①观察:患者胸闷、气促、发热情况。②护理:协助医师行穿刺抽胸腔积液,行胸腔闭式引流者,做好胸腔闭式引流护理;遵医嘱加强保肝治疗,给予高蛋白饮食,必要时遵医嘱给予清蛋白、血浆及利尿剂应用。

(5)胆汁漏。①观察:腹痛、发热和腹膜刺激征,切口有无胆汁渗出和/或腹腔引流液有无含胆汁。②护理:胆汁渗出者,注意保护局部皮肤,协助医师调整引流管,保持引流通畅,并注意观察引流液的颜色、量与性状;如发生局部积液,应尽早行B超定位穿刺置管引流;如发生胆汁性腹膜炎,应尽早手术。

(二)介入治疗的护理

1.术前护理

(1)术前访视:由于TACE是一种新的治疗方法,术中患者始终处于清醒状态,患者不仅要承受恶性肿瘤的心理压力和经济负担,还要面对可能出现治疗后并发症的心理压力。术前访视可减轻患者因强烈应激给机体带来的负面影响,有利于机体的康复。术前详细地向患者及家属说明手术的优越性、目的及意义,操作过程,配合要点,术中会有哪些不适,如何克服,使患者对手术过程有个大概的了解。通过护理,稳定患者情绪,使之处于接受治疗的最佳状态,最大限度地缓解患者的心理压力。

(2)全面了解病史:查看有关的实验记录,如肝肾功能、血常规、出凝血时间、心电图等,发现异常及时报告医师,并做好护理记录。

(3)术前指导:术前一天协助患者在床上训练排大小便,要耐心地向患者解释患者排尿训练的重要性,防止术后因不习惯床上排便而引起尿潴留。

(4)双侧腹股沟及会阴部备皮。

(5)指导患者进行屏气练习,即深吸一口气后,停止呼吸10~15秒,然后缓慢呼出,以备术中数字减影造影时,使血管的图像更清晰准确。

(6)术前4~6小时嘱患者禁食水,避免术中化疗引起恶心、呕吐。

(7)术前测量患者心率、呼吸、血压,无异常由护士送患者赴手术室行介入治疗术。

2.术中护理

(1)麻醉方式:局部麻醉。

(2)手术体位:采取平卧位,双手平放身体两旁,充分暴露脐水平以下、大腿1/2水平以上的皮肤消毒部位,注意保暖。

(3)手术步骤及术中护理配合:①协助患者平卧于手术台,连接心电图仪记录其脉搏、呼吸、血压,并建立静脉通路。认真检查导管导丝,防止术中出现断裂脱落、漏液等。局部皮肤常规消毒,铺无菌巾,在腹股沟韧带下方1~2 cm股动脉搏动最强处皮肤、皮下组织用2%利多卡因做局部浸润麻醉。②将导管插至主动脉弓处,让导管成形,在腹腔干处行腹腔干造影。如肝动脉有变异,则再做肠系膜上动脉造影。③将导管、三通放于大放盘内,配制肝素盐水(0.9%氯化钠500 mL加肝素0.5支)并分别倒入2个无菌碗内。配合医师进行药液的抽吸及化疗药物的配制。④在尽可能超选择性插管至肿瘤供血动脉后,根据医嘱选择灌注化疗药物或栓塞剂。⑤栓塞结束行肝动脉造影,了解栓塞情况。⑥拔出导管加压包扎:拔管后用手压迫穿刺止血点10~20分钟,观察伤口有无渗血,用无菌纱布加弹力绷带加压包扎并固定。

3.术后护理

(1)一般护理:术后4～6小时内密切观察患者生命体征变化,患者应平卧24小时。手术部位加压包扎,手压迫穿刺点1小时后用沙袋压迫6小时。术侧下肢制动,保持伸直为12～24小时,严密观察穿刺部位是否有血肿,足背动脉搏动是否良好。术后常规行保肝、抑酸、止血、抗感染治疗。

(2)化疗药物所致毒性反应的护理。①胃肠道反应:最常见的胃肠道反应为恶心、呕吐、食欲缺乏,一般2～3天可缓解,严重可持续一周。遵医嘱于术后给予止吐药物。呕吐时,应使患者头偏向一侧,以免误吸引起窒息或呛咳,并注意观察呕吐物性质、颜色、量,防止消化道出血。指导患者多食高蛋白、高热能、高维生素、易消化的食物。一般术后3～4天胃肠道反应基本消失,对于呕吐严重者,应加强止吐药物的应用,静脉补充营养。②发热:为肿瘤组织坏死、吸收引起的发热,常在术后1～2天出现,体温在38～39 ℃。持续3～4天或一周后逐渐下降。嘱患者多喝水,给予物理降温或用吲哚美辛栓纳肛,注意观察患者有无虚脱,需要时及时补充水分。注意更换床单、被褥、衣服、保持皮肤清洁、预防受凉、及时添加衣物。常规应用3天抗生素预防感染。③腹痛:由于栓塞造成组织缺血、水肿和坏死引起;另一种情况是其他动脉的医源性误栓或栓塞剂逆、顺血流造成非靶器官的栓塞,最常见的是因胆囊动脉或胃右动脉的栓塞导致的胆囊炎、胆囊穿孔或应激性溃疡。一般术后24小时达到高峰,应注意观察疼痛的部位、性质、程度,并注意与其他疼痛相区分。对于疼痛耐受差的患者,可采取癌症患者三阶梯止痛治疗。护士多与患者交流或采取其他方式分散其注意力。④呃逆:由于化疗药物刺激膈神经,患者对疾病过度担心、精神紧张、抑郁;术后饮食欠佳,胃肠功能紊乱,手术刺激膈神经或迷走神经所致。较轻者,多可自行缓解、不予处理。对于顽固性呃逆应认真寻找病因并予以治疗。及时进行心理疏导,嘱患者连续吞服温开水。必要时给予阿托品0.25 mg双侧足三里注射。⑤骨髓抑制:多数化疗药物对骨髓造血系统有抑制作用,其表现主要以白细胞、血小板减少多见。易出现感染、出血等症状。密切观察体温及血象,加强基础护理,预防感染。⑥肝、肾功能下降:术后给予保肝治疗,及时补充蛋白,常规水化治疗3天,鼓励患者多饮水,使尿液稀释,加速药物随尿液排出体外。密切观察大小便情况、皮肤巩膜颜色变化及腹围大小变化,给予高蛋白质易消化饮食,2～3周后,肝、肾功能恢复。

(3)并发症的护理。①穿刺部位出血、局部水肿:由于反复插管、拔管后穿刺点压迫不当、肝素用量大或者患者自身凝血机制障碍引起。拔管后,对于凝血功能异常的患者,要适当延长压迫时间和行加压包扎。嘱患者用力咳嗽或排便时应压迫穿刺点。术后注意对穿刺部位的观察,如有出血应重新加压包扎。出现小血肿可压迫止血,再用沙袋压迫6小时,术侧肢体制动24小时。大血肿可用无菌注射器抽吸,遵医嘱给予止血药物;24小时后可行热敷,以促进吸收。②尿潴留:因患者术后股动脉加压包扎、沙袋压迫,且不习惯床上排尿引起。给予耐心解释和指导,消除患者在床上排尿的紧张心理;用温水冲洗会阴部,同时让患者听流水声或者热敷腹部、按摩膀胱,并适当加压,无效后给予无菌导尿术。③上消化道出血:由于门静脉高压、患者术前肝功能差、化疗药物不良反应损害胃黏膜或术后恶心、呕吐致食管、胃黏膜撕裂出血。遵医嘱禁食、卧床休息,行止血、扩容、降低门静脉压力治疗;密切观察患者生命体征及大便、呕吐物的颜色、性质及量。出血停止后给予高热能、高蛋白、多种维生素、低盐、低脂流食或半流食,少量多餐。④股动脉栓塞:是TACE术后最严重的并发症。术后每小时观察穿刺侧皮肤颜色、温度、感觉、足趾运动及足背动脉搏动情况,并与对侧对比。发现患肢肢端苍白、小腿疼痛剧烈、皮温下降、感觉迟钝,则提示有股动脉栓塞的可能,可进一步做超声检查确诊,同时抬高患肢并给予热敷,按医嘱给予解痉及扩血管的药物,禁忌按摩,以防止栓子脱落,必要时行动脉切开取栓术。

(三)MRI 引导射频消融治疗肝癌的护理

1.术前评估与准备

(1)术前护理评估:①责任护士参加术前评估,详细了解手术部位、肿瘤与周围脏器的关系、影像特征、并发症易发生的相关性等。②责任护士于术前一天对患者进行体力状况(ECOG)评分、ADL 评分及一般临床症状评估(包括生命体征、饮食情况、有无不适症状)。③术前根据患者年龄、职业、文化程度对患者的依从性进行评估。

(2)术前访视:大部分患者其心理压力大,表现为紧张、焦虑、悲观等负性情绪,少数患者甚至存在抗拒等过激行为。针对患者易紧张、恐惧的心理特点,对患者进行宣教,减轻患者对手术的焦虑恐惧心理。鼓励家属陪伴,耐心倾听患者诉说,了解患者的心理顾虑,及时给予疏导,鼓励他们树立坚强意志。向患者介绍治愈成功的病例,以此来增加患者对介入治疗的信心,取得患者的信任,以最好的状态来配合手术。此外,还需因人而异,注意执行保护性医疗制度。

(3)术前指导:局麻患者告知其手术过程中配合操作的重要性,指导并训练患者屏气及平静呼吸等动作,确保进针路径与肿瘤位置关系相对一致;全麻患者告知其胃肠道准备的重要性;同时还应告知患者手术大概需要的时间、手术体位等,以取得患者的理解、合作。

(4)术前准备:包括以下几方面的准备。

1)患者准备。①影像资料准备:告知患者需将 2 周内行超声、增强 CT 或增强 MRI 检查影像资料准备齐全,便于手术医师掌握肿瘤位置、大小、数目、形状,与大血管及周围脏器的关系,指导进针路径。②胃肠道准备:患者术前一天晚餐不进固体或难消化食物,少吃甜食,避免腹胀;手术当日应根据手术情况禁食,局部麻醉术前 4 小时禁饮食,全身麻醉术前 12 小时禁食、前 4 小时禁水;如一般情况较差者,应先建立静脉通路给予一定的支持治疗。③皮肤准备:术前一天洗澡或清洁穿刺区域皮肤,更换清洁衣裤。④术前摘除金属饰物;女患者如月经期及时通知责任护士;术前排空膀胱。

2)家属准备。①告知患者家属(被委托人)手术当日提前到病房,需签署手术知情同意书;②确保患者住院押金足够;③鼓励患者家属术后陪伴。

3)病房护士准备。①协助完善各项化验及常规检查:术前进行血、尿、大便常规,肝、肾功能,凝血功能,肿瘤标志物,血型检查和感染筛查,心电图、X 线胸片等检查。②根据穿刺点、进针路径进行手术区域皮肤准备,并检查有无皮肤破损及感染。③术前晚视病情需要进行肠道准备。④手术当日行碘过敏试验;建立静脉通道。⑤测量生命体征,如体温、血压异常及时汇报医师。⑥术前 15 分钟肌内注射巴曲酶1 000 U,维生素 K_1 10 mg,护送患者赴消融治疗室。

4)手术室护士准备。①药品准备:术前准备麻醉、镇静、镇痛、止吐、止血等药物,急救设备和药品。②设备和材料:准备好吸氧装置、心电监护;备好磁兼容设备及耗材。手术室配备吸氧、吸痰装置,备有简易呼吸器、胸腔闭式引流包等。

5)医师准备。①病理检查:为明确诊断,建议行病灶穿刺活检病理检查。②制定消融方案:术前根据患者病情和医院条件进行讨论分析,选择适宜的引方式、消融治疗仪及消融治疗极,确定穿刺点、进针路径及布针方案。③术前与患者及家属充分沟通,签署手术知情同意书。

2.护理配合

(1)手术室护士与病房护士进行详细交接,确认患者身份,核对患者基本信息。

（2）局麻患者根据病灶部位协助其取合适体位（仰卧或俯卧），既要方便治疗，又要使患者舒适安全。嘱患者不能自行改变体位、注意平静呼吸；连接好心电监护，观察患者血氧饱和度情况。

（3）手术室护士对患者进行压力性损伤评估，评分≤18分提示患者有发生压力性损伤的危险，建议采取保护性预防措施，如局部敷贴皮肤保护膜。

（4）协助医师进行皮肤消毒、铺无菌巾。

（5）手术治疗过程中应询问患者有无不适之处，注意患者面部表情变化，鼓励患者，除其焦虑情绪，以便能够顺利完成手术。

3.术后护理

（1）术后常规护理：包括以下几方面的护理。

1）卧位护理：①局麻患者术后平卧至少6小时，6小时后可在床上做翻身、半卧等少量简单活动，24小时以后方可下床活动，指导患者待病情稳定后尽早下床做轻微活动，促进其血液循环，防止并发症的发生。②全麻患者去枕平卧6小时，头偏向一侧，备好吸引器，保持呼吸道通畅；做好呼吸道管理，保持呼吸道通畅，遵医嘱氧气吸入，协助翻身拍背；术后6小时患者生命体征平稳后可取半卧位，24小时后如无异常可在床边少量活动。③生命体征观察：责任护士按护理常规或医嘱监测生命体征，护理记录单详细、及时、准确记录；患者返回病房即给予心电监护，严密观察生命体征及血氧饱和度情况。

2）饮食指导：①术后常规禁食水2小时；2小时后可进水，鼓励患者多饮水，促进术中造影剂的排泄，减少对肾脏的损害。②6小时后病情稳定可改为半流质饮食，24小时后恢复正常。③患者术后卧床时间较长，易引起便秘、腹胀，应多食含纤维素高的食品，并鼓励多饮水；指导患者饮食以高蛋白、高热量、清淡易消化食物为主，进行营养支持。

3）消融术后综合征的处理：消融术后综合征包括低度发热、寒战、肌痛、延迟性疼痛、恶心呕吐等，一般于术后3天内出现，持续5天左右，并多于术后10天内消失，原因可能为机体对消融所致坏死组织及其所释放的细胞因子的炎性反应。①胃肠道反应：表现为恶心呕吐，遵医嘱给予甲氧氯普胺、托烷司琼等中枢镇吐药对症治疗，并给予泮托拉唑钠常规静脉滴注抑制胃酸保护胃黏膜。②发热：主要为肿瘤坏死引起的吸收热及肿瘤周围组织出现的炎性反应所致，可预防性使用抗生素。每天为患者测体温4次，必要时给予物理及药物降温。如果体温大于38.5℃应除外脓肿形成。告知患者术后发热是由于肿瘤组织坏死吸收引起，安抚患者情绪；加强皮肤护理，汗湿后及时为患者更换衣物及床单，注意保暖，鼓励患者多饮水。一般高热持续1周，给予对症治疗。③腹痛：常见原因为出血、胆囊炎及近肝被膜肿瘤消融治疗后肿瘤坏死所致的局限性腹膜炎。只要无外科急腹症指征，一般常用药物为吗啡、哌替啶、布桂嗪、芬太尼贴止痛治疗并严密观察药物的不良反应。

4）掌握肿瘤专科护理指标，及时发现异常并采取措施：患者回病房后，责任护士及时向医师了解术中情况，有无气胸、出血、冻伤等并发症发生。做好患者心理护理，并与其家属做好沟通工作，缓解患者急于知道手术效果的焦虑心理。

（2）术区护理：治疗结束后手术室护士与病房护士详细交接患者情况，观察手术皮肤视野，有无渗血、渗液及烫伤；如发现烫伤，对面积、数量、周围组织情况进行记录；返回病房后提供宽松病服，保持局部皮肤干燥，减少物理性刺激；局部如有水疱，较小的水疱无须处理，2～3周后自行吸收干枯结痂，脱落后创面可愈合；较大水疱经消毒后予以无菌注射器将泡液抽出，无菌敷料覆盖。

（3）常见并发症的护理：局部消融引起的并发症按照严重程度分为轻度及重度。按照发生时间分为即刻并发症、围术期并发症及迟发并发症。

1)疼痛:一般在术中及术后 1～2 天出现,持续时间很少超过 1 周。轻度疼痛不需要特别处理;中、重度疼痛在排除急腹症等原因的前提下给予镇静、镇痛处理。

护理措施:同本节手术治疗的护理相应部分。

2)胆心反射:手术刺激胆道系统引起迷走神经兴奋导致的冠脉痉挛和心功能障碍,表现为心动过缓,可伴血压下降、心律失常、心肌缺血,甚至发生心室纤颤或心脏停搏。疼痛也可引起迷走神经兴奋,造成心动过缓。

护理措施:即刻停止消融治疗,静脉注射阿托品;对血压下降、心律失常、心脏停搏患者给予相应的急诊抢救治疗。对肿瘤邻近胆囊、胆管的患者,术前可应用阿托品 0.5 mg 静脉注射降低迷走神经兴奋性;应用镇静、镇痛药,控制疼痛;RFA 及 MWA 可从小功率开始,逐渐调至预定参数。

3)心脏压塞:引导针、消融治疗极穿刺时误伤心包。

护理措施。①少量心包积液(<100 mL):即刻停止消融治疗,做好心包穿刺引流准备等;②中量以上心包积液(>100 mL):急诊行心包穿刺引流和相应抢救治疗。密切观察病情变化,进入急诊抢救状态。

4)肝脓肿:消融治疗区组织液化坏死继发感染或消融区形成胆汁瘤继发感染。

护理措施:及时行经皮脓肿引流及抗感染治疗。严格无菌操作。对有感染危险因素(糖尿病、十二指肠乳头切开术后等)及消融体积较大的患者可预防性应用抗生素。

5)肝包膜下血肿、腹腔出血:肝包膜、肝实质撕裂,肿瘤破裂、血管损伤、针道消融不充分等。

护理措施:严密监测患者生命体征,少量出血保守治疗;动脉性活动性出血同时行动脉栓塞或消融止血;对有失血性休克的患者积极抗休克治疗,必要时手术探查止血。护理人员尤其要关注患者对疼痛的描述,如持续性疼痛、止痛药物效果不佳时应警惕有活动性出血,及时通知医师予以相应处理。

6)气胸:穿刺时损伤脏层胸膜或肺组织。

护理措施:少量气胸保守治疗,中至大量气胸穿刺抽吸气体或胸腔闭式引流。胸腔闭式引流的护理同本节 CT 引导肺肿瘤冷冻消融治疗的相应部分。

7)胸腔积液:邻近膈肌肿瘤消融治疗后导致胸膜组织膈肌损伤,消融后坏死组织刺激胸膜,坏死组织液化或胆脂瘤直接破入胸膜腔。

护理措施:少量胸腔积液保守治疗,中至大量胸腔积液行穿刺抽吸或引流。胸腔闭式引流的护理,内容同本节 CT 引导肺肿瘤冷冻消融治疗的相应部分。

(四)CT 引导冷冻消融治疗肝癌的护理

1.术前评估与准备

(1)护理评估:与肝癌射频消融相同。

(2)术前访视:向患者及家属讲明冷冻消融的目的,术中注意事项;消融过程中一个循环所需时间,术中需要患者配合的要点等。向患者介绍治愈成功的病例,以此来增加患者对介入治疗的信心,取得患者的信任,以最好的状态来配合手术。

(3)术前指导:局麻患者告知其手术过程中配合操作的重要性,指导并训练患者屏气及平静呼吸等动作,确保进针路径与肿瘤位置关系相对一致;全麻患者告知其胃肠道准备的重要性;同时还应告知患者手术大概需要的时间、手术体位等,以取得患者的理解、合作。

(4)术前准备:同 MRI 引导射频消融治疗肝癌的术前准备。

2.护理配合

(1)手术室护士与病房护士进行详细交接,确认患者身份,核对患者基本信息。

(2)局麻患者根据病灶部位协助其取合适体位(仰卧或俯卧),既要方便治疗,又要使患者舒适安全。嘱患者不能自行改变体位、注意平静呼吸;连接好心电监护,观察患者血氧饱和度情况。

(3)手术室护士对患者进行压力性损伤评估,评分≤18 分提示患者有发生压力性损伤的危险,建议采取保护性预防措施,如局部敷贴皮肤保护膜。

(4)协助医师进行皮肤消毒、铺无菌巾。

(5)手术治疗过程中应询问患者有无不适之处,注意患者面部表情变化。如患者出现恶心、面色苍白、寒战、体温降低、心律失常、血压下降、呼吸困难等冷休克表现,应立即通知医师暂停消融,进行抗休克紧急处理。

(6)对于靠近体表肿瘤,冷冻消融过程中针杆与皮肤表面接触易造成冻伤,可采用装有 45 ℃温盐水的一次性无菌手套置于针杆周围保护皮肤。或用纱布保护周围组织,避免冻伤。

3.术后护理

(1)术后常规护理:与肝癌射频消融相同。

(2)并发症护理。①冷休克:当肿瘤靠近大血管或冷冻范围较大,有可能导致患者发生冷休克,因此,术前应在 CT 检查床上提前铺好保温毯并调节温度在 37~39 ℃,密切观察患者生命体征,一旦患者出现恶心、面色苍白、寒战、肢体温度低、脉搏细速、心律失常、血压下降、呼吸困难等冷休克表现,应及时进行保护及抗休克治疗。②出血:因冷冻消融结束后无法对针道进行消融,出血的发生率高于射频消融及微波消融,因此,术后需密切观察生命体征变化,重点观察血压、心率变化以及患者对疼痛的主诉,遵医嘱急查血常规,必要时急诊行 CT 检查,应用止血药。③皮肤冻伤:对于靠近体表的肿瘤,穿刺针与皮肤表面接近,冷冻消融过程中易出现冻伤。患处皮肤给予安尔碘局部消毒,硫酸镁表面湿敷,无菌纱布包扎,根据损伤程度,选择更换敷料次数。可用沛离子抑制剂及磺胺嘧啶银等喷涂患处促进伤口愈合,包扎时采用半暴露包扎法,使患处皮肤保持清洁干燥。并在患处皮肤做好标记,观察伤口愈合情况。做好相应护理记录。保持床单及衣物清洁干燥,翻身活动时注意保护患处免受摩擦。④反应性胸腔积液:部分肿瘤靠近膈顶的患者,冰球刺激膈肌和胸膜,易导致少量胸腔积液。多数患者治疗后都有少至中等量的胸腔积液,多可自行吸收,10％左右需要性胸腔引流。应嘱患卧床休息,采用患侧体位。

(五)CT 引导化学消融治疗肝癌的护理

1.术前评估与准备

(1)护理评估:与肝癌射频消融相同。

(2)术前访视:询问患者有无乙醇、碘油过敏史,向患者详细讲述化学消融的原理、注意事项、术中及术后可能出现的症状、并发症及处理措施。

(3)术前指导:局麻患者告知其手术过程中配合操作的重要性,指导并训练患者屏气及平静呼吸等动作,确保进针路径与肿瘤位置关系相对一致;同时还应告知患者手术大概需要的时间、手术体位等,以取得患者的理解、合作。

(4)术前准备:同 MRI 引导射频消融治疗肝癌的术前准备。

2.护理配合

(1)患者提前进入消融手术室,手术室护士与病房护士进行详细交接,确认患者身份,核对患者基本信息。

(2)局麻患者根据病灶部位协助其取合适体位(仰卧或俯卧),既要方便治疗,又要使患者舒适安全。嘱患者不能自行改变体位、注意平静呼吸;连接好心电监护,观察患者血氧饱和度情况。

(3)协助医师进行皮肤消毒、铺无菌巾。

(4)手术开始需要密切观察患者意识、面部表情变化、生命体征、保持呼吸道通畅,与患者沟通交流,询问有无不适之处,评估患者的耐受情况,发现问题及时汇报,及时处理。保证手术顺利,安全进行。

(5)嘱患者深吸气后屏气,手术医师根据将穿刺针依确定的方向刺入直到标记的深度,CT扫描确定针尖的确切位置。当穿刺针到达肝肿瘤内,拔出针芯见无回血后,护士协助术者抽吸无水酒精和碘油,术者把吸好的无水酒精、碘油混合液缓慢地注入肝肿瘤内,再进行CT扫描,在CT荧屏上可见药物在肿瘤内弥散,术者根据药物在肿瘤内弥散充盈情况调整穿刺方向及平面,反复多方向穿刺注药。术中注意无水酒精引起的毒副作用,如头晕、头痛、烧灼感、面色潮红、恶心呕吐等;注意碘油引起的变态反应。有异常,及时报告医师,及时处理。

(6)患者可因注射药物引起瘤内压力增高而致无水乙醇等化学物质外溢或沿针道流入腹腔,刺激肝被膜、腹膜或进入毛细血管、毛细胆管而引起明显疼痛、恶心、呕吐等;因此在注射药物后应严密观察患者的生命体征及疼痛、恶心、呕吐等不良反应,必要时给予止痛、止吐等对症处理。注意患者有无出现心悸、面部潮红、血压上升等乙醇过敏表现,同时注意患者有无疼痛等治疗反应,并给予患者安慰、鼓励等心理疏导,一般10~30分钟后上述症状即可逐渐减弱至消失;疼痛明显时给予局部麻醉,必要时可肌内注射或静脉给予镇静、镇痛药物。

(7)药物注射完毕,插入针芯,稍停数秒后,将针尖拔至肿瘤边缘,再停数秒,继续退针至肝包膜1~1.5 cm处,CT扫描无药物返溢后,将针完全拔出。拔出穿刺针,常规消毒穿刺点,用无菌纱布覆盖穿刺口,用手轻轻压迫15~20分钟后见无回血包扎伤口。

3.术后护理

(1)常规护理:①术后平卧并给予心电监护12小时,如无异常即可鼓励患者下床,适当活动以减轻腹胀感;鼓励患者腹式呼吸以减轻局部粘连;鼓励患者多饮水促进代谢;指导患者进食高蛋白、高热量、高纤维、低脂肪食物,以减轻肝脏负担及促进排便。②术后部分患者会出现发热及疼痛,对他们要给予更多的关心,并且耐心向患者解释这是正常的术后反应,一般3~7天后即可消失,同时可遵医嘱给予必要的对症治疗。

(2)并发症护理:包括以下几种并发症的护理。

1)肝损害:肝肿瘤化学消融所致肝损害原因为单次注入药物的剂量过大或短期内多次治疗导致肝脏负荷过重。

护理措施:①鼓励患者多食高蛋白、高热量、高纤维素、低脂易消化食物,宜少食多餐;②术后卧床休息,注意保肝治疗,监测肝功能和测量腹围;③观察患者有无明显的腹胀、尿少等,准确记录24小时尿量并监测电解质情况;④术后1~3天常规给予抗生素,观察患者体温的变化,一旦发生肝脓肿,可在B超引导下穿刺引流,对脓液进行细菌培养和药敏试验,选用敏感的抗生素。

2)无水乙醇过敏:对乙醇过敏者,应用无水乙醇进行肝肿瘤消融时可发生变态反应,患者可有面色潮红、嗜睡、四肢无力等醉酒样表现。一般10~30分钟后上述症状可逐渐减缓至消失,多无须处理。严重者按照乙醇中毒处理,积极给予扩容、利尿、对症治疗。因此治疗前应详细询问患者有无乙醇过敏史,对于初次治疗的患者,首次剂量不宜过大,并在治疗开始时从小剂量开始,观察患者无变态反应后再继续进行治疗。

3)血管及胆管损伤：多因注射药物引起瘤内压力增高而致化学药物外溢并进入小血管及胆管而引起血管及胆管损伤，少部分因穿刺针直接刺入小胆管及血管所致。因此注射药物时应缓慢推注，防止压力过高导致药物外溢；较大肿瘤应行多点穿刺注药治疗，避免单点加压注药。此外每次注药应先回抽，防止穿刺针位于小胆管或血管内，开始治疗时宜先注入少量药物后进行扫CT扫描，确定药物在肝实质内后再行注药治疗并间断进行CT扫描观察药物在肿瘤内的浸润情况，防止药物应用过量。

十一、健康教育

(一)疾病指导

注意防治肝炎，不吃霉变食物、饮用安全水。有肝炎、肝硬化病史者和肝癌高发地区人群，应定期做AFP检测或B超检查，以期早期发现，早期诊断及治疗。

(二)休息与活动

术后3个月内保证充分休息，避免重体力活动或过度劳累，注意劳逸结合，进行适当锻炼，如散步、慢跑；保持情绪稳定和心情愉快，避免精神紧张和情绪激动。

(三)饮食指导

进食高热量、优质蛋白质、富含维生素和纤维素的食物。食物以清淡、易消化为宜。若有腹水、水肿，应控制水和食盐的摄入量，如有肝性脑病征象或血氨升高，应限制蛋白质摄入。

(四)用药指导

指导患者按医嘱服用抗病毒及保肝药物，服用抗病毒药必须按时坚持服用，不能随便中断。避免使用损害肝功能的药物。

(五)自我观察与复查

定期复诊，第1年每1～2个月复查AFP、胸片和B超检查1次，必要时行CT检查。若患者出现发热、水肿、体重减轻、出血倾向、黄疸和乏力等症状及时就诊，以便早期发现临床复发或转移。

十二、护理评价

(1)患者是否疼痛减轻或无痛。

(2)患者营养状况是否改善，体重得以维持或增加。

(3)患者情绪是否稳定，积极配合治疗。

(4)患者有无发生并发症或并发症是否被及时发现与处理。

(王　利)

第五节　门静脉高压症

门静脉的正常压力是1.3～2.4 kPa(1 324 cmH$_2$O)，当门静脉血流受阻、血液淤滞时，压力2.4 kPa(24 cmH$_2$O)时，称为门静脉高压症，临床上常有脾大及脾功能亢进、食管胃底静脉曲张破裂出血、腹水等一系列表现。

门静脉主干由肠系膜上、下静脉和脾静脉汇合而成。门静脉系统位于两个毛细血管网之间，一端是胃、肠、脾、胰的毛细血管网，另一端连接肝小叶内的肝窦。门静脉流经肝脏的血液约占肝血流量的75%，肝动脉供血约占25%，由此可见肝脏的双重供血以门静脉供血为主。门静脉内的血含氧量较体循环的静脉血高，故门静脉对肝的供氧几乎和肝动脉相等。此外门静脉系统内无控制血流方向的静脉瓣，与腔静脉之间存在4个交通支：①胃底、食管下段交通支；②直肠下段、肛管交通支；③前腹壁交通支；④腹膜后交通支。这些交通支中，最主要的是胃底、食管下段交通支，上述交通支在正常情况下都很细小，血流量很少。

门静脉血液淤滞或血流阻力增加均可导致门脉高压，但以门静脉血流阻力增加更为常见。按阻力增加的部位，可将门静脉高压症分为肝前、肝内和肝后3型。在我国肝内型多见，其中肝炎后肝硬化是引起门静脉高压症的常见病因；但在西方国家，酒精性肝硬化是门脉高压最常见的原因。由于增生的纤维束和再生的肝细胞结节挤压肝小叶内的肝窦，使其变窄或闭塞，导致门静脉血流受阻，其次由于位于肝小叶间汇管区的肝动脉小分支和门静脉小分支之间的许多动静脉交通支大量开放，引起门静脉压力增高。肝前型门静脉高压症的常见病因是肝外门静脉血栓形成（脐炎、腹腔内感染、胰腺炎、创伤等）、先天畸形（闭锁、狭窄或海绵样变等）和外在压迫。肝前型门静脉高压症患者肝功能多正常或轻度损害，预后较好。肝后型门静脉高压症常见病因包括Budd-Chiari综合征、缩窄性心包炎、严重右心衰竭等。

一、护理评估

(一)健康史

应注意询问患者有无肝炎病史、酗酒、血吸虫病病史。既往有无出现肝昏迷、上消化道出血的病史，及诱发的原因。对于原发病是否进行治疗。

(二)身体状况

(1)脾大、脾功能亢进：脾大程度不一，早期质软、活动，左肋缘下可扪及；晚期，脾内纤维组织增生而变硬，活动度减少，左上腹甚至左下腹可扪及肿大的脾脏并能出现左上腹不适及隐痛、胀满，常伴有血白细胞、血小板数量减少，称脾功能亢进。

(2)侧支循环建立与开放：门静脉与体静脉之间有广泛的交通支，在门静脉高压时，为了使淤滞在门静脉系统的血液回流，这些交通支大量开放，经扩张或曲张的静脉与体循环的静脉发生吻合而建立侧支循环。主要表现有：①食管下段与胃底静脉曲张：最常见，出现早，一旦曲张的静脉破裂可引起上消化道大出血，表现为呕血和黑便，是门静脉高压病最危险的并发症。由于肝功能损害引起凝血功能障碍，加之脾功能亢进引起的血小板减少，因此出血不易自止。②脐周围的上腹部皮下静脉曲张。③直肠下、肛管静脉曲张形成痔。

(3)腹水：是由于门静脉压力增高，使门静脉系统毛细血管床滤过压增高；同时肝硬化引起的低蛋白血症，造成血浆胶体渗透压下降；及淋巴液生成增加，使液体从肝表面、肠浆膜面漏入腹腔形成腹水。此外，由于中心血流量减少，刺激醛固酮分泌过多，导致水、钠潴留而加剧腹水形成。

(4)肝性脑病：门静脉高压症时由于门静脉血流绕过肝细胞或肝实质细胞功能严重受损，导致有毒物质（如氨、硫醇、γ-氨基丁酸）不能代谢与解毒而直接进入体循环，从而对脑产生毒性作用并出现精神综合征，称为肝性脑病，是门静脉高压的并发症之一。肝性脑病常因胃肠道出血、感染、大量摄入蛋白质、镇静药物、利尿剂而诱发。

(5)其他:可伴有肝大、黄疸、蜘蛛病、肝掌、男性乳房发育、睾丸萎缩等。

(三)心理-社会状况

患者因反复发作、病情逐渐加重、面临手术、担心出现严重并发症和手术后的效果而有恐惧心理。另外由于治疗费用过高,长期反复住院治疗,及生活工作严重受限产生长期的焦虑情绪。

(四)辅助检查

(1)血常规:脾功能亢进时,血细胞计数减少,以白细胞计数降至 $3×10^9$/L 以下和血小板计数至 $(70~80)×10^9$/L 以下最为明显。出血、营养不良、溶血、骨髓抑制都可引起贫血。

(2)肝功能检查:常有血浆清蛋白降低,球蛋白增高,白、球比例倒置;凝血酶原时间延长;还应作乙型肝炎病原学和甲胎蛋白检查。

(3)食管吞钡 X 线检查:在食管为钡剂充盈时,曲张的静脉使食管及胃底呈虫蚀样改变,曲张的静脉表现为蚯蚓样或串珠状负影。

(4)腹部超声检查:可显示腹水、肝密度及质地异常、门静脉扩张。

(5)腹腔动脉造影的静脉相或直接肝静脉造影:可以使门静脉系统和肝静脉显影,确定静脉受阻部位及侧支回流情况,还可以为手术提供参考资料。

(五)治疗要点

外科治疗门静脉高压症主要是预防和控制食管胃底曲张静脉破裂出血。

1.食管胃底曲张静脉破裂出血

主要包括非手术治疗和手术治疗。

(1)非手术治疗。①常规处理:绝对卧床休息,立即建立静脉通道,输液、输血扩充血容量;维持呼吸道通畅,防止呕吐物引起窒息或吸入性肺炎。②药物止血:应用内脏血管收缩药,常用药物有垂体后叶素、三甘氨酸血管加压素和生长抑素。③内镜治疗:经纤维内镜将硬化剂直接注入曲张静脉,使之闭塞及黏膜下组织硬化,达到止血和预防再出血目的。④三腔管压迫止血:利用充气的气囊分别压迫胃底和食管下段的曲张静脉,达到止血目的。⑤经颈静脉肝内门体分流术:采用介入放射方法,经颈静脉途径在肝内静脉与门静脉主要分支间建立通道,置入支架以实现门体分流。主要适用于药物和内镜治疗无效、肝功能差不宜急诊手术的患者,或等待肝移植的患者。

(2)手术治疗:上述治疗无效时,应采用手术治疗,多主张行门-奇静脉断流术,目前多采用脾切除加贲门周围血管离断术;若患者一般情况好,肝功能较好的可行急诊分流术。血吸虫性肝硬化并食管胃底静脉曲张且门脉压力较高的,主张行分流术常用术式有门静脉-下腔静脉分流术,脾-肾静脉分流术。

2.严重脾大,合并明显的脾功能亢进

多见于晚期血吸虫病,也见于脾静脉栓塞引起的左侧门静脉高压症。这类患者单纯脾切除术效果良好。

3.肝硬化引起的顽固性腹水

有效的治疗方法是肝移植。其他方法包括 TIPS 和腹腔-上腔静脉转流术。

4.肝移植

已成为外科治疗终末期肝病的有效方法,但供肝短缺,终身服用免疫抑制药的危险,手术风险,及费用昂贵,限制了肝移植的推广。

二、护理诊断及合作性问题

(一)焦虑或恐惧

其与担心自身疾病的愈后不良,环境改变,对手术效果有疑虑,害怕检查、治疗有关。

(二)有窒息的危险

其与呕吐、咯血和置管有关。

(三)体液不足

其与呕吐、咯血、胃肠减压、不能进食有关。

(四)营养失调

其与摄入低于人体需要量有关。

(五)潜在并发症

上消化道大出血、肝性脑病。

三、护理目标

患者无焦虑和恐惧心情,无窒息发生,能得到及时的营养补充,肝功能及全身营养状况得到改善,体液平衡得到维持,无上消化道大出血、肝性脑病等并发症发生。

四、护理措施

(一)非手术治疗及术前护理

1.心理护理

通过谈话、观察等方法,及时了解患者心理状态,医护人员要针对性地做好解释及思想工作,多给予安慰和鼓励,使之增强信心、积极配合,以保证治疗和护理计划顺利实施。对急性上消化道大出血患者,要专人看护,关心体贴。工作中要冷静静沉着,抢救操作应娴熟,使患者消除精神紧张和顾虑。

2.注意休息

术前保证充分休息,必要时卧床休息。可减轻代谢方面的负担,能增进肝血流量,有利于保护肝功能。

3.加强营养,采取保肝措施

(1)给低脂、高糖、高维生素饮食,一般应限制蛋白质饮食量,但肝功尚好者可给予富含蛋白质饮食。

(2)营养不良、低蛋白血症者静脉输给支链氨基酸、人血清蛋白或血浆等。

(3)贫血及凝血机制障碍者可输给鲜血,肌内注射或静脉滴注维生素 K。

(4)适当使用肌苷、辅酶 A、葡萄糖醛酸内脂等保肝药物,补充 B 族维生素、维生素 C、维生素 E,避免使用巴比妥类、盐酸氯丙嗪、红霉素等有害肝功能的药物。

(5)手术前 3~5 天静脉滴注 GIK 溶液(即每天补给葡萄糖200~250 g,并加入胰岛素及氯化钾),以促进肝细胞营养储备。

(6)在出血性休克及合并较重感染的情况下应及时吸氧。

4.防止食管胃底曲张静脉破裂出血

避免劳累及恶心、呕吐、便秘、咳嗽等使腹内压增高的因素;避免干硬食物或刺激性食物(辛辣食物或酒类);饮食不宜过热;口服药片应研成粉末冲服。手术前一般不放置胃管,必要时选细软胃管充分涂以液状石蜡,以轻巧手法协助患者徐徐吞入。

5.预防感染

手术前2天使用广谱抗生素。护理操作要遵守无菌原则。

6.分流手术前准备

除以上护理措施外,手术前2～3天口服新霉素或链霉素等肠道杀菌剂及甲硝唑,减少肠道氨的产生,防止手术后肝性脑病;手术前1天晚清洁灌肠,避免手术后肠胀气压迫血管吻合口;脾-肾静脉分流术前要检查明确肾功能正常。

7.食管胃底静脉曲张大出血三腔管压迫止血的护理

(1)准备:置管前先检查三腔管有无老化、漏气,向患者解释放置三腔管止血的目的、意义、方法和注意事项,以取得患者的配合;将食管气囊和胃气囊分别注气约150 mL和200 mL,观察后气囊是否膨胀均匀、弹性良好,有无漏气,然后抽空气囊,并分别做好标记备用。

(2)插管方法:管壁涂液体石蜡,经患者一侧鼻孔或口腔轻轻插入,边插边嘱患者做吞咽动作,直至插入50～60 cm;用注射器从胃管内抽得胃液后,向胃气囊注入150～200 mL空气,用止血钳夹闭管口,将三腔管向外提拉,感到不再被拉出并有轻度弹力时,利用滑车置在管端悬以0.5 kg重物做牵引压迫。然后抽取胃液观察止血效果,若仍有出血,再向食管气囊注入100～150 mL空气以压迫食管下端。置管后,胃管接胃肠减压器或用生理盐水反复灌洗,观察胃内有无新鲜血液吸出。若无出血,同时脉搏、血压渐趋稳定,说明出血已得到控制;反之,表明三腔管压迫止血失败。

(3)置管后护理:①患者半卧位或头偏向一侧,及时清除口腔、鼻咽腔分泌物,防止吸入性肺炎;②保持鼻腔黏膜湿润,观察调整牵引绳松紧度,防止鼻黏膜或口腔黏膜长期受压发生糜烂、坏死;三腔管压迫期间应每12小时放气10～20分钟,使胃黏膜局部血液循环暂时恢复,避免黏膜因长期受压而糜烂、坏死;③观察、记录胃肠减压引流液的量、颜色,判断出血是否停止,以决定是否需要紧急手术;若气囊压迫48小时后,胃管内仍有新鲜血液抽出,表明压迫止血无效,应紧急手术止血;④床旁备剪刀,若气囊上移阻塞呼吸道,可引起呼吸困难甚至窒息,应立即剪断三腔管;⑤拔管:三腔管放置时间不宜超过3天,以免食管、胃底黏膜长时间受压而缺血、坏死。气囊压迫24小时如出血停止,可考虑拔管。放松牵引,先抽空食管气囊、再抽空胃气囊,继续观察12～24小时,若无出血,让患者口服液体石蜡30～50 mL,缓慢拔出三腔管;若再次出血,可继续行三腔管压迫止血或手术。

(二)术后护理

(1)观察病情变化:密切注视有无手术后各种并发症的发生。

(2)防止分流术后血管吻合口破裂出血,48小时内平卧位或15°低半卧位;翻身动作宜轻柔;一般手术后卧床1周,做好相应生活护理;保持排尿排便通畅;分流术后短期内发生下肢肿胀,可予适当抬高。

(3)防止脾切除术后静脉血栓形成,手术后2周内定期或必要时隔天复查1次血小板计数,如超过$600×10^9$/L时,考虑给抗凝处理,并注意用药前后凝血时间的变化。脾切除术后不再使用维生素K及其他止血药物。

(4)饮食护理,分流术后应限制蛋白质饮食,以免诱发肝性脑病。

(5)加强护肝,警惕肝性脑病:遵医嘱使用高糖、高维生素、能量合剂,禁用有损肝功能的药物。对分流术后患者,特别注意神志的变化,如发现有嗜睡、烦躁、谵妄等表现,警惕是肝性脑病发生,及时报告医师。

(三)健康指导

指导患者保持心情乐观愉快,保证足够的休息,避免劳累和较重体力劳动;禁忌烟酒、过热、刺激性强的食物;按医嘱使用护肝药物,定期来医院复查。

五、护理评价

患者有无焦虑和恐惧心情,有无窒息发生,能否得到及时的营养补充,肝功能及全身营养状况是否得到改善,体液平衡是否得到维持,有无上消化道大出血、肝昏迷等并发症发生。

(王　利)

第六节　胆　囊　结　石

一、概述

胆囊结石是指原发于胆囊的结石,是胆石症中最多的一种疾病。近年来随着卫生条件的改善及饮食结构的变化,胆囊结石的发病率呈升高趋势,已高于胆管结石。胆囊结石以女性多见,男女之比为 $1:3\sim1:4$;其以胆固醇结石或以胆固醇为主要成分的混合性结石为主。少数结石可经胆囊管排入胆总管,大多数存留于胆囊内,且结石越聚越大,可呈多颗小米粒状,在胆囊内可存在数百粒小结石,也可呈单个巨大结石;有些终身无症状而在尸检中发现(静止性胆囊结石),大多数反复发作腹痛症状,一般小结石容易嵌入胆囊管发生阻塞引起胆绞痛症状,发生急性胆囊炎。

二、诊断

(一)症状

1.胆绞痛

胆绞痛是胆囊结石并发急性胆囊炎时的典型表现,多在进油腻食物后胆囊收缩,结合移位并嵌顿于胆囊颈部,胆囊压力升高后强力收缩而发生绞痛。小结石通过胆囊管或胆总管时可发生典型的胆绞痛,疼痛位于右上腹,呈阵发性,可向右肩背部放射,伴恶心、呕吐,呕吐物为胃内容物,吐后症状并不减轻。存留在胆囊内的大结石堵塞胆囊腔时并不引起典型的胆绞痛,故胆绞痛常反映结石在胆管内的移动。急性发作特别是坏疽性胆囊炎时还可出现高热、畏寒等显著的感染症状,严重病例由于炎性渗出或胆囊穿孔可引起局限性腹膜炎,从而出现腹膜刺激症状。胆囊结石一般无黄疸,但30%的患者因伴有胆管炎或肿大的胆囊压迫胆管,肝细胞损害时也可有一过性黄疸。

2.胃肠道症状

大多数慢性胆囊炎患者有不同程度的胃肠道功能紊乱,表现为右上腹隐痛不适、厌油、进食后上腹饱胀感,常被误认为"胃病"。有近半数的患者早期无症状,称为静止性胆囊结石,此类患者在长期随访中仍有部分出现腹痛等症状。

(二)体征

1.一般情况

无症状期间患者大多一般情况良好,少数急性胆囊炎患者在发作期可有黄疸,症状重时可有感染中毒症状。

2.腹部情况

如无急性发作,患者腹部常无明显异常体征,部分患者右上腹可有深压痛;急性胆囊炎患者可有右上腹饱满、呼吸运动受限、右上腹触痛及肌紧张等局限性腹膜炎体征,Murphy 征阳性。有1/3～1/2的急性胆囊炎患者,在右上腹可扪及肿大的胆囊或由胆囊与大网膜粘连形成的炎性肿块。

(三)检查

1.化验检查

胆囊结石合并急性胆囊炎有血液白细胞计数升高,少数患者谷丙转氨酶也升高。

2.B超检查

B超检查简单易行,价格低廉,且不受胆囊大小、功能、胆管梗阻或结石含钙多少的影响,诊断正确率可达96％以上,是首选的检查手段。典型声像特征是胆囊腔内有强回声光团并伴声影,改变体位时光团可移动。

3.胆囊造影

能显示胆囊的大小及形态并了解胆囊收缩功能,但易受胃肠道功能、肝功能及胆囊管梗阻的影响,应用很少。

4.X线检查

腹部 X 线平片对胆囊结石的显示率为 10％～15％。

5.十二指肠引流

有无胆汁可确定是否有胆囊管梗阻,胆汁中出现胆固醇结晶提示结石存在,但此项检查目前已很少用。

6.CT、MRI、ERCP、PTC 检查

在 B 超不能确诊或者怀疑有肝内胆管、肝外胆管结石或胆囊结石术后多年复发又疑有胆管结石者,可酌情选用其中某一项或几项诊断方法。

(四)诊断要点

1.症状

20％～40％的胆囊结石可终生无症状,称"静止性胆囊结石"。有症状的胆囊结石的主要临床表现:进食后,特别是进油腻食物后,出现上腹部或右上腹部隐痛不适、饱胀,伴嗳气、呃逆等。

2.胆绞痛

胆囊结石的典型表现,疼痛位于上腹部或右上腹部,呈阵发性,可向肩胛部和背部放射,多伴恶心、呕吐。

3.Mirizzi 综合征

持续嵌顿和压迫胆囊壶腹部和颈部的较大结石,可引起肝总管狭窄或胆囊管瘘,及反复发作的胆囊炎、胆管炎及梗阻性黄疸,称"Mirizzi 综合征"。

4.Murphy 征

右上腹部局限性压痛、肌紧张,阳性。

5.B 超检查

胆囊暗区有一个或多个强回声光团,并伴声影。

(五)鉴别诊断

1.肾绞痛

胆绞痛需与肾绞痛相鉴别,后者疼痛部位在腰部,疼痛向外生殖器放射,伴有血尿,可有尿路刺激症状。

2.胆囊非结石性疾病

胆囊良、恶性肿瘤、胆囊息肉样病变等,B 超、CT 等影像学检查可提供鉴别线索。

3.胆总管结石

可表现为高热、黄疸、腹痛,超声等影像学检查可以鉴别,但有时胆囊结石可与胆总管结石并存。

4.消化性溃疡性穿孔

多有溃疡病史,腹痛发作突然并很快波及全腹,腹壁呈板状强直,腹部 X 线平片可见膈下游离气体。较小的十二指肠穿孔,或穿孔后很快被网膜包裹,形成一个局限性炎性病灶时,易与急性胆囊炎混淆。

5.内科疾病

一些内科疾病如肾盂肾炎、右侧胸膜炎、肺炎等,亦可发生右上腹疼痛症状,若注意分析不难获得正确的诊断。

三、治疗

(一)一般治疗

饮食宜清淡,防止急性发作,对无症状的胆囊结石应定期 B 超随诊;伴急性炎症者宜进食,注意维持水、电解质平衡,并静脉应用抗生素。

(二)药物治疗

溶石疗法服用鹅去氧胆酸或熊去氧胆酸对胆固醇结石有一定溶解效果,主要用于胆固醇结石。但此种药物有肝毒性,服药时间长,反应大,价格贵,停药后结石易复发。其适应证为胆囊结石直径在 2 cm 以下;结石为含钙少的 X 线能够透过的结石;胆囊管通畅;患者的肝脏功能正常,无明显的慢性腹泻史。目前多主张采取熊去氧胆酸单用或与鹅去氧胆酸合用,不主张单用鹅去氧胆酸。鹅去氧胆酸总量为15 mg/(kg•d),分次口服。熊去氧胆酸为 8～10 mg/(kg•d),分餐后或晚餐后 2 次口服。疗程 1～2 年。

(三)手术治疗

对于无症状的静止胆囊结石,一般认为无须施行手术切除胆囊。但有下列情况时,应进行手术治疗:①胆囊造影胆囊不显影;②结石直径超过 3 cm;③并发糖尿病且在糖尿病已控制时;④老年人或有心肺功能障碍者。

腹腔镜胆囊切除术适于无上腹创伤及手术史者,无急性胆管炎、胰腺炎和腹膜炎及腹腔脓肿的患者。对并发胆总管结石的患者应同时行胆总管探查术。

1.术前准备

择期胆囊切除术后引起死亡的最常见原因是心血管疾病。这强调了详细询问病史发现心绞痛和仔细进行心电图检查注意有无心肌缺血或以往心肌梗死证据的重要性。此外还应寻找脑血管疾病特别是一过性缺血发作的症状。若病史阳性或有问题时应做非侵入性颈动脉血流检查。此时对择期胆囊切除术应当延期，按照指征在冠状动脉架桥或颈动脉重新恢复血管流通后施行。除心血管病外，引起择期胆囊切除术后第 2 位的死亡原因是肝胆疾病，主要是肝硬化。除术中出血外，还可发生肝功能衰竭和败血症。自从在特别挑选的患者中应用预防性措施以来，择期胆囊切除术后感染中毒性并发症的发生率已有显著下降。慢性胆囊炎患者胆汁内的细菌滋生率占 $10\%\sim15\%$；而在急性胆囊炎消退期患者中则高达 50%。细菌菌种为肠道菌如大肠埃希菌、产气克雷伯菌和粪链球菌，其次也可见到产气荚膜杆菌、类杆菌和变形杆菌等。胆管内细菌的发生率随年龄而增长，故主张年龄在 60 岁以上、曾有过急性胆囊炎发作刚恢复的患者，术前应预防性使用抗生素。

2.手术治疗

对有症状胆石症已成定论的治疗是腹腔镜胆囊切除术。虽然此技术的常规应用时间尚短，但是其结果十分突出，以致仅在不能施行腹腔镜手术或手术不安全时，才选用开腹胆囊切除术，包括无法安全地进入腹腔完成气腹，或者由于腹内粘连，或者解剖异常不能安全地暴露胆囊等。外科医师在遇到胆囊和胆管解剖不清及遇到止血或胆汁渗漏而不能满意地控制时，应当及时中转开腹。目前，中转开腹率在 5% 以下。

(四)其他治疗

体外震波碎石适用于胆囊内胆固醇结石，直径不超过 3 cm，且胆囊具收缩功能。治疗后部分患者可发生急性胆囊炎或结石碎片进入胆总管而引起胆绞痛和急性胆管炎，此外碎石后仍不能防止结石的复发。因并发症多，疗效差，现已基本不用。

四、护理措施

(一)术前护理

1.饮食

指导患者选用低脂肪、高蛋白质、高糖饮食。因为脂肪饮食可促进胆囊收缩排出胆汁，加剧疼痛。

2.术前用药

严重的胆石症发作性疼痛可使用镇痛剂和解痉剂，但应避免使用吗啡，因吗啡有收缩胆总管的作用，可加重病情。

3.病情观察

应注意观察胆石症急性发作患者的体温、脉搏、呼吸、血压、尿量及腹痛情况，及时发现有无感染性休克征兆。注意患者皮肤有无黄染及粪便颜色变化，以确定有无胆管梗阻。

(二)术后护理

1.症状观察及护理

定时监测患者生命体征的变化，注意有无血压下降、体温升高及尿量减少等全身中毒症状，及时补充液体，保持出入量平衡。

2.T 形管护理

胆总管切开放置 T 形管的目的是为了引流胆汁,使胆管减压:①T 形管应妥善固定,防止扭曲、脱落;②保持 T 形管无菌,每天更换引流袋,下地活动时引流袋应低于胆囊水平,避免胆汁回流;③观察并记录每天胆汁引流量、颜色及性质,防止胆汁淤积引起感染;④拔管:如果 T 形管引流通畅,胆汁色淡黄、清澄、无沉渣且无腹痛无发热等症状,术后 10～14 天可夹闭管道。开始每天夹闭 2～3 小时,无不适可逐渐延长时间,直至全日夹管。在此过程中要观察患者有无体温增高、腹痛、恶心、呕吐及黄疸等。经 T 形管造影显示胆管通畅后,再引流 2～3 天,及时排出造影剂。经观察无特殊反应,可拔除 T 形管。

3.健康指导

少油腻、高维生素、低脂饮食。烹调方式以蒸煮为宜,少吃油炸类的食物。

（王　利）

第七节　急性胰腺炎

一、病因

(一)梗阻因素

梗阻是最常见原因。常见于胆总管结石,胆管蛔虫症,Oddi 括约肌水肿和痉挛等引起的胆管梗阻以及胰管结石、肿瘤导致的胰管梗阻。

(二)乙醇中毒

乙醇引起 Oddi 括约肌痉挛,使胰管引流不畅、压力升高。同时乙醇刺激胃酸分泌,胃酸又刺激促胰液素和缩胆囊素分泌增多,促使胰腺外分泌增加。

(三)暴饮暴食

尤其是高蛋白、高脂肪食物、过量饮酒可刺激胰腺大量分泌,胃肠道功能紊乱,或因剧烈呕吐导致十二指肠内压骤增,十二指肠液反流,共同通道受阻。

(四)感染因素

腮腺炎病毒、肝炎病毒、伤寒杆菌等经血流、淋巴进入胰腺所致。

(五)损伤或手术

胃胆管手术或胰腺外伤、内镜逆行胰管造影等因素可直接或间接损伤胰腺,导致胰腺缺血、Oddi 括约肌痉挛或刺激迷走神经,使胃酸、胰液分泌增加亦可导致发病。

(六)其他因素

内分泌或代谢性疾病,如高脂血症、高钙血症等,某些药物,如利尿剂,吲哚美辛、硫唑嘌呤等均可损害胰腺。

二、病理生理

根据病理改变可分为水肿性胰腺炎和出血坏死性胰腺炎两种。基本病理改变是水肿、出血和坏死,严重者可并发休克、化脓性感染及多脏器衰竭。

三、临床表现

(一)腹痛

大多为突然发作,常在饱餐后或饮酒后发病。多为全上腹持续剧烈疼痛伴有阵发性加重,向腰背部放射,疼痛与病变部位有关。胰头部以右上腹痛为主,向右肩部放射;胰尾部以左上腹为主,向左肩放射;累及全胰则呈束带状腰背疼痛。重型患者腹痛延续时间较长,由于渗出液扩散,腹痛可弥散至全腹,并有麻痹性肠梗阻现象。

(二)恶心、呕吐

早期为反射性频繁呕吐,多为胃十二指肠内容物,后期因肠麻痹或肠梗阻可呕吐小肠内容物。呕吐后腹胀不缓解为其特点。

(三)发热

发热与病变程度相一致。重型胰腺炎继发感染或合并胆管感染时可持续高热,如持续高热不退则提示合并感染或并发胰周脓肿。

(四)腹胀

腹胀是重型胰腺炎的重要体征之一,其原因是腹膜炎造成麻痹性肠梗阻所致。

(五)黄疸

黄疸多在胆源性胰腺炎时发生。严重者可合并肝细胞性黄疸。

(六)腹膜炎体征

水肿性胰腺炎时,压痛只局限于上腹部,常无明显肌紧张;出血性坏死性胰腺炎压痛明显,并有肌紧张和反跳痛,范围较广泛或波及全腹。

(七)休克

严重患者出现休克,表现为脉细速,血压降低,四肢厥冷,面色苍白等。有的患者以突然休克为主要表现,称为暴发性急性胰腺炎。

(八)皮下瘀斑

少数患者因胰酶及坏死组织液穿过筋膜与基层渗入腹壁下,可在季肋及腹部形成蓝棕色斑(Grey-turner 征)或脐周皮肤青紫(Cullen 征)。

四、辅助检查

(一)胰酶测定

1.血清淀粉酶

90%以上的患者血清淀粉酶升高,通常在发病后 3~4 小时后开始升高,12~24 小时达到高峰,3~5 天恢复正常。

2.尿淀粉酶测定

通常在发病后 12 小时开始升高,24~48 小时达高峰,持续 5~7 天开始下降。

3.血清脂肪酶测定

在发病 24 小时升高至 1.5 康氏单位(正常值 0.5~1.0 U)。

(二)腹腔穿刺

穿刺液为血性混浊液体,可见脂肪小滴,腹水淀粉酶较血清淀粉酶值高 3~8 倍之多。并发感染时呈脓性。

(三)B超检查

B超检查可见胰腺弥漫性均匀肿大,界限清晰,内有光点反射,但较稀少,若炎症消退,上述变化持续1～2周即可恢复正常。

(四)CT检查

CT扫描显示胰腺弥漫肿大,边缘不光滑,当胰腺出现坏死时可见胰腺上有低密度、不规则的透亮区。

五、临床分型

(一)水肿性胰腺炎(轻型)

主要表现为腹痛、恶心、呕吐、腹膜炎体征、血和尿淀粉酶增高,经治疗后短期内可好转,死亡率低。

(二)出血坏死性胰腺炎(重型)

除上述症状、体征继续加重外,高热持续不退,黄疸加深,神志模糊和谵妄,高度腹胀,血性或脓性腹水,两侧腰部或脐下出现青紫瘀斑,胃肠出血、休克等。实验室检查:白细胞增多($>16\times10^9$/L),红细胞和血细胞比容降低,血糖升高(>11.1 mmol/L),血钙降低(<2.0 mmol/L),$PaO_2<8.0$ kPa(60 mmHg),血尿素氮或肌酐增高,酸中毒等。甚至出现急性肾衰竭、DIC、ARDS等,死亡率较高。

六、治疗原则

(一)非手术治疗

急性胰腺炎大多采用非手术治疗。①严密观察病情。②减少胰液分泌,应用抑制或减少胰液分泌的药物。③解痉镇痛。④有效抗生素防治感染。⑤抗休克,纠正水电解质平衡失调。⑥抗胰酶疗法。⑦腹腔灌洗。⑧激素和中医中药治疗。

(二)手术治疗

1.目的

清除含有胰酶、毒性物质的坏死组织。

2.指征

采用非手术疗法无效者;诊断未明确而疑有腹腔脏器穿孔或肠坏死者;合并胆管疾病者;并发胰腺感染者。应考虑手术探查。

3.手术方式

有灌洗引流、坏死组织清除和规则性胰腺切除术、胆管探查,T形管引流和胃造瘘、空肠造瘘术等。

七、护理措施

(一)非手术期间的护理

1.病情观察

严密观察神志,监测生命体征和腹部体征的变化,监测血气、凝血功能、血电解质变化,及早发现坏死性胰腺炎、休克和多器官衰竭。

2.维持正常呼吸功能

给予高浓度氧气吸入,必要时给予呼吸机辅助呼吸。

3.维护肾功能

详细记录每小时尿量、尿比重、出入水量。

4.控制饮食、抑制胰腺分泌

对病情较轻者,可进少量清淡流质或半流质饮食,限制蛋白质摄入量,禁进脂肪。对病情较重或频繁呕吐者要禁食,行胃肠减压,遵医嘱给予抑制胰腺分泌的药物。

5.预防感染

对病情重或胆源性胰腺炎患者给予抗生素,为预防真菌感染,应加用抗真菌药物。

6.防治休克

维持水电解质平衡,应早期迅速补充水电解质,血浆,全血。还应预防低钾血症,低钙血症,在疾病早期应注意观察,及时矫正。

7.心理护理

指导患者减轻疼痛的方法,解释各项治疗措施的意义。

(二)术后护理

1.术后各种引流管的护理

(1)熟练掌握各种管道的作用,将导管贴上标签后与引流装置正确连接,妥善固定,防止导管滑脱。

(2)分别观察记录各引流管的引流液性状、颜色、量。

(3)严格遵循无菌操作规程,定期更换引流装置。

(4)保持引流通畅,防止导管扭曲。重型患者常有血块、坏死组织脱落,容易造成引流管阻塞。如有阻塞可用无菌温生理盐水冲洗,帮患者经常更换体位,以利引流。

(5)冲洗液、灌洗液现用现配。

(6)拔管护理:当患者体温正常并稳定10天左右,白细胞计数正常,腹腔引流液少于5 mL,每天引流液淀粉酶测定正常后可考虑拔管。拔管后要注意拔管处伤口有无渗漏,如有渗液应及时更换敷料。拔管处伤口可在1周左右愈合。

2.伤口护理

观察有无渗液、有无裂开,按时换药,并发胰外瘘时,要注意保持负压引流通畅,并用氧化锌糊剂保护瘘口周围皮肤。

3.营养支持治疗与护理

根据患者营养评定状况,计算需要量,制订计划。第一阶段,术前和术后早期,需抑制分泌功能,使胰腺处于休息状态,同时因胃肠道功能障碍,此时需完全胃肠外营养(TPN)2~3周。第二阶段,术后3周左右,病情稳定,肠道功能基本恢复,可通过空肠造瘘提供营养3~4周,称为肠道营养(TEN)。第三阶段,逐渐恢复经口进食,称为胃肠内营养(EN)。

4.并发症的观察与护理

(1)胰腺脓肿及腹腔脓肿:术后2周的患者出现高热,腹部肿块,应考虑其可能。一般均为腹腔引流不畅,胰腺坏死组织及渗出液局部积聚感染所致。非手术疗法无效时应手术引流。

(2)胰瘘:如观察到腹腔引流有无色透明腹腔液经常外漏,其中淀粉酶含量高,为胰液外漏所致,合并感染时引流液可显脓性。多数可逐渐自行愈合。

（3）肠瘘：主要表现为明显的腹膜刺激征，引流液中伴有粪渣。瘘管形成后用营养支持治疗。长期不愈者，应考虑手术治疗。

（4）假性胰腺囊肿：多数需手术行囊肿切除或内引流手术，少数患者经非手术治疗6个月可自行吸收。

（5）糖尿病：胰腺部分切除后，可引起内、外分泌缺失。注意观察血糖、尿糖的变化，根据化验报告补充胰岛素。

5.心理护理

由于病情重，术后引流管多，恢复时间长，患者易产生悲观急躁情绪，因此应关心体贴鼓励患者，帮助患者树立战胜疾病的信心，积极配合治疗。

八、健康教育

（1）饮食应少量多餐，注意食用富有营养易消化食物，避免暴饮暴食及酗酒。

（2）有胆管疾病、病毒感染者应积极治疗。

（3）告知会引发胰腺炎的药物种类，不得随意服药。

（4）有高糖血症，应遵医嘱口服降糖药或注射胰岛素，定时查血糖、尿糖，将血糖控制在稳定水平，防治各种并发症。

（5）出院4～6周，避免过度疲劳。

（6）门诊应定期随访。

（王　利）

第八节　脾　破　裂

一、概述

脾脏是一个血供丰富而质脆的实质性器官，脾脏是腹部脏器中最容易受损伤的器官，发生率几乎占各种腹部损伤的40％左右。它被与其包膜相连的诸韧带固定在左上腹的后方，尽管有下胸壁、腹壁和膈肌的保护，但外伤暴力很容易使其破裂引起内出血。以真性破裂多见，约占85％。根据不同的病因，脾破裂分成两大类：①外伤性破裂，占绝大多数，都有明确的外伤史，裂伤部位以脾脏的外侧凸面为多，也可在内侧脾门处，主要取决于暴力作用的方向和部位。②自发性破裂，极少见，且主要发生在病理性肿大（门静脉高压症、血吸虫病、淋巴瘤等）的脾脏；如仔细追询病史，多数仍有一定的诱因，如剧烈咳嗽、打喷嚏或突然改变体位等。

二、护理评估

(一)健康史

了解患者腹部损伤的时间、地点以及致伤源、伤情、就诊前的急救措施、受伤至就诊之间的病情变化，如果患者神志不清，应询问目击人员。患者一般有上腹火器伤、锐器伤或交通事故、工伤等外伤史或病理性（门静脉高压症、血吸虫病、淋巴瘤等）的脾大病史。

(二)临床表现

脾破裂的临床表现以内出血及腹膜刺激征为特征,并常与出血量和出血速度密切相关。出血量大而速度快的很快就出现低血容量性休克,伤情十分危急;出血量少而慢者症状轻微,除左上腹轻度疼痛外,无其他明显体征,不易诊断。随着时间的推移,出血量越来越大,才出现休克前期的表现,继而发生休克。由于血液对腹膜的刺激而有腹痛,起始在左上腹,慢慢涉及全腹,但仍以左上腹最为明显,同时有腹部压痛、反跳痛和腹肌紧张。

(三)诊断及辅助检查

创伤性脾破裂的诊断主要依赖:①损伤病史或病理性脾大病史。②临床有内出血的表现。③腹腔诊断性穿刺抽出不凝固血液等。④对诊断确有困难、伤情允许的病例,采用腹腔灌洗、B超、核素扫描、CT或选择性腹腔动脉造影等帮助明确诊断。B超是一种常用检查,可明确脾脏破裂程度。⑤实验室检查发现红细胞、血红蛋白和血细胞比容进行性降低,提示有内出血。

(四)治疗原则

随着对脾功能认识的深化,在坚持"抢救生命第一,保留脾第二"的原则下,尽量保留脾的原则已被绝大多数外科医师接受。彻底查明伤情后尽可能保留脾脏,方法有生物胶黏合止血、物理凝固止血、单纯缝合修补、部分脾切除等,必要时行全脾切除术。

(五)心理-社会因素

导致脾破裂的原因均是意外,患者痛苦大、病情重,且在创伤、失血之后,处于紧张状态,患者常有恐惧、急躁、焦虑,甚至绝望,又担心手术能否成功,对手术产生恐惧心理。

三、护理问题

(一)体液不足
体液不足与损伤致腹腔内出血、失血有关。

(二)组织灌注量减少
组织灌注量减少与导致休克的因素依然存在有关。

(三)疼痛
疼痛与脾部分破裂、腹腔内积血有关。

(四)焦虑或恐惧
焦虑或恐惧与意外创伤的刺激、出血及担心预后有关。

(五)潜在并发症
出血。

四、护理目标

(1)患者体液平衡能得到维持,不发生失血性休克。

(2)患者神志清楚,四肢温暖、红润,生命体征平稳。

(3)患者腹痛缓解。

(4)患者焦虑或恐惧程度缓解。

(5)护士要密切观察病情变化,如发现异常,及时报告医师,并配合处理。

五、护理措施

(一)一般护理

(1)严密观察监护伤员病情变化:把患者的脉率、血压、神志、氧饱和度(SaO_2)及腹部体征作为常规监测项目,建立治疗时的数据,为动态监测患者生命体征提供依据。

(2)补充血容量:建立两条静脉通路,快速输入平衡盐液及血浆或代用品,扩充血容量,维持水、电解质及酸碱平衡,改善休克状态。

(3)保持呼吸道通畅:及时吸氧,改善因失血而导致的机体缺氧状态,改善有效通气量,并注意清除口腔中异物、假牙,防止误吸,保持呼吸道通畅。

(4)密切观察患者尿量变化:怀疑脾破裂病员应常规留置导尿管,观察单位时间的尿量,如尿量>30 mL/h,说明病员休克已纠正或处于代偿期。如尿量<30 mL/h甚至无尿,则提示患者已进入休克或肾衰竭期。

(5)术前准备:观察中如发现继续出血(48小时内输血超过1 200 mL)或有其他脏器损伤,应立即做好药物皮试、备血、腹部常规备皮等手术前准备。

(二)心理护理

对患者要耐心做好心理安抚,让患者知道手术的目的、意义及手术效果,消除紧张恐惧心理,还要尽快通知家属并取得其同意和配合,使者和家属都有充分的思想准备,积极主动配合抢救和治疗。

(三)术后护理

(1)体位:术后应去枕平卧,头偏向一侧,防止呕吐物吸入气管,如清醒后血压平稳,病情允许可采取半卧位,以利于腹腔引流。患者不得过早起床活动。一般需卧床休息10~14天。以B超或CT检查为依据,观察脾脏愈合程度,确定能否起床活动。

(2)密切观察生命体征变化,按时测血压、脉搏、呼吸、体温,观察再出血倾向。部分脾切除患者,体温持续在38~40 ℃ 2~3周,化验检查白细胞计数不高,称为"脾热"。对"脾热"的患者,按高热护理及时给予物理降温,并补充水和电解质。

(3)管道护理:保持大静脉留置管输液通畅,保持无菌,定期消毒。保持胃管、导尿管及腹腔引流管通畅,妥善固定,防止脱落,注意引流物的量及性状的变化。若引流管引流出大量的新鲜血性液体,提示活动性出血,及时报告医师处理。

(4)改善机体状况,给予营养支持:术后保证患者有足够的休息和睡眠,禁食期间补充水、电解质,避免酸碱平衡失调,肠功能恢复后方可进食。应给予高热量、高蛋白、高维生素饮食,静脉滴注复方氨基酸、血浆等,保证机体需要,促进伤口愈合,减少并发症。

(四)健康教育

(1)患者住院2~3周后出院,出院时复查CT或B超,嘱患者每月复查1次,直至脾损伤愈合,脾脏恢复原形态。

(2)嘱患者若出现头晕、口干、腹痛等不适,均应停止活动并平卧,及时到医院检查治疗。

(3)继续注意休息,脾损伤未愈合前避免体力劳动,避免剧烈运动,如弯腰、下蹲、骑摩托车等。注意保护腹部,避免外力冲撞。

(4)避免增加腹压,保持排便通畅,避免剧烈咳嗽。

(王　利)

第九节　急性肠梗阻

肠腔内容物不能正常运行或通过肠道发生障碍时,称为肠梗阻,是外科常见的急腹症之一。

一、病因和分类

(一)按梗阻发生的原因分类

(1)机械性肠梗阻最常见,是由各种原因引起的肠腔变窄、肠内容物通过障碍。主要原因有以下几点。①肠腔堵塞:如寄生虫、粪块、异物等。②肠管受压:如粘连带压迫、肠扭转、嵌顿性疝等。③肠壁病变:如先天性肠道闭锁、狭窄、肿瘤等。

(2)动力性肠梗阻较机械性肠梗阻少见。肠管本身无病变,梗阻原因是神经反射和毒素刺激引起肠壁功能紊乱,致肠内容物不能正常运行。可分为:①麻痹性肠梗阻:常见于急性弥漫性腹膜炎、腹部大手术、腹膜后血肿或感染等。②痉挛性肠梗阻:由于肠壁肌肉异常收缩所致,常见于急性肠炎或慢性铅中毒。

(3)血运性肠梗阻较少见。由于肠系膜血管栓塞或血栓形成,使肠管血运障碍,继而发生肠麻痹,肠内容物不能通过。

(二)按肠管血运有无障碍分类

(1)单纯性肠梗阻:无肠管血运障碍。

(2)绞窄性肠梗阻:有肠管血运障碍。

(三)按梗阻发生的部位分类

高位性肠梗阻(空肠上段)和低位性肠梗阻(回肠末段和结肠)。

(四)按梗阻的程度分类

完全性肠梗阻(肠内容物完全不能通过)和不完全性肠梗阻(肠内容物部分可通过)。

(五)按梗阻病情的缓急分类

急性肠梗阻和慢性肠梗阻。

二、病理生理

(一)肠管局部的病理生理变化

(1)肠蠕动增强:单纯性机械性肠梗阻,梗阻以上的肠蠕动增强,以克服肠内容物通过的障碍。

(2)肠管膨胀:肠腔内积气、积液所致。

(3)肠壁充血水肿、血运障碍,严重时可导致坏死和穿孔。

(二)全身性病理生理变化

(1)体液丢失和电解质、酸碱平衡失调。

(2)全身性感染和毒血症,甚至发生感染中毒性休克。

(3)呼吸和循环功能障碍。

三、临床表现

（一）症状

（1）单纯性机械性肠梗阻的特点是阵发性腹部绞痛；绞窄性肠梗阻表现为持续性剧烈腹痛伴阵发性加剧；麻痹性肠梗阻呈持续性胀痛。

（2）呕吐：早期常为反射性，呕吐胃内容物，随后因梗阻部位不同，呕吐的性质各异。高位肠梗阻呕吐出现早且频繁，呕吐物主要为胃液、十二指肠液、胆汁；低位肠梗阻呕吐出现晚，呕吐物常为粪样物；若呕吐物为血性或棕褐色，常提示肠管有血运障碍；麻痹性肠梗阻呕吐多为溢出性。

（3）腹胀：高位肠梗阻，腹胀不明显；低位肠梗阻及麻痹性肠梗阻则腹胀明显。

（4）停止肛门排气排便：完全性肠梗阻时，患者多停止排气、排便，但在梗阻早期，梗阻以下肠管内尚存的气体或粪便仍可排出。

（二）体征

（1）腹部：①视诊：单纯性机械性肠梗阻可见腹胀、肠型和异常蠕动波，肠扭转时腹胀多不对称；②触诊：单纯性肠梗阻可有轻度压痛但无腹膜刺激征，绞窄性肠梗阻可有固定压痛和腹膜刺激征；③叩诊：绞窄性肠梗阻时腹腔有渗液，可有移动性浊音；④听诊：机械性肠梗阻肠鸣音亢进，可闻及气过水声或金属音，麻痹性肠梗阻肠鸣音减弱或消失。

（2）单纯性肠梗阻早期多无明显全身性改变，梗阻晚期可有口唇干燥、眼窝凹陷、皮肤弹性差、尿少等脱水征。严重脱水或绞窄性肠梗阻时，可出现脉搏细速、血压下降、面色苍白、四肢发冷等中毒和休克征象。

（三）辅助检查

（1）实验室检查：肠梗阻晚期，血红蛋白和血细胞比容升高，并有水、电解质及酸碱平衡失调。绞窄性肠梗阻时，白细胞计数和中性粒细胞比例明显升高。

（2）X线检查：一般在肠梗阻发生 4～6 小时后，立位或侧卧位 X 线平片可见肠胀气及多个液气平面。

四、治疗原则

（一）一般治疗

（1）禁食。

（2）胃肠减压：是治疗肠梗阻的重要措施之一。通过胃肠减压，吸出胃肠道内的气体和液体，从而减轻腹胀、降低肠腔内压力，改善肠壁血运，减少肠腔内的细菌和毒素。

（3）纠正水、电解质及酸碱平衡失调。

（4）防治感染和中毒。

（5）其他：对症治疗。

（二）解除梗阻

解除梗阻分为非手术治疗和手术治疗两大类。

五、常见几种肠梗阻

（一）粘连性肠梗阻

粘连性肠梗阻是肠粘连或肠管被粘连带压迫所致的肠梗阻，较为常见。主要由于腹部手术、炎症、创伤、出血、异物等所致。以小肠梗阻为多见,多为单纯性不完全性梗阻。粘连性肠梗阻多采取非手术治疗,如无效或发生绞窄性肠梗阻时应及时手术治疗。

(二)肠扭转

肠扭转指一段肠管沿其系膜长轴旋转而形成的闭袢性肠梗阻,常发生于小肠,其次是乙状结肠。①小肠扭转:多见于青壮年,常在饱餐后立即进行剧烈活动时发病。表现为突发腹部绞痛,呈持续性伴阵发性加剧,呕吐频繁,腹胀不明显。②乙状结肠扭转:多见于老年人,常有便秘习惯,表现为腹部绞痛,明显腹胀,呕吐不明显。肠扭转是较严重的机械性肠梗阻,可在短时间内发生肠绞窄、坏死,一经诊断,应急症手术治疗。

(三)肠套叠

肠套叠指一段肠管套入与其相连的肠管内,以回结肠型(回肠末端套入结肠)最多见。肠套叠多见于 2 岁以下婴幼儿。典型表现为阵发性腹痛、果酱样血便和腊肠样肿块(多位于右上腹),右下腹触诊有空虚感。X 线空气或钡剂灌肠显示空气或钡剂在结肠内受阻,梗阻端的钡剂影像呈"杯口状"或"弹簧状"阴影。早期肠套叠可试行空气灌肠复位,无效者或病期超过 48 小时,怀疑有肠坏死或肠穿孔者,应行手术治疗。

(四)蛔虫性肠梗阻

由于蛔虫聚集成团并刺激肠管痉挛致肠腔堵塞,多见于 2~10 岁儿童,驱虫不当常为诱因。主要表现为阵发性脐部周围腹痛,伴呕吐,腹胀不明显。部分患者腹部可触及变形、变位的条索状团块。少数患者可并发肠扭转或肠壁坏死穿孔,蛔虫进入腹腔引起腹膜炎。单纯性蛔虫堵塞多采用非手术治疗,包括解痉挛止痛、禁食、酌情胃肠减压、输液、口服植物油驱虫等,若无效或并发肠扭转、腹膜炎时,应行手术取虫。

六、护理

(一)护理诊断/问题

1.疼痛

疼痛与肠内容物不能正常运行或通过障碍有关。

2.体液不足

体液不足与呕吐、禁食、胃肠减压、肠腔积液有关。

3.潜在并发症

肠坏死、腹腔感染、休克。

(二)护理措施

1.非手术治疗的护理

(1)饮食:禁食,梗阻缓解 12 小时后可进少量流质饮食,忌甜食和牛奶;48 小时后可进半流质饮食。

(2)胃肠减压,做好相关护理。

(3)体位:生命体征稳定者可取半卧位。

(4)解痉挛、止痛:若无肠绞窄或肠麻痹,可用阿托品解除痉挛、缓解疼痛,禁用吗啡类止痛药,以免掩盖病情。

(5)输液:纠正水、电解质和酸碱失衡,记录 24 小时出入液量。

(6)防治感染和中毒:遵照医嘱应用抗生素。

(7)严密观察病情变化:出现下列情况时应考虑有绞窄性肠梗阻的可能,应及早采取手术治疗:①腹痛发作急骤,为持续性剧烈疼痛,或在阵发性加重之间仍有持续性腹痛,肠鸣音可不亢进。②早期出现休克。③呕吐早、剧烈而频繁。④腹胀不对称,腹部有局部隆起或触及有压痛的包块。⑤明显的腹膜刺激征,体温升高、脉快、白细胞计数和中性粒细胞比例增高。⑥呕吐物、胃肠减压抽出液、肛门排出物为血性或腹腔穿刺抽出血性液。⑦腹部 X 线检查可见孤立、固定的肠袢。⑧经积极非手术治疗后症状、体征无明显改善者。

2.手术前后的护理

(1)术前准备:除上述非手术护理措施外,按腹部外科常规行术前准备。

(2)术后护理:①病情观察,观察患者生命体征、腹部症状和体征的变化,伤口敷料及引流情况,及早发现术后并发症;②卧位:麻醉清醒、血压平稳后取半卧位;③禁食、胃肠减压,待排气后,逐步恢复饮食;④防止感染:遵照医嘱应用抗生素;⑤鼓励患者早期活动。

(王　利)

第十节　小　肠　破　裂

一、概述

小肠是消化管中最长的一段肌性管道,也是消化与吸收营养物质的重要场所。人类小肠全长 3~9 m,平均 5~7 m,个体差异很大。分为十二指肠、空肠和回肠 3 部分,十二指肠属上消化道,空肠及其以下肠段属下消化道。

各种外力的作用所致的小肠穿孔称为小肠破裂。小肠破裂在战时和平时均较常见,多见于交通事故、工矿事故、生活事故如坠落、挤压、刀伤和火器伤。小肠可因穿透性与闭合性损伤造成肠管破裂或肠系膜撕裂。小肠占满整个腹部,又无骨骼保护,因此易于受到损伤。由于小肠壁厚,血运丰富,故无论是穿孔修补或肠段切除吻合术,其成功率均较高,发生肠瘘的机会少。

二、护理评估

(一)健康史

了解患者腹部损伤的时间、地点及致伤源、伤情、就诊前的急救措施、受伤至就诊之间的病情变化,如果患者神志不清,应询问目击人员。

(二)临床表现

小肠破裂后在早期即产生明显的腹膜炎的体征,这是因为肠管破裂肠内容物溢出腹腔所致。症状以腹痛为主,程度轻重不同,可伴有恶心及呕吐,腹部检查肠鸣音消失,腹膜刺激征明显。

小肠损伤初期一般均有轻重不等的休克症状,休克的深度除与损伤程度有关外,主要取决于内出血的多少,表现为面色苍白、烦躁不安、脉搏细速、血压下降、皮肤发冷等。若为多发性小肠损伤或肠系膜撕裂大出血,可迅速发生休克并进行性恶化。

(三)辅助检查

(1)实验室检查:白细胞计数升高说明腹腔炎症;血红蛋白含量取决于内出血的程度,内出血少时变化不大。

（2）X 线检查：X 线透视或摄片检查有无气腹与肠麻痹的征象，因为一般情况下小肠内气体很少，且损伤后伤口很快被封闭，不但膈下游离气体少见，且使一部分患者早期症状隐匿。因此，阳性气腹有诊断价值，但阴性结果也不能排除小肠破裂。

（3）腹部 B 超检查：对小肠及肠系膜血肿、腹水均有重要的诊断价值。

（4）CT 或磁共振检查：对小肠损伤有一定诊断价值，而且可对其他脏器进行检查，有时可能发现一些未曾预料的损伤，有助于减少漏诊。

（5）腹腔穿刺有混浊的液体或胆汁色的液体，说明肠破裂，穿刺液中白细胞、淀粉酶含量均升高。

（四）治疗原则

小肠破裂的诊断一旦确诊，应立即进行手术治疗。手术方式以简单修补为主。肠管损伤严重时，则应做部分小肠切除吻合术。

（五）心理-社会因素

小肠损伤大多在意外情况下突然发生，加之伤口、出血及内脏脱出的视觉刺激和对预后的担忧，患者多表现为紧张、焦虑、恐惧。应了解其患病后的心理反应，对本病的认知程度和心理承受能力，家属及亲友对其支持情况、经济承受能力等。

三、护理问题

（一）有体液不足的危险
危险与创伤致腹腔内出血、体液过量丢失、渗出及呕吐有关。
（二）焦虑、恐惧
焦虑、恐惧与意外创伤的刺激、疼痛、出血、内脏脱出的视觉刺激及担心疾病的预后等有关。
（三）体温过高
体温过高与腹腔内感染毒素吸收和伤口感染等因素有关。
（四）疼痛
疼痛与小肠破裂或手术有关。
（五）潜在并发症
腹腔感染、肠瘘、失血性休克。
（六）营养失调
低于机体需要量与消化道的吸收面积减少有关。

四、护理目标

（1）患者体液平衡得到维持，生命体征稳定。
（2）患者情绪稳定，焦虑或恐惧减轻，主动配合医护工作。
（3）患者体温维持正常。
（4）患者主诉疼痛有所缓解。
（5）护士密切观察病情变化，如发现异常，及时报告医师，并配合处理。
（6）患者体重不下降。

五、护理措施

(一)一般护理

(1)伤口处理:对开放性腹部损伤者,妥善处理伤口,及时止血和包扎固定。若有肠管脱出,可用消毒或清洁器皿覆盖保护后再包扎,以免肠管受压、缺血而坏死。

(2)病情观察:密切观察生命体征的变化,每15分钟测定脉搏、呼吸、血压一次。重视患者的主诉,若主诉心慌、脉快、出冷汗等,及时报告医师。不注射止痛药(诊断明确者除外),以免掩盖伤情。不随意搬动伤者,以免加重病情。

(3)腹部检查:每30分钟检查一次腹部体征,注意腹膜刺激征的程度和范围变化。

(4)禁食和灌肠:禁食和灌肠可避免肠内容物进一步溢出,造成腹腔感染或加重病情。

(5)补充液体和营养:注意纠正水、电解质及酸碱平衡失调,保证输液通畅,对伴有休克或重症腹膜炎的患者可进行中心静脉补液,这不仅可以保证及时大量的液体输入,而且有利于中心静脉压的监测,根据患者具体情况,适量补给全血、血浆或人血清蛋白,尽可能补给足够的热量和蛋白质、氨基酸及维生素等。

(二)心理护理

关心患者,加强交流,讲解相关病情、治疗方式及预后,使患者了解自己的病情,消除患者的焦虑和恐惧,保持良好的心理状态,并与其一起制定合适的应对机制,鼓励患者,增加治疗的信心。

(三)术后护理

(1)妥善安置患者:麻醉清醒后取半卧位,有利于腹腔炎症的局限,改善呼吸状态。了解手术的过程,查看手术的部位,对引流管、输液管、胃管及氧气管等进行妥善固定,做好护理记录。

(2)监测病情:观察患者血压、脉搏、呼吸、体温的变化。注意腹部体征的变化。适当应用止痛药,减轻患者的不适。若切口疼痛明显,应检查切口,排除感染。

(3)引流管的护理:腹腔引流管保持通畅,准确记录引流液的性状及量。腹腔引流液应为少量血性液,若为绿色或褐色渣样物,应警惕腹腔内感染或肠瘘的发生。

(4)饮食:继续禁食、胃肠减压,待肠功能逐渐恢复、肛门排气后,方可拔除胃肠减压管。拔除胃管当日可进清流质饮食,第2天进流质饮食,第3天进半流质饮食,逐渐过渡到普通饮食。

(5)营养支持:维持水、电解质和酸碱平衡,增加营养。维生素主要是在小肠被吸收,小肠部分切除后,要及时补充维生素C、维生素D、维生素K和复合B族维生素等维生素和微量元素钙、镁等,可经静脉、肌内注射或口服进行补充,预防贫血,促进伤口愈合。

(四)健康教育

(1)注意饮食卫生,避免暴饮暴食,进易消化食物,少食刺激性食物,避免腹部受凉和饭后剧烈活动,保持排便通畅。

(2)注意适当休息,加强锻炼,增加营养,特别是回肠切除的患者要长期定时补充维生素B_{12}等营养素。

(3)定期门诊随访。若有腹痛、腹胀、停止排便及伤口红、肿、热、痛等不适,应及时就诊。

(4)加强社会宣传,增进劳动保护、安全生产、安全行车、遵守交通规则等知识,避免损伤等意外的发生。

（5）普及各种急救知识，在发生意外损伤时，能进行简单的自救或急救。

（6）无论腹部损伤的轻重，都应经专业医务人员检查，以免贻误诊治。

（王　利）

第十一节　急性阑尾炎

一、概念

急性阑尾炎是外科最常见的急腹症之一，多发生于青壮年，以 20～30 岁为多，男性比女性发病率高。若能正确处理，绝大多数患者可以治愈，但如延误诊断治疗，可引起严重并发症，甚至造成死亡。

根据急性阑尾炎发病过程的病理解剖学变化，分为 4 种类型。

（一）急性单纯性阑尾炎

炎症主要侵及黏膜和黏膜下层，渐向肌层和浆膜层扩散。阑尾外观轻度肿胀，黏膜和黏膜下层充血、水肿，黏膜表面有小溃疡和出血点。浆膜轻度充血，表面可有少量纤维素性渗出物。

（二）急性化脓性阑尾炎

炎症主要侵及肌层和浆膜层。此时阑尾明显肿胀，阑尾黏膜的溃疡面加大，阑尾腔内有积脓。浆膜高度充血，有脓性渗出物。阑尾周围的腹腔内有少量混浊液。

（三）坏疽性及穿孔性阑尾炎

阑尾管壁坏死或部分坏死，呈暗紫色或黑色。如管腔梗阻又合并管壁坏死时，2/3 病例可发生穿孔，穿孔后可引起急性弥漫性腹膜炎。

（四）阑尾周围脓肿

急性阑尾炎化脓坏疽时，大网膜将坏疽阑尾包裹或将穿孔后形成的弥漫性腹膜炎局限，出现炎性肿块或形成阑尾周围脓肿。急性阑尾炎与阑尾管腔堵塞、胃肠道疾病影响、细菌入侵等因素有关。

二、临床表现

（一）腹痛

典型的急性阑尾炎多起于中上腹和脐周，数小时后腹痛转移并固定于右下腹，腹痛为持续性，阵发性加剧。早期阶段是由于管腔扩张和管壁肌收缩引起的内脏神经反射性疼痛，常不能确切定位。当阑尾炎症波及浆膜层和壁腹膜时，因后者受体神经支配，痛觉敏感，定位确切，疼痛即固定于右下腹。转移性右下腹痛是阑尾炎特征性的症状。据统计 70%～80% 急性阑尾炎患者具有这种典型的转移性腹痛的特点。不同病理类型阑尾炎的腹痛有差异。如单纯性阑尾炎是轻度隐痛；化脓性阑尾炎呈阵发性胀痛和剧痛；坏疽性阑尾炎呈持续性剧烈腹痛；穿孔性阑尾炎因阑尾管腔压力骤减，腹痛可暂时减轻，但出现腹膜炎后，腹痛呈持续性加剧。

（二）胃肠道症状

食欲缺乏、恶心、呕吐常很早发生，但多不严重，一部分患者可有腹泻（青年人多见）或便秘

（老年人多见）等。盆腔位阑尾炎时，炎症刺激直肠和膀胱，可引起里急后重和排尿痛。并发弥漫性腹膜炎时，可出现腹胀。

（三）全身症状

早期体温多正常或低热，体温在 38 ℃ 以下，患者有乏力、头痛等。化脓性阑尾炎坏疽穿孔后，体温明显升高，全身中毒症状重。如有寒战、高热、黄疸，应考虑为化脓性门静脉炎。

（四）体征

1.右下腹压痛

右下腹压痛是急性阑尾炎最重要的体征。压痛点常在脐与右髂前上棘连线中、外 1/3 交界处，也称为麦氏（Mcburney）点。随阑尾解剖位置的变异，压痛点可改变，但压痛点始终在一个固定的位置上，右下腹固定压痛是早期阑尾炎诊断的重要依据。

2.反跳痛（Blumberg 征）

用手指深压阑尾部位后迅速抬起手指，患者感到剧烈腹痛为反跳痛，表明炎症已经波及壁腹膜。

3.腹肌紧张

化脓性阑尾炎时，可出现腹肌紧张，阑尾炎坏疽穿孔时则更为明显。检查腹肌时，腹部两侧及上下应对比触诊，可准确判断有无腹肌紧张及其紧张程度。

4.结肠充气试验

用一手压住左下腹降结肠部，再用另一手反复压迫近侧结肠部，结肠内积气即可传至盲肠和阑尾部位，引起右下腹痛感者为阳性。

5.腰大肌试验

患者取左侧卧位，将右下肢向后过伸，引起右下腹痛者为阳性。提示阑尾位置靠后，炎症波及腰大肌（即后位阑尾炎）。

6.闭孔肌试验

患者取仰卧位，右髋和右膝均屈曲 90°，并将右股向内旋转，引起右下腹痛者为阳性，说明阑尾位置较低，炎症已波及闭孔肌（即低位性阑尾炎）。

7.直肠指诊

盆腔阑尾炎，直肠右前方可有触痛；盆腔脓肿者，可触及有弹性感的压缩包块。

三、辅助检查

（一）实验室检查

多数急性阑尾炎患者的白细胞数及中性粒细胞比例增高；尿常规检查可见有少量红细胞及白细胞。

（二）腹部 X 线平片检查

少数患者可发现阑尾粪石。

四、护理措施

急性阑尾炎诊断明确后，如无手术禁忌，原则上应早期手术治疗，既安全，又可防止并发症的发生。非手术治疗仅适用于早期单纯性阑尾炎或有手术禁忌证者。

(一)非手术治疗的护理

(1)体位:取半卧位卧床休息。

(2)禁食:减少肠蠕动,利于炎症局限,禁食期间给静脉补液。

(3)密切观察病情变化。①腹部症状和体征的变化:观察期间如腹痛突然减轻,并有明显的腹膜刺激征,且范围扩大,提示阑尾已穿孔,应立即手术治疗。②全身情况:观察精神状态,每4~6小时测量体温、脉搏、呼吸1次,若出现寒战、高热、黄疸,可能为门静脉炎,应及时通知医师处理。③观察期间每6~12小时查血常规1次。

(4)非手术治疗期间禁用吗啡类镇痛剂,以免掩盖病情。同时禁服泻药及灌肠,以免肠蠕动加快,肠内压增高,导致阑尾穿孔或炎症扩散。

(5)使用有效的抗生素抗感染。

(6)做好术前准备:非手术治疗期间如确定患者需手术治疗,应做好术前准备。

(二)术后护理

(1)卧位:术后血压平稳后,取半卧位,使炎性液体流至盆腔,防止膈下感染。

(2)饮食:通常在排气后进食。

(3)早期活动:术后24小时可起床活动,促进肠蠕动恢复,防止肠粘连,增进血液循环,促进伤口愈合。

(4)应用抗生素:化脓性或坏疽穿孔性阑尾炎术后应选用有效抗生素。

(5)做好腹腔引流管护理:保持引流通畅,并做好观察记录。根据病情变化,可在术后48~72小时酌情拔除。

(6)术后并发症的观察与护理。①切口感染:多因手术时污染伤口、腹腔引流不畅所致,阑尾坏疽或穿孔者尤易发生。术后3~5天体温逐渐升高,患者感觉伤口疼痛,切口周围皮肤有红肿、触痛,应及时发现并报告医师进行处理。②腹腔脓肿:由于腹腔残余感染或阑尾残端处理不当所致。常发生于术后5~7天。表现为体温持续升高或下降后又上升,有腹痛、腹胀、腹部包块,及里急后重感。应采取半卧位,使脓液流入盆腔,减少中毒反应。同时使用抗生素,未见好转者,应及时行手术切开引流。③腹腔出血:少见,但很严重。由于阑尾动脉结扎线脱落所致。常发生于术后几小时至数天内。患者有腹痛、腹胀,并伴有面色苍白、脉速、出冷汗、血压下降等出血性休克症状。必须立即平卧,氧气吸入,并与医师联系,静脉输血、输液,必要时手术止血。④粪瘘:少见。由于阑尾残端结扎线脱落或手术时误伤肠管所致。感染较局限,患者表现为持续低热、腹痛、切口不能愈合且有粪水不断地从肠腔流至腹腔或腹壁外。应及时更换伤口敷料,应用抗生素治疗后大多能治愈。如长期不能愈合,则需手术修补。

（王　利）

第四章

肛肠科护理

第一节　假膜性肠炎

假膜性肠炎是一种在应用抗生素治疗肠道或肠道外感染性疾病过程中,由于机体抵抗力下降、肠道菌群失调,从而出现新的肠道感染,主要发生于结肠的急性黏膜坏死性炎症,并覆有假膜。其主要表现为腹泻、腹痛、腹胀、发热,可伴发低蛋白血症、中毒性休克,甚至死亡。本病发病年龄多在中老年,女性多于男性。此病常见于应用抗生素治疗之后,目前已证实绝大多数患者是难辨梭状芽孢杆菌。感染引起,故为医源性并发症。

一、病因与发病机制

假膜性肠炎是由于使用抗生素不当或使用化疗药物引起的肠道二重感染,主要致病菌是难辨梭状芽孢杆菌。临床上几乎所有的抗生素都可诱发此病。

艰难梭菌感染的危险因素主要有以下:年龄＞65岁、住院时间延长、暴露于抗菌药物、使用化疗药物、中性粒细胞减少症、骨髓和实体器官移植、胃肠道手术、合并炎症性肠病、感染人类免疫缺陷病毒。临床上常见于消化道肿瘤患者手术后,或继发于其他严重的全身性疾病,如败血症、糖尿病、尿毒症、心力衰竭等,使用了大量的林可霉素、克林霉素、氨苄西林、头孢类抗生素等广谱抗生素,从而控制了肠道内的正常菌群,使难辨梭状芽孢杆菌得以迅速繁殖,产生大量毒素而致病。

假膜性肠炎主要发生在结肠,偶见于小肠等部位。病变肠腔扩张,腔内液体增加。病变肠黏膜的肉眼观察,可见到假膜脱落的大、小裸露区。显微镜下可见假膜系由纤维蛋白、中性粒细胞、单核细胞、黏蛋白及滑丝细胞细屑组成。黏膜固有层内有中性粒细胞、浆细胞及淋巴细胞浸润,重者腺体破坏断裂、细胞坏死。黏膜下层因炎性渗出而增厚,伴血管扩张、充血及微血栓形成。坏死一般限于黏膜层,严重病例可向黏膜下层延伸,偶有累及全层导致肠穿孔。

二、临床表现

假膜性肠炎的临床表现轻重不一,其主要症状是腹泻、腹痛、腹胀、发热。可伴发低蛋白血症、中毒性休克,甚至死亡。起病大多急骤,病情轻者仅有轻度腹泻,重者可呈暴发型,病情进展迅速。

(一)腹泻

腹泻是最主要的症状,腹泻物可呈黄绿色、蛋花样、米汤样或海蓝色稀水便,内含半透明黏膜样物(假膜),重者可解血水样便,并可排出呈肠管状的假膜。多在应用抗生素的 4～10 天或在停药后的 1～2 周,或于手术后 5～20 天发生。腹泻程度和次数不一,轻者腹泻每天 2～3 次,可在停用抗生素后自愈;重者有大量腹泻,大便每天可 30 余次之多,有时腹泻可持续 4～5 周,少数病例可排出斑块状假膜,血粪少见。腹泻后腹胀减轻,严重者可出现脱水征象,腹部压痛、腹肌紧张、肠胀气及肠鸣音减弱。

(二)腹痛

腹痛为较多见的症状。多位于下腹部,呈钝痛、胀痛或痉挛性疼痛,也可伴有腹胀、恶心、呕吐、发热等症状,易被误诊为急腹症。

(三)毒血症

患者表现包括心动过速、发热、谵妄,以及定向障碍等表现。重者常发生低血压、休克、严重脱水、电解质失衡以及代谢性酸中毒、少尿,甚至急性肾功能不全。

三、辅助检查

(一)实验室检查

粪便涂片检查,是否发现球/杆菌比例增高(即革兰阳性球菌大量增多,而阴性杆菌减少)。必要时可做粪便双酶梭状芽孢杆菌毒素中和法测定,以检查有无难辨梭状芽孢杆菌毒素存在。

(二)X 线检查

腹部平片可以发现肠管胀气和液平。

(三)CT 检查

假膜性肠炎最常见的 CT 表现是结肠壁增厚(弥漫性或节段性),3～32 mm 不等。在确定结肠病变范围方面,CT 优于肠镜,特别是严重病例不能耐受肠镜的假膜性肠炎患者。

(四)纤维结肠镜检查

可见黏膜发红、水肿,表面有斑块或已融合成的假膜。

四、治疗要点

(1)立即停用原有抗生素,轻型者停用后症状可自行缓解。

(2)对重症患者应加强对症支持疗法,纠正低蛋白血症、水电解质紊乱及酸碱失衡,纠正低血压及抗休克治疗,必要时可应用血管活性药物,严重营养不良者可予以全胃肠外营养。

(3)抗生素治疗:对于初次发病的轻、中度感染患者,甲硝唑是本病的首选治疗药物,一般用法为 200～400 mg,3～4 次/天,连服 1～2 周,95％的患者治疗有效。对于甲硝唑治疗无效、重度或复发的患者宜选择万古霉素口服治疗,该药在肠道内可达到高浓度,不宜采用静脉给药,一般用法为 0.25～0.5 g,4 次/天,连续使用 1～2 周,严重病例可能需要延长治疗时间。由于,甲硝唑和万古霉素可进一步破坏肠道微生态平衡,故假膜性肠炎停药后易复发,复发后再次使用仍然有效;但应注意,甲硝唑不应用作复发一次以上患者的治疗和长期治疗用药,因为其具有累积神经毒性作用的潜在危险。杆菌肽对革兰阳性菌有抗菌作用,可用于本病,常用剂量为 25 000 U,每天 4 次,口服 7～10 天,症状缓解与万古霉素相同,在消灭粪中病原菌方面不如万古霉素。杆菌肽的肾毒和耳毒性发生率高,不宜注射用药,但口服目前尚未发现不良反应。

(4)恢复肠道正常菌群:益生菌能明显缩短难辨梭状芽孢杆菌感染的持续时间,并且能改善患者胃肠道的不适症状,可选用含乳酸杆菌、双歧杆菌等的肠道益生菌,如培菲康、美常安等药物,这样有利于改善肠道菌群平衡,同时也有一定的治疗作用。

(5)外科手术治疗:如为暴发型病例,内科治疗无效,而病变主要在结肠,或并发肠梗阻、中毒性巨结肠,肠穿孔时,可考虑行结肠切除或改道性回肠造口。

五、护理评估

(一)患者的个人史与既往病史

评估患者年龄、性别、用药史;详细询问患者既往身体状况;尤其是近期是否有应用抗生素治疗肠道或肠道外感染性疾病的情况,治疗和护理经过,药物种类、剂量、疗效等。

(二)临床症状评估与观察

1.腹泻

轻如一般腹泻,重至严重血便。轻者大便 2～3 次/天,可在停用抗生素后自行缓解;重者有每天数次至数十次不等的水样便,有时可持续 4～5 周,颜色可为淡黄色、黄绿色、黑褐色,粪便中多有黏液,偶见假膜,可有血便,甚至柏油样便。

2.腹痛

腹痛为患者较为多见的症状,多位于下腹部,呈钝痛、胀痛或痉挛性疼痛,是否伴有腹胀、恶心、呕吐,查体时腹部是否出现反跳痛,注意和急腹症相鉴别。

3.其他症状

注意观察患者发热的程度、热期、热型;有无食欲减退、体重下降、脱水、口腔炎症等营养与代谢形态的改变;有无心动过速、全身软弱乏力、嗜睡、意识障碍等认知与感知形态的改变等。

(三)辅助检查

1.血液检查

白细胞计数增多,以中性粒细胞增多为主;常有低钾、低钠等电解质失常或酸碱平衡失调及低蛋白血症。

2.粪便检查

难辨梭状芽孢杆菌培养及毒素测定对诊断假膜性肠炎具有非常重要的意义。

3.结肠镜或者病理检查

提示假膜性肠炎。

4.X 线检查

腹平片可见肠管胀气和液平。

5.CT 检查

结肠壁增厚,皱襞增粗。

(四)心理-社会状况评估

评估患者的心理承受能力、性格类型;对假膜性肠炎的认识程度;是否有焦虑、恐惧心理;家属及亲友的关爱程度;以及患者的经济状况。

六、护理诊断

(一)腹泻

腹泻与抗生素抑制了肠道的正常菌群,肠毒素与细胞毒素刺激肠黏膜上皮细胞,水钠分泌增加有关。

(二)腹痛

腹痛与肠道炎症及痉挛有关。

(三)体温过高

体温过高与细菌毒素引起的毒血症有关。

(四)营养失调

低于机体需要量与腹泻、高热、腹胀导致肠道吸收障碍有关。

(五)有体液不足的危险

危险与细菌及其毒素作用于肠道黏膜,导致腹泻引起大量体液丢失有关。

(六)活动无耐力

活动无耐力与频繁腹泻导致电解质丢失致低钾有关。

(七)有肛周皮肤完整性受损的危险

危险与腹泻有关。

(八)知识缺乏

缺乏疾病相关知识。

(九)焦虑/恐惧

焦虑/恐惧与患者腹泻、腹痛有关。

七、护理措施

(一)一般护理

1.休息

为患者提供舒适安静的环境,病室内空气清新、调节合适的温度、相对湿度。频繁腹泻、全身症状明显者应卧床休息,伴发热、疲乏无力、严重脱水者应协助患者床边排便,以减少体力消耗。

2.采取有效降温措施

通常应用物理降温方法,如用冰袋冷敷前额、腹股沟及腋窝等处或头下置冰袋。但降温时应注意,冷敷时,避免持续长时间冰敷在同一部位,以防局部冻伤。注意周围循环情况,如脉搏细速、面色苍白、四肢厥冷的患者,禁用冷敷和酒精;应用药物降温时,注意出汗、低血压等不良反应,同时注意不可在短时间内将体温降得过低,以免大汗导致虚脱。

3.肛周皮肤护理

患者由于频繁腹泻,肛周皮肤长期受到粪便以及擦拭等刺激,易造成肛周皮肤黏膜水肿甚至破溃。每次便后应该用柔软的一次性无纺布使用温水对肛周皮肤动作轻柔地擦洗,避免用力搓擦。如果肛周皮肤已经发生红肿破溃,可以使用3M保护膜加肛周护肤粉保持局部清洁干燥,或涂抹护臀膏等。协助患者做好生活护理,将日常用品放置于患者随手可及的地方,定时巡视病房,满足患者各项生理需要。

4.饮食护理

腹泻频繁伴腹胀、腹痛较重者,应该给予禁食或流质饮食,静脉补充所需要的营养,让肠道得到充分休息。假膜性肠炎患者发热、腹泻,食欲下降,消化和吸收功能差,饮食应该以高热量、高蛋白、高维生素、少渣、少纤维素,易消化清淡流质或半流质饮食为原则,避免生冷、多渣、油腻或刺激性食物。少量多餐,可饮糖盐水。病情好转逐渐过渡至正常饮食。鼓励患者多喝酸奶,因为酸奶中有大量的益生菌,可以抑制致病菌生长,增强肠道黏膜屏障,益生菌还可以改善腹痛、腹胀等症状。

5.口腔护理

大量应用抗生素不但可以引起假膜性肠炎,还可以引起假膜性口腔溃疡。要观察患者口腔黏膜有无变化,要督促有自理能力的患者每天清洁口腔 2 次,经常用生理盐水漱口,减少感染机会,对不能自理的患者,护士协助做好口腔护理。

(二)心理护理

此病好发于机体免疫力低下人群,患者大多拥有基础疾病又并发假膜性肠炎。患者既担心原有疾病的治愈情况,又要承受并发症的折磨,患者难免产生焦虑、恐惧和悲观心理。因此心理护理显得尤为重要,应耐心地向患者讲解疾病的相关知识,鼓励患者树立战胜疾病的信心,稳定患者情绪,同时做好家属的思想工作,取得他们的配合,以最佳的心理状态,积极配合治疗。如果需要手术治疗应该向患者讲解手术的目的、名称,术前准备及术后注意事项,消除患者的恐惧心理。

(三)病情观察

1.腹泻

如果患者在使用抗生素的 4～10 天或在停药后的 1～2 周,或于手术后 5～20 天发生腹泻,应密切观察大便的颜色、气味、次数、性质、量,如果大便次数每天 5 次以上,粪便由黄色水酱状逐渐变为米汤样、蛋花样,应高度警惕假膜性肠炎的发生,应立刻通知医师,协助患者留取大便标本送检验科行大便常规检和细菌培养,疾病被确诊后,应注意观察粪便中假膜排出情况,有无出血等。

2.腹痛

观察患者腹痛的部位、性质、持续时间、缓解方式及腹部体征的变化,及时发现病情变化,避免肠穿孔及中毒性巨结肠的发生。

3.严密观察体温变化

注意发热的过程、热型、持续时间、伴随症状同时观察呼吸、脉搏及血压的变化;注意发热的伴随症状及程度,根据病情确定体温测量的间隔时间。实施物理或化学降温后,评价降温的效果,观察降温过程中患者有无虚脱等不适出现。注意饮水量、饮食摄入量、尿量及治疗效果。

4.观察病情变化

护士注意观察重症患者的生命体征和意识变化。严密监测生命体征、神志、尿量,观察有无面色苍白、四肢湿冷、血压下降、脉搏细速、尿少、烦躁等休克征象,通知医师,配合抢救。

(四)用药护理

(1)根据患者的情况,严格记录出入量,同时根据血液生化检查结果,制订出合理的输液计划,使各种药液能够均匀输入,及时调整输液的成分和数量,以防止发生水、电解质紊乱和酸碱平衡失调。

（2）掌握用药的准确时间及方法：要注意肠道微生态调节剂-益生菌药物的保存方法，及注意服药的水温不得超过40℃以保证其活性。蒙脱石散可影响其他药物的吸收，因此服用此药时应在两餐间空腹服用，同时此药不宜与微生态制剂、抗生素类同时服用，以免影响药效。

（五）做好消毒隔离，防交叉感染

做好各项消毒隔离防止交叉感染，外源性感染是假膜性肠炎的重要感染途径，确诊为假膜性肠炎后，即刻对患者进行床旁隔离。使用一次性便盆及专用量杯，患者的床单衣裤等污染物应装入专用袋，先消毒再清洗。接触患者前后应认真洗手，尤其是接触患者的分泌物、血液和大小便后。加强对家属和陪护人员的卫生宣教，做好自我防护工作。

八、护理评价

（1）体温恢复正常，腹痛症状减轻或缓解，大便次数减少或恢复正常排便。

（2）体重增加，贫血症状得到改善，患者不感到口渴，皮肤弹性良好，血压和心率在正常范围。

（3）肛周皮肤无红肿、破溃。

（4）并发症得到及时发现和处理。

（5）患者了解了假膜性肠炎的相关知识并能够予以预防，安全、有效地使用药物。

（6）患者焦虑恐惧心理减轻，感觉平静。

九、健康教育

（1）向患者及家属介绍假膜性肠炎的病因、疾病过程以及预防方法。

（2）指导患者正确留取大便常规标本，做大便培养标本时，选用无菌试管，护士用无菌棉签直接从肛门内蘸取，盖严无菌试管15分钟内送检，以提高检查结果的阳性率。

（3）指导患者合理选择饮食，指导患者选择小米粥、胡萝卜粥、山药粥、薏米粥、瘦肉粥、蒸熟的苹果等具有止泻作用的饮食。酸奶应在冰箱内低温保存，饮用前在40℃温水中间接加热，以免造成乳酸杆菌破坏。15%～60%的患者在初次治疗后可再次出现腹泻，建议患者在停药后继续饮用酸奶，以防再次腹泻，导致病情反复。

（4）指导合理用药，告知患者药物的名称、用法、用量、不良反应及使用时的注意事项，教会患者自我观察。

（5）发热期间指导指导患者多饮水，保持口腔清洁，勤刷牙。注意保持皮肤清洁，如伴有皮肤瘙痒，应避免过度抓挠、皮肤划破等，以免引起感染。出汗多时及时更换汗湿的衣物，避免再次受凉。

（6）协助患者及时更换被污染的衣裤，告知患者及家属肛周使用3 M保护膜时，必须远离肛周皮肤15～20 cm处按压喷洒方能在肛周形成保护膜，如果需要再次使用必须间隔30秒待干燥后再次使用。

（7）出院指导：出院后要注意休息，做好自我防护，注意腹部保暖，避免受凉，如有再次腹泻腹痛应随时就诊。

（孙菲菲）

第二节 直肠脱垂

直肠脱垂可分为直肠外脱垂和直肠内脱垂。脱垂的直肠如果超出了肛缘即为直肠外脱垂；直肠内脱垂指直肠黏膜层或全层套入远端直肠腔或肛管内而未脱出肛门的一种疾病。直肠内脱垂又称不完全直肠脱垂、隐性直肠脱垂。由于直肠黏膜松弛脱垂，特别是全层脱垂，可导致直肠容量适应性下降，排便困难、大便失禁和直肠孤立性溃疡等。直肠内脱垂是出口梗阻型便秘的最常见临床类型，31%～40%的排便异常患者排便造影检查可发现直肠内脱垂。

一、病因与发病机制

解剖因素，腹压增高，其他内痔或直肠息肉经常脱出，向下牵拉直肠黏膜，造成直肠黏膜脱垂。影像学及临床观察结果等均表明直肠内脱垂和直肠外脱垂的变化相似，手术所见盆腔组织器官变化基本相似；因此，多数学者认为两者是同一疾病的不同阶段，直肠外脱垂是直肠内脱垂进一步发展的结果。

二、临床表现

排便梗阻感、肛门坠胀、排便次数增多、排便不尽感，排便时直肠由肛门脱出，严重时不仅排便时脱出，在腹压增高时均可脱出，大便失禁、肛门瘙痒。黏液血便、腹痛、腹泻及相应的排尿障碍症状等。

三、辅助检查

(一)肛门直肠指检

指检时可触及直肠壶腹部黏膜折叠堆积、柔软光滑、上下移动，内脱垂的部分与肠壁之间可有环状沟。典型病例在直肠指检时让患者做排便动作，可触及套叠环。

(二)肛门镜检查

了解直肠黏膜是否存在炎症或孤立性溃疡以及痔疮。

(三)结肠镜及钡餐

排除大肠肿瘤、炎症等其他器质性疾病。

(四)排粪造影

排粪造影是诊断直肠内脱垂的主要手段，可以明确内脱垂的类型是直肠黏膜脱垂还是全层脱垂；明确内脱垂的部位：是高位、中位、低位；并可显示黏膜脱垂的深度。排粪造影的典型表现是直肠壁向远侧肠腔脱垂，肠腔变窄，近侧直肠进入远端的直肠和肛管，而鞘部呈杯口状。并常伴有盆底下降、直肠前突和耻骨直肠肌痉挛等。典型的影像学改变：直肠前壁脱垂、直肠全环内脱垂、肛管内直肠脱垂。

(五)盆腔多重造影

能准确全面了解是否伴有复杂性盆底功能障碍以及伴随盆底疝的直肠内脱垂。

(六)肌电图检查

肌电图是通过记录神经肌肉的生物电活动,从电生理角度来判断神经肌肉的功能变化,对判断括约肌、肛提肌的神经电活动情况有重要参考价值。

(七)直肠肛门测压

了解肛管的功能状态。

四、治疗要点

(一)非手术治疗

1.建立良好的排便习惯

让患者了解直肠脱垂发生、发展的原因,认识到过度用力排便会加重直肠脱垂和盆底肌肉神经的损伤。在排便困难时,应避免过度用力,避免排便时间过久。

2.提肛锻炼

直肠内脱垂多伴有盆底肌肉松弛,盆底下降,甚至阴部神经的牵拉损伤。坚持定期进行膝胸位下进行提肛锻炼,可增强盆底肌肉及肛门括约肌的力量。

3.饮食调节

多食富含纤维素的水果、蔬菜,多饮水,每天 2 000 mL 以上;必要时可口服润滑油或缓泻剂,使粪便软化易于排出。

(二)手术治疗

1.直肠黏膜下注射术

治疗部分脱垂的患者,按前后左右四点注射至直肠黏膜下,每点注药 1～2 mL。注射到直肠周围可治疗完全性脱垂,造成无菌炎症,使直肠固定。

2.脱垂黏膜切除术

对部分性黏膜脱垂患者,将脱出黏膜做切除缝合。

3.肛门环缩术

在肛门前后各切一小口,用血管钳在皮下绕肛门潜行分离,使两切口相通,置入金属线(或涤纶带)结成环状,使肛门容一指通过,以制止直肠脱垂。

4.直肠悬吊固定术

对重度的直肠完全性脱垂患者,经腹手术,游离直肠,用两条阔筋膜将直肠悬吊固定在骶骨岬筋膜上,抬高盆底,切除过长的乙状结肠。

5.脱垂肠管切除术

经会阴部切除直肠乙状结肠或经腹部游离直肠后,提高直肠,将直肠侧壁与骶骨骨膜固定,同时切除冗长的乙状结肠。

五、护理评估

(一)术前护理评估

(1)询问患者是否有慢性咳嗽、便秘、排便困难等腹压增高情况,既往是否有内痔或直肠息肉病史。

(2)了解排便情况,有无排便不尽感,排便时是否有肿物脱出,便后能否回纳。

(3)了解辅助检查结果及主要治疗方式。

(4)评估患者对疾病的病因、治疗和预防的认识水平,是否因疾病引起焦虑、不安等情绪。

(二)术后护理评估

(1)了解术中情况,包括手术、麻醉方式、术中用药、输血、出血等情况。

(2)了解患者的生命体征,伤口的渗血、出血情况,及早发现出血;了解术后排尿情况,及时处理尿潴留。

(3)了解血生化、血常规的检验结果。了解患者的饮食及排尿、排便情况。

(4)评估患者对术后饮食、活动、疾病预防的认知程度。

(5)对术后的肛门收缩训练是否配合,对术后的康复是否有信心,对出院后的继续肛门收缩训练是否清楚。

六、护理诊断

(一)急性疼痛

与直肠脱垂、排便梗阻有关。

(二)完整性受损

与肛周炎症、皮肤瘙痒等有关。

(三)潜在并发症

与出血、直肠脱垂有关。

(四)焦虑

与担心治疗效果有关。

七、护理措施

(一)术前护理措施

(1)观察患者排便情况,有无排便困难、排便不尽感,排便时是否有肿物脱出、便后能否回纳。

(2)是否有出血、肛门周围肿胀、疼痛、黏液、瘙痒,症状明显时,嘱其卧床休息,肛门局部给予热水坐浴,以减轻疼痛。

(3)鼓励患者进食高纤维的蔬菜、水果,如番薯叶、芹菜、韭菜、茼蒿及苹果、香蕉,主食以燕麦、麦皮、番薯等,以软化大便,缓解患者的排便困难。

(4)术前1天半流质饮食,术前晚进食流质,配合灌肠,以减少术后早期粪便排出。术前视手术和麻醉方式给予禁食禁饮。

(5)准备手术区域皮肤,保持肛门皮肤清洁。

(二)术后护理措施

(1)腰麻、硬膜外麻醉,术后需去枕平卧6小时,避免脑脊液从蛛网膜下腔针眼处漏出,致脑脊液压力降低引起头痛。监测脉搏、呼吸、血压6～8小时至生命体征平稳。

(2)做好排便管理:术后给予轻泻软便药乳果糖或麻仁丸及纤维增加剂,使粪便松软,易于排出。排便后及时坐浴和换药,以保持肛门周围皮肤清洁。

(3)术后3～5天,指导患者肛门收缩训练。

八、护理评价

(1)能配合术前的饮食,灌肠,保证粪便的排出。

（2）能配合坐浴、换药，肛周皮肤清洁。

（3）能配合术后的饮食、盆底肌锻炼及肛门收缩训练技巧。

（4）掌握复诊指征。

九、健康教育

（1）饮食指导：术后1~2天少渣半流质饮食，之后正常饮食，忌辛辣刺激性食物如辣椒及烈性酒等，进食高纤维的蔬菜、水果，如番薯叶、芹菜、韭菜、茼蒿及苹果、香蕉，主食以燕麦、麦皮、番薯等为主，以软化大便，利于粪便排出。

（2）肛门伤口的清洁：每天排便后用1∶5 000高锰酸钾溶液或温水坐浴，坐浴时应将局部创面全部浸入药液中，药液温度适中。

（3）改变如厕的不良习惯：如长时间蹲厕或阅读，减少排便努挣和腹压。

（4）肛门收缩训练：具体做法包括以下内容。戴手套，示指涂液状石蜡，轻轻插入患者肛内，嘱患者收缩会阴、肛门肌肉，感觉肛门收缩强劲有力为正确有效的收缩，嘱患者每次持续30秒以上。患者掌握正确方法后，嘱每天上午、中午、下午、睡前各锻炼1次，每次连续缩肛100下，每下30秒以上，术后早期锻炼次数依据患者耐受情况而定，要坚持，不可间断，至术后3个月。

（5）如发现排便困难、排便有肿物脱出，应及时就诊。

（孙菲菲）

第三节　大肠癌急性梗阻

大肠癌急性梗阻是常见的外科急腹症，是大肠癌晚期特征性表现之一，起病隐匿，发展缓慢，临床表现不典型，易被人们忽视，大肠癌急性梗阻病情发展快，病情重，一旦达到完全梗阻阶段，出现典型肠梗阻表现时，临床处理起来非常棘手。引起梗阻的主要为左半结肠，其中以乙状结肠癌最为多见，而直肠癌所引起的梗阻要少于乙状结肠癌。

一、病因

大肠癌急性肠梗阻是由于腹腔内肿瘤压迫导致肠腔缩窄、肠内容物通过障碍引起；结肠癌发生急性肠梗阻时，病变肠祥两端完全阻塞，称为闭祥性肠梗阻。大肠癌的病因尚未完全阐明，其因素可归纳为两大类。

（一）环境因素

1.饮食习惯

饮食以高蛋白、高脂肪、低纤维素的食品为主，过多摄入腌制及油煎炸食品可增加肠道内致癌物质，诱发大肠癌；维生素、微量元素及矿物质的缺乏均可增加大肠癌的发病率。

2.肠道细菌

肠道内细菌特别是厌氧菌对直肠癌的发生具有极为重要的作用，厌氧菌中又以梭状芽孢杆菌极为重要。

3.化学致癌物质

亚硝胺是导致肠癌发生最强烈的化学物质,与大肠癌的发生有密切联系,油煎和烘烤类食品也具有致癌作用。

(二)内在因素

1.遗传因素

10%～15%的大肠癌患者为遗传性结直肠肿瘤,常见的有家族性腺瘤性息肉病及遗传性非息肉病性结肠癌,在散发性大肠癌患者家族成员中,大肠癌的发病率高于一般人群。

2.血吸虫性结肠炎

血吸虫病流行区是结直肠癌的高发区,由于血吸虫卵长期积存在结直肠黏膜上,慢性炎症反复溃疡的形成和修复,导致黏膜的肉芽肿形成,继而发生癌变。

3.慢性溃疡性结肠炎

慢性溃疡性结肠炎是一种非特异性炎症,好发在直肠和乙状结肠,此病反复发作,病程越长,癌变率越高,一般在发病10年后每10年增加10%～20%的癌变率。

二、临床表现

(一)症状

大肠肿瘤生长缓慢,原发肿瘤的增长时间平均为620天。早期可无症状或缺乏特异性症状而未引起患者或医师注意,出现明显症状或出现梗阻症状就诊时已达晚期。一般的表现,如腹部隐痛不适,贫血、消瘦、消化不良、乏力、排便习惯性改变、便血等症状。以急性肠梗阻就诊的大肠癌表现具有典型的肠梗阻特征,而且结肠梗阻是闭锁性梗阻,出现梗阻后症状逐渐加重,进展快,需要及时救治,症状表现如下。

(1)腹痛:大肠癌的梗阻性疼痛为阵发性腹部绞痛,一般情况下是单纯性梗阻。

(2)呕吐:大肠癌急性梗阻可伴有呕吐,多为反射性,呕吐物以胃液和食物为主。低位梗阻时呕吐可伴有粪样物。

(3)腹胀:由于位置比较低,所以腹胀非常明显,而且由于回盲瓣的单向阀门的作用。结肠内气体和内容物聚积,腹胀无法缓解。

(4)停止排便和排气。

(二)体征

腹部经检查可观察到有不同程度的腹胀,腹壁比较薄的患者,可见到肠型大肠蠕动、肠型在大肠蠕动腹痛发作时明显。触诊时单纯结肠梗阻腹壁柔软,按之有如充气的球囊,有时在梗阻的部位可有压痛。腹部叩诊呈鼓音,肠鸣音亢进,有时不用听诊器就可听到。而且可有气过水声及高调的金属音。

三、辅助检查

(一)X线检查

腹部立位和卧位X线片有典型的肠梗阻表现,立位腹部X线片可呈现气液平面,小肠黏膜环状皱襞可显示"鱼肋骨刺"状改变,结肠可见结肠袋,根据气液平面位置大概可以判断梗阻部位。但如果结肠内气体少而多为肠内容物,气液平面可不明显。

（二）CT 及 MRI 检查

可显示扩张的结肠，增强 CT 可显示肿块影。CT 及 MRI 检查除提示结直肠梗阻外还可评估肿瘤的浸润深度，壁外侵犯程度和转移情况。

（三）B 超检查

在腹部检查扪及肿块时，B 超检查可帮助判断肿块是否为实质性或非实质性，同时超声探测肿块有无转移灶。

（四）纤维结肠镜检查

纤维结肠镜检查是诊断结、直肠癌最可靠的方法，但急性梗阻的情况下肠道准备难度大，只能靠灌肠清洁肠道，同时取病理。

四、治疗要点

大肠癌急性梗阻需立即行急诊手术，术前准备要在最短的时间内完成，包括常规的检查。准备完成后应立即急诊治疗。常用手术方式如下。

（一）单纯造口术

即在梗阻近端做结肠造瘘，术中根据肿瘤位置选择造瘘位置，此手术方式适用于年龄大，一般情况不佳，基础病较多等情况的患者。优点是手术简单、省时、风险小；缺点是肿瘤未切除，需要二期手术。

（二）Hartmann 手术

该手术是目前最常用的术式，适用于一般情况尚可，心肺功能良好的患者。手术中将肠管距肿瘤下缘一定长度切断，远端封闭，近端结肠造口。

（三）一期切除吻合术

对于右半结肠一期切除吻合及手术方式早已确定，实践证明只要患者全身状况良好，无严重并发症，肠管血运良好，水肿轻，施行一期右半结肠及横结肠切除、吻合是安全可靠的。而对于左半结肠一期切除吻合仍缺乏大量病例研究报道，争议较大，近年来随着认识的深入，手术技术的进步发展，有部分病例采用。

五、护理评估

（一）术前评估

1.健康史

（1）一般资料：了解患者年龄、性别、饮食习惯。有无烟酒嗜好。了解患者沟通能力，职业等一般情况。

（2）家族史：了解家族中有无腺瘤性息肉病及遗传性非息肉病性结肠癌患者。

（3）既往史：患者有无血吸虫性结肠炎及慢性溃疡性结肠炎病史，患者是否有动脉粥样硬化、手术史、过敏史。是否合并糖尿病、高血压、心脏病、慢性肺部疾病等。

2.身体状况

（1）症状：患者有无腹痛、呕吐、腹胀、停止排便和排气等肠梗阻症状，有无腹部隐痛不适，贫血、消瘦、消化不良、乏力等症状，有无排便习惯性改变，便血等症状。评估生命体征，心肺功能及营养状态，有无眼窝凹陷，脱水体征，有无水，电解质紊乱，酸碱失衡及休克表现。

（2）体征：有无腹部压痛和腹膜刺激征，有无肠鸣音亢进或肠鸣音减弱或消失，有无气过水音。

(3)辅助检查：血常规，术前常规检查及凝血，X线、CT、MRI、B超检查、结肠镜检查、实验室检查是否提示有水、电解质紊乱及酸碱失衡情况。

3.心理-社会状况

评估患者和家属对疾病的认知程度，有无焦虑、恐惧等影响疾病康复的心理状况；评估患者及家属是否接受治疗护理方案，对手术可能导致的并发症有无足够的心理承受能力以及家庭经济能力。

(二)术后评估

1.手术情况

了解患者手术方式、麻醉方式，手术过程是否顺利，术中有无出血及出血量，有无输血。

2.康复情况

术后观察患者生命特征是否平稳，引流是否通畅，引流液的颜色、性质、量。记录24小时出入量。造瘘口是否保持清洁干燥，有无腹腔感染。评估患者有无出血、腹痛、尿潴留、肺水肿、心功能衰竭以及肺部感染等并发症。评估患者伤口愈合情况，营养状况是否得到保证。

3.心理-社会状况

了解患者术后心理适应程度，能否生活自理。对目前治疗是否达到期望。

六、护理诊断

(1)疼痛：与肠蠕动增强、肠壁缺血及手术创伤有关。

(2)焦虑：与对于疾病的治疗缺乏信心，担心术后康复有关。

(3)营养失调：低于机体需要量，与手术造成体液丢失、炎症引起的机体消耗增加有关。

(4)缺乏有关术前准备知识及术后治疗康复知识。

(5)潜在并发症：感染、出血、尿潴留、肺部感染、心功能衰竭等。

七、护理措施

(一)术前护理

1.常规准备

遵医嘱做好血常规、血型、出凝血时间、尿常规、便常规、肝肾心肺功能等检查，根据辅助检查确定手术方式。

2.心理护理

了解患者对于疾病的认知与心理状态，理解关心患者，告诉患者有关于疾病及手术治疗的必要性，耐心解答患者提问，鼓励患者积极配合治疗和护理。

3.饮食护理

术前如有营养不良，给予患者高蛋白、高热量、高维生素、易消化清淡饮食。

4.皮肤、肠道准备

剃除手术部位毛发，注意防止损伤皮肤。术前3天进流质饮食，遵医嘱给予清洁灌肠或口服缓泻药物，术前排空大便，清洁肠道。

5.对症处理

纠正水、电解质紊乱，留置胃管进行胃肠减压，留置尿管。疼痛患者可遵医嘱应用止痛药物，并密切观察患者用药后反应。

(二)术后护理

1.病情观察

术后密切观察生命体征变化,至少每30分钟测生命体征1次,直至血压平稳,如果病情较重,仍需每1～2小时测量1次;详细记录患者24小时出入量,保留尿管,密切观察尿量变化,防止尿路感染;维持水、电解质以及酸碱平衡,维持有效循环血量。密切关注患者主诉,注意体征变化,及时发现异常情况,并通知医师处理;观察患者神志、体温、切口渗血渗液、有无内出血等情况。

2.体位护理

患者手术后给予平卧位。全麻未清醒者头偏向一侧,注意有无呕吐,保持呼吸道通畅。全麻清醒或硬膜外麻醉患者平卧6小时,生命体征平稳后改半卧位,以利于腹腔引流,减轻腹痛,并鼓励患者早期活动。

3.持续胃肠减压

保持通畅,待结肠造瘘开放或肛门排气后停止胃肠减压。

4.营养支持

根据患者的营养状况给予营养支持,术后给予全胃肠外营养,待排气排便后逐渐过渡到肠内营养。

5.预防感染

合理应用抗生素,患者全身情况得到改善、临床感染症状消失后,可停用抗生素。保证有效引流,妥善固定各引流装置、引流管,防止脱出、曲折受压,维持有效引流,准确记录引流液的量、颜色和性状,患者无发热和腹胀、白细胞恢复正常,可考虑拔除引流管。

6.肠造口的护理

术后有造瘘口的患者,造瘘口第1次排便前应耐心解释说明造瘘的目的,使患者了解造瘘口的护理,排便后必须及时清洗干净,保持造瘘口周围皮肤干燥清洁,防止大便污染伤口。

7.伤口护理

观察伤口敷料是否干燥,有渗血或渗液时应及时更换敷料;观察伤口愈合情况,及早发现感染情况。

8.预防并发症

生命体征平稳时应协助患者翻身、叩背、指导患者有效咳嗽咳痰,必要时给予雾化吸入治疗,促使呼吸道分泌物排出,减少肺部感染的发生。高龄患者切忌补液速度过快,防止肺水肿和心功能衰竭的发生。观察患者有无尿潴留、腹痛、便血、出血等并发症,发现异常情况及时协助医师处理。

八、护理评价

(1)患者生命体征是否平稳。

(2)患者有无水、电解质紊乱或休克表现。

(3)患者各种引流管是否妥善固定,是否通畅。

(4)患者焦虑是否得到减轻,情绪是否稳定,能否顺利配合诊疗和护理。

(5)患者是否得到充分的营养支持。

(6)患者术后排尿、排便是否正常。

(7)患者及家属是否获得精神支持,是否掌握疾病有关知识,是否能复述健康教育内容。

(8)患者是否有并发症出现,若发生是否得到及时发现及处理。

九、健康教育

(一)疾病指导

为患者讲解有关疾病治疗和护理方面的知识。

(二)饮食调整

讲解手术后恢复饮食的规律,鼓励循序渐进,少食多餐,多进食富含蛋白质、高热量、高维生素的食物,以提高机体防御能力,促进伤口愈合。少食刺激性的辛辣食物,避免暴饮暴食,忌饭后剧烈运动。

(三)早期活动

鼓励患者早期床上活动,根据病情好转和体力的恢复可下床活动,促进肠功能恢复,防止肠粘连,利于术后康复。适当参加体育锻炼,生活规律,保持心情舒畅。避免劳累和过度运动,保证充分休息,劳逸结合。

(四)保持排便通畅

便秘者可通过饮食调整,腹部按摩等方法保持大便通畅,必要时可服用缓泻剂,避免用力排便。

(五)随访指导

术后定期复查随访,每3~6个月门诊复查。指导患者自我监测,出现腹痛、呕吐、腹胀、停止排气排便或不适症状,及时到医院就诊。

(孙菲菲)

第四节　肛门湿疹

肛门湿疹是肛肠科常见的一种过敏性皮肤病。其病变多局限于肛门口及其肛周皮肤,也可延及会阴部及外生殖器等部位。临床以瘙痒、局部分泌物增多、皮疹呈多形、易复发为主要特点。由于其病程较长,分泌物反复刺激,故肛门及其肛周皮肤常常变厚、皮革样化,皮肤皲裂。本病任何年龄与性别均可发生。现代医学认为,其发生主要与变态反应、疾病因素(如消化不良、营养失调、新陈代谢障碍、内分泌失调、肠寄生虫病、肛瘘、痔、肛裂、脱肛、神经功能障碍)有关。

一、病因及发病机制

湿疹病因复杂多变,由多种因素相互影响而发病,包括物理的、化学的、生物的外界因素和机体内在的精神神经失衡,代谢功能障碍,器官功能失调。病因分原发性和继发性两种,前者原因不明,后者多由肛瘘、肛裂等炎症或分泌物刺激所致,常见因素有下列几种。

(一)变态反应

这是发病的主要原因,有内在和外在方面,如病灶感染,致敏的食物,药物或接触某些致敏物品。

（二）疾病因素

在某些疾病,如内分泌失调、营养不良、消化功能紊乱、肠道寄生虫病等的患病过程中,患者对某些过敏性物质感受性增强容易诱发。

（三）局部病变

如痔、肛瘘、肛裂、肛门失禁等疾病的慢性炎症刺激,也可诱发。

（四）刺激性因素

肛门直接受到碘酒、乙醇、强酸、强碱等刺激而诱发湿疹。

（五）神经功能障碍及内分泌失调

因过度疲劳、精神紧张、忧郁、失眠等也可诱发本病。

二、临床表现

（一）肛门潮湿

由于湿疹的分泌物而引起,轻则肛门终日潮湿,有腥臭气味,内裤发黄变硬,重则内裤黏附于肛门上,需经常用手将内裤从黏附处撕开,夜间尤为加重。

（二）瘙痒

瘙痒为初起症状,也是促使患者就医的症状之一,患者觉肛门及肛周皮肤瘙痒剧烈,自觉或不自觉地用手通过内裤揩擦局部,略觉舒适。

（三）多形性皮疹

皮疹形态表现多样,初起表现为患处皮肤潮红、肿胀,向健康皮肤蔓延,呈"红斑性湿疹";继而出现散在或片状的小米粒大小的丘疹,呈"丘疹性湿疹";继续发展,丘疹充满浆液,形成丘疱或水疱,呈"水疱样湿疹";感染后形成脓疱,呈"脓疱性湿疹"。

三、辅助检查

组织病理学检查:急性湿疹表现为表皮内海绵形成,真皮浅层毛细血管扩张,血管周围有淋巴细胞浸润,少数为中性和嗜酸性粒细胞;慢性湿疹表现为角化过度与角化不全,棘层肥厚明显,真皮浅层毛细血管壁增厚,胶原纤维变粗。

四、治疗要点

（一）一般治疗

（1）对急性湿疹、亚急性湿疹应积极寻找致病因素加以治疗。若为变态反应引起,应尽量避免内、外源性刺激;若为消化不良、肠寄生虫病、肛门疾病所引起,则积极治疗原发病;若为神经功能障碍所引起;则应做好解释和说服工作,帮助患者树立战胜疾病的信心。局部用药以湿敷为主。

（2）对慢性湿疹,因其反复发作、迁延不愈,则应注意护理,避免进食烟、酒、鱼、虾等刺激性食物和已知的过敏物品。还应避免外界刺激,如热水烫洗、肥皂和强烈的刺激性药物外用。尽量不用暴力搔抓,同时避免穿通透性不良、过紧过窄的内裤,内裤以柔软之棉纱制品为宜。另外,需特别指出的是,应注意激素类药物的使用量。应该说,皮质激素外用,如氟轻松、地塞米松丙二醇、肤疾宁等药物的使用有肯定的疗效。但若使用时间过长,可形成对该类药物的依赖性,非用不可,用久疗效却逐渐减退,甚至出现对机体的不良反应,故临床一定要谨慎使用。

另外,据临床报道,有人用口腔溃疡膜治疗渗出较多的湿疹疗效良好。具体方法:患处用0.1%新洁尔灭液消毒后,利用疮面湿度将口腔溃疡膜一片片排列贴敷于患处,将患处全部覆盖,表面用消毒纱布覆盖,并用胶布固定,每天1~2次。

(二)药物治疗

1.内服药

(1)抗组胺类药:可选择1~2种服用,盐酸苯海拉明、氯苯那敏、异丙嗪等。

(2)非特异性脱敏疗法:可用5%溴化钙或10%葡萄糖酸钙10 mL静脉注射,每天1次。也可口服维生素C片500 mg,每天3次。

(3)镇静剂:可口服氯丙嗪25 mg,每天3次,或晚饭后与睡前各服1次。

2.外用药

(1)对急性湿疹,渗液多的应用湿敷,可用5%硼酸溶液或5%醋酸铝溶液,也可用1:20硫酸铜溶液或2%间苯二酚,0.1%依沙吖啶溶液,热敷可用1:8 000或1:10 000的高锰酸钾溶液。

(2)对慢性湿疹:可用3%~5%糖馏油糊剂或2%~5%的硫磺煤焦油糊剂,也可先用乳剂(配方:樟脑2 g,薄荷脑2 g,硫磺2 g,水杨酸2 g,香脂加至100 g)薄涂一层后可再扑粉剂(配方:樟脑5 g,薄荷脑4 g,苯佐卡因10 g,氧化锌20 g,滑石粉加至100 g)。

五、护理评估

(一)发病诱因

1.外界因素

(1)衣:如果内裤是非棉质的或者是穿着过于紧身的衣裤,肛门周围流出的汗液就很难挥发出去,对于女性,白带增多时很容易出现潮湿的情况,继而引发肛门瘙痒症状。

(2)食:在饮食上如果过多的摄入不利于肠道健康的食物,如海鲜、辛辣食物,很容易损伤肠道正常功能,导致肛门疾病发生。

(3)住:如果居住处过于潮湿或者干燥,身体就会出现一定的不适应现象。

(4)行:对于一些需要长时间走动或者是站立的人,出现肛肠疾病的概率要比别人高出很多。这样诱发肛门湿疹的情况也会增加很多。

2.内部原因

(1)全身疾病:对于糖尿病或者是汗腺炎这类全身症状患者来说,由于疾病因素经常会诱发肛门不适的情况,如瘙痒。瘙痒症状长期得不到很好的控制,就会诱发肛门湿疹这样症状的疾病。

(2)肛肠疾病:对于一些常见的疾病,如痔疮、肛瘘等,当症状恶化时,很容易使肛周皮肤受到分泌物或者是脓液等刺激,导致众多不适症状发生。

(3)身体自身因素:通常情况下,年纪较大或者是身体比较虚弱者,出现肛门湿疹的情况还是较为常见的。这主要和肛门括约肌的正常功能退化有关。

(4)精神因素:长期处于高压、紧张或者是兴奋的情况下,也会使神经末梢受到刺激,继而出现肛门瘙痒的情况。

肛门湿疹会引起肛门瘙痒,并反复发作,而且任何年龄均可发作肛门湿疹。

(二)过去健康状况

1.原发性和继发性肛门湿疹

原发性湿疹病因复杂多变原因不明,物理的、化学的、生物的外界因素和机体内在的精神神经失衡,代谢功能障碍,器官功能失调,表现于临床是一种非特异性变态反应,难以确认某一单纯因素引发湿疹,也难以用排除某一因素而使症状缓解而痊愈,病因分原发性和继发性两种,继发性肛门湿疹多由肛瘘,肛裂等炎症或分泌物刺激所致。

2.变态反应和疾病史

变态反应是发病的主要原因,有内在和外在两方面,如病灶感染,致敏的食物、药物或接触某些致敏物品。在某些疾病,如内分泌失调、营养不良、消化功能紊乱、肠道寄生虫病等的患病过程中,患者对某些过敏性物质感受性增强容易诱发。

3.局部病变及其他因素

患痔、肛裂、肛门失禁等疾病,则都会诱发肛门湿疹。如果肛门直接受到碘酒或者乙醇等刺激,则也会诱发湿疹的。同时过度劳累、精神紧张、失眠等,也会诱发湿疹。

(三)生活状况和自理程度

1.长期熬夜、作息紊乱

过于操劳,经常熬夜睡眠不足,影响到皮肤及内分泌,大大增加患上湿疹的概率;秋季冷暖温差大,加上花粉、尘螨等各种刺激,皮肤如果稍微脆弱一点,会出现湿疹的现象。

2.饮食

进食海鲜、牛羊肉、酒过量,容易诱发各种过敏和肛门湿疹。

3.局部皮肤污染

湿疹本身已破坏了皮肤的屏障功能,若不注意保持清洁,如长期肛瘘、肛裂等炎症或分泌物刺激,引起感染、发炎、化脓,使许多微生物趁机而入,则加重湿疹的症状,延长康复时间。

4.情绪不稳定

皮肤是人的"心理器官",生活起居没有规律、压抑、紧张、焦急、恐惧,可诱发和加重病情。

(四)心理-社会状况

1.耻于就医

对于肛门湿疹,很多女性患者由于羞涩感,不好意思去医院诊治,而自行盲目用药治疗,认为抹点药膏就会好,殊不知这种认识是错误的。针对肛门湿疹的药膏,大都是一些刺激性的药物,虽对瘙痒有一定的缓解但不利于长期的治疗,因临床上肛门湿疹的形成原因有很多种,盲目的用药,只能祛除表面症状,而不能针对性地治疗瘙痒,若是由疾病引起的瘙痒,久拖不治还会加重病情。

2.过度洁癖

患者要注意保持肛门的卫生、干爽,每天用温水清洗肛门处,便后用柔软的纸巾轻轻擦干。但是要注意避免用热水烫洗,避免用肥皂等碱性较强的物质清洗肛门,这样会洗掉肛周皮肤皮脂,破坏肛门皮肤环境,引起肛门湿疹。

3.烫水熏洗肛周皮肤的习惯

很多肛门湿疹患者喜欢用烫水熏洗肛周皮肤的方法治疗肛门湿疹,虽然能够达到一时解痒之痛快。如此清洗法,不但没有减轻病情,反而促使瘙痒、渗出加重了。这是因为过烫的水刺激了肛门皮肤,引起分泌物增多、渗出浸淫,导致局部皮肤的炎症加重,使病情长期不能治愈。因此,肛门湿疹患者,不能用烫水清洗肛门。

六、护理措施

(1)生活有规律,避免长时间久坐。

(2)瘙痒严重时避免抓挠,以免破溃。

(3)肛门湿疹患者还应避免用肥皂刷洗,热水烫洗患处。

(4)在饮食方面要避免吃刺激性的食物,如虾、蟹、辣椒等。

(5)保持良好的心态,要尽量积极地治疗本病。

(6)向患者讲解疾病的原因,对患者的不舒适表示同情和理解。

七、护理评价

参照中药新药临床研究指导原则(试行)进行瘙痒程度评分。0分,无瘙痒;5分,轻度瘙痒,偶尔发作;10分,阵发性瘙痒,时轻时重;15分,瘙痒剧烈,影响工作和睡眠。

临床疗效标准,参照《中医病症诊断疗效标准》中药新药临床研究指导原则(试行)。治愈:皮疹全部消退,症状消失,皮肤恢复正常,1年内无复发;好转:肛门不适感减轻,皮损有所减轻;无效:皮损消退不足30%,治疗前后症状和皮损无明显改善。

八、健康教育

(1)正确求医,到正规医院检查、治疗,避免误诊、误治。

(2)早发现,早治疗。

(3)遵医嘱进行治疗,勿自行使用刺激性强的外用药。

(4)性伴侣应同时诊治。

(5)治疗期间避免性生活。

(6)治疗期间遇药物反应等,应及时到正规医院检查咨询。

(7)定期复查对判断治疗和预后很有意义。

(8)注意消毒隔离,内衣裤要勤烫洗,不要与家人混在一起洗,分开使用浴盆,与小孩分床睡。

(9)保持良好情绪、营养及适当锻炼,可降低复发率。

(10)检查是否合并其他性病,如梅毒、艾滋病等。

(孙菲菲)

第五节　肛门瘙痒症

肛门瘙痒症是一种常见的局部瘙痒症。肛门部有时有轻微发痒,如瘙痒严重,经久不愈则成为瘙痒症。它是一种常见的局限性神经功能障碍性皮肤病。一般只限于肛门周围,有的可蔓延到会阴、外阴或阴囊后方。

一、病因及发病机制

肛门瘙痒症是局限于肛门局部的瘙痒症,多与肛门及直肠疾病有关,或继发于肛门直肠疾病。局部炎症充血使皮肤循环增加,温度上升,臀间又是不易散热的部位,促使汗液排泄增多,湿润浸渍,引起不适和瘙痒。初发病患者常以热水烫洗或较长时间外用含有类固醇皮质激素等药涂敷,虽可一时缓解瘙痒症,日久可形成瘙痒不良刺激,使局部症状更加严重。嗜食辛辣食品也可引起肛门瘙痒,卫生习惯不良,不及时清洗肛门会阴,隔裤搔抓摩擦,可使瘙痒加剧。着装不良,穿着窄小的衣裤,或穿质地不适的内裤如某些化纤织衣物或厚实而粗糙衣物,使臀围汗液不易散发及摩擦也可诱发肛门瘙痒。

二、临床表现

本病初期,仅限于肛门周围皮肤瘙痒,时轻时重,有时刺痛或灼痛,有时如虫行蚁走,有时如蚊咬火烤,有时剧痒难忍,入夜更甚,令人坐卧不安。由于瘙痒使皮肤溃烂、渗出、结痂,长期不愈,致肛周皮肤增厚,皱襞肥厚粗糙呈放射状褶纹,苔藓样变,色素沉着或色素脱失,蔓延至会阴、阴囊、阴唇或骶尾部。患病日久,易继发皲裂。久之可引起神经衰弱,精神萎靡,食不知味,夜不成眠。

三、辅助检查

根据典型的肛门瘙痒史,结合临床症状、体征,对本病不难诊断,但要明确病因则比较困难。一般肛门局部有原发病变为继发性瘙痒症,否则为原发性瘙痒症。此外,还应进行全身体检,有针对性地做必要的实验室检查,如血、尿、大便常规,肝、肾功能,尿糖、血糖、糖耐量试验及活组织和涂片等检查。

四、治疗要点

(1)治疗原发病或并发症,如痔、肛瘘、蛲虫病等。给予相应抗生素或抗菌药治疗合并感染。

(2)避免不适当的自疗,不少肛门瘙痒病患者不愿到医院就诊,采取不当的自我治疗,如用热水烫洗,外用高浓度类固醇皮质激素或含对抗刺激药物,自购某些粗制家用理疗器械自疗等,这些方法弊多利少,仅能有暂时抑制瘙痒,日久致使病变迁延增剧,应劝告患者停用。

(3)注意卫生,不食或少食刺激性食物,如辛辣食品、浓茶和咖啡、烈性酒等。衣裤应宽松合体,贴身内衣以棉织品为好。

(4)局限性肛门瘙痒病的药物治疗应以局部外用治疗为主,全身治疗所用的各类药剂,如类固醇皮质激素、抗炎介质类制剂、各种镇静剂等对肛瘙痒并无明显止痒作用,但都有不少不良反应或不利影响,在没有明确适应证情况下应避免应用。

(5)对仅有局部瘙痒而肛门皮肤正常者,以硼酸水清洗冷敷肛门,若加冰块使水温在4～5 ℃冷敷。患者蹲位以纱布或脱脂棉冷敷肛门,每天早、晚各1次,每次约5分钟,冷敷后以干毛巾拭干局部,保持干燥。此型肛门瘙痒不宜外敷软膏,软膏妨碍散热,增多汗液易诱发瘙痒。宜用清凉干燥洗剂,如白色洗剂、炉甘石洗剂等。

(6)肛门皮肤呈粗糙肥厚的苔藓化损害者多有合并感染,可用适当抗生素或抗菌药剂,感染控制后,施行局部包封治疗;在清洗局部后,以乙醇或新洁尔灭溶液局部消毒,注射用泼尼松注射液或地塞米松注射液以注射针将药液滴于皮损部位,需使皮损充分浸入药液,患者感瘙痒减轻,局部药液干燥,再按病灶大小贴敷普通橡皮膏或含有止痒剂的软膏,也可用含有药物的成膜剂或凝胶剂作膜状包封。此方法宜于睡前施行,6~8小时后去除硬膏或成膜包封物,清洗局部,涂以干燥洗剂或止痒气雾剂喷涂。此法对缓解瘙痒促使苔藓化损害消退效果佳。

(7)注射疗法:将药物注射到皮下或皮内,破坏感觉神经,使局部感觉减退,症状消失,局部损伤治愈,约50%的患者可永久治愈。

(8)手术疗法:瘙痒经过上述治疗后不见好转或多次复发的,可用手术治疗。手术方法有除去肛门部皮肤神经支配和切除肛门部皮肤两种。

五、护理评估

(一)发病状况

多发生在20~40岁中年,20岁以下的青年较少,很少发生于儿童。男性比女性多见,习惯安静和不常运动的人多发生这种瘙痒症。继发性瘙痒症有明显致病原因,容易治疗;自发性或原因不明的不易治愈,也常复发,约占全部患者的50%。部分为全身性皮肤瘙痒病的局部症状,则多见于老年人。

(二)过去健康状况

1.全身因素

(1)如糖尿病、风湿病、痛风等和一些腹泻、便秘、黄疸等临床症状,都可以伴发肛门瘙痒症。

(2)在惊吓、精神忧郁或过度激动等精神因素存在时,也发生肛门瘙痒。

(3)妇女绝经期、男性更年期也可以引起肛门瘙痒。部分患者与家族遗传因素有关系。

2.局部因素

(1)寄生虫病:最常见的是蛲虫病,其瘙痒多在晚间睡眠时加重,这时肛门括约肌松弛,雌性蛲虫爬到肛门外产卵,从而刺激肛周皮肤引起奇痒。此外,阴虱、滴虫等也容易引起肛门的瘙痒。

(2)各种肛肠疾病:如痔疮、肛裂、脱肛、直肠炎,及肛门手术后均会因肛门周围分泌物增多,刺激皮肤发炎而引起瘙痒。

(3)肛门皮肤病:如肛门周围湿疹、神经性皮炎、股癣等皮肤病均可引起肛门瘙痒症状。患有痔的患者,粪便附着在痔体间或肛门皮肤的皱褶里,产生刺激,引起瘙痒和刺激的症状。

(三)生活习惯和自理程度

肛门瘙痒症多发生在:肛门周围不清洁,内裤过紧、过硬,不及时更换;搔抓肛门,用过硬的物品擦肛门;吃蔬菜、水果太少,或者吃刺激性食物,如辣椒、浓茶、咖啡、高度酒等;用带化工染料以及带有油墨字迹的纸张、植物叶等揩擦肛门;食用和接触对自己易产生过敏的食物、化学药品、花粉、辛辣等刺激性食物,以及某些药品;使病灶感染和致病的食物、药物或接触某些致敏物质;局部直接受到化学物质等刺激而诱发湿疹;过度劳累、精神紧张、忧郁、失眠等。儿童不洁生活习惯的肛门瘙痒以蛲虫病、形成机械刺激引起肛门瘙痒多见。

(四)心理-社会状况

疾病的敏感性导致患者的心理产生紧张、排斥等不良的状态,使其无法与医护人员进行有效的沟通,影响治疗的效果,使病情有发生反复的可能。或者患者因局部奇痒,多采用自疗,随意乱用药物,或者随意购买理疗器械等,要劝告患者及时就医。女性患者的心理比较脆弱和敏感,对于治疗也比较害羞,不对医护人员说明情况,延误治疗;此外,还有不注意饮食及卫生,食用辛辣的食物,咖啡、浓茶及烈酒等。

六、护理措施

(一)了解肛门瘙痒症的原因

肛门瘙痒症常表现为肛门周围皮肤有剧烈疼瘙痒感,肛门周围皮肤瘙痒多为长久不愈。局部炎症可以使皮肤充血水肿,循环增加,温度上升,会阴部本身散热较差,黏液汗液分泌较多,湿邪浸渍致不适瘙痒,部分肛门瘙痒症可以是全身性皮肤瘙痒病的局部症状。肛门直肠疾病:肛瘘、肛裂、痔、肛窦炎、肛乳头炎、肛门失禁等,使肛门口分泌物增多,潮湿刺激皮肤亦引起瘙痒。寄生虫局部刺激,神经末梢病变均引起肛门瘙痒。

(二)解除患者各种顾虑

肛周瘙痒与心理因素息息相关,有压力或焦虑时瘙痒可明显加重。肛肠患者有各种顾虑,如年轻女性害羞,老年患者不方便,痒痛难忍、精神紧张、这些不利心理因素将影响治疗。护理要掌握自己的语言艺术,护士的言行对患者影响极大,要接近患者,善待患者如亲人,想患者所想,急患者所急,随时掌握患者的心理变化,疏导患者,使患者精神愉快,思想放松,情绪稳定。要为患者负责,消除患者的不安情绪,在检查、治疗、护理时,动作宜正确、轻柔,尽量减少患者痛苦,要积极沟通,调动患者及家属的积极性,请其配合治疗,促进疾病的康复。

(三)注意清洁卫生

习惯不良,习惯太差,不及时洗肛门会阴,有粪便残留,致局部污染细菌滋生刺激。加之瘙痒难忍,搔抓摩擦,皮肤因搔抓出现抓痕、血痂、苔藓样硬化或湿疹样变,甚者可继发感染均可使瘙痒加剧。全身性原因和寄生虫感染当标本兼顾,积极治疗原发病并予以杀虫止痒。内衣太紧、被褥太厚、衣物粗糙、化纤内衣,肥胖,天气炎热多汗。汗液不易散发,或者过多、频繁使用肥皂等,也可诱发肛门瘙痒,所以要避免使用劣质的护肤洗涤用品,内衣应宽大舒适,衣料棉质,利于减少汗液的分泌,增加汗液及排泄物的挥发及排除,易于局部保持卫生干燥,减轻避免瘙痒的发生。

(四)指导合理用药

有人习惯在清洗时加入一些消毒剂,其实大可不必,有时甚至适得其反。因为人体的每个部位都有正常的菌群,由于消毒剂的使用,会破坏了正常菌群,影响其正常功能,肛门皮肤的真菌感染和细菌感染易致瘙痒。针对真菌感染要指导患者全身及局部用药。临症用灭虫止痒洗剂熏洗,热时先熏患处约15分钟,待药温适宜时坐浴清洗,清洗后拭干或吹干患处。对水温的要求一般不能太烫,以免损伤皮肤。高温止痒是一误区,水温应保持在正常体温左右,适宜人手即可。老年人局部皮肤感觉功能障碍,对水温不敏感,常常会在清洗中烫坏皮肤,亦加重肛门瘙痒症。每个人都要保持良好习惯,注意不要与他人共用卫生用具,公共场合积极防护,在公共场所感染真菌等,甚至淋病导致瘙痒者皆有之。

(五)正确的饮食护理

肛门是食物消化吸收后排出粪便的器官,建议患者合理的膳食可以促进康复。肛门瘙痒症患者饮食宜清淡,在日常饮食中应适当增加蔬菜、水果,保持大便通畅。肛门瘙痒也可以因嗜食辛辣食品所引起,要忌食辛辣刺激食物,忌食过敏食物及药物,忌饮酒,不宜浓茶、咖啡等。不切实际地过食补品,会犯"气有余便是火"之戒。火锅、炖品老汤等均应忌食,可有效地避免瘙痒症的发生。

（六）麻醉术后伤口疼痛影响

由于麻醉术后伤口疼痛等因素的影响，患者可能出现下腹部胀痛，自行排尿困难的现象。此时护士应鼓励患者自行排尿，可给予腹部按摩热毛巾热敷或利用听流水声以反射性诱导患者排尿，效果不佳应遵医嘱给予留置导尿。留置尿管期间，应每天进行会阴护理 2 次，防止尿路感染。

七、护理评价

疗效判定标准疗效判定：根据《中医病证诊断疗效标准》判定。①无效：临床症状无任何改善，瘙痒感及肛门周围皮肤受损无改善，病情无缓解，停药后即复发；②有效：肛门瘙痒感减轻，临床症状逐渐改善，肛门周围受损皮肤开始愈合，病情开始好转，停药一段时间后才复发；③显效：临床症状显著改善，肛门周围受损皮肤几乎全部愈合，病情显著好转，停药较长时间复发或不再复发，周围皮肤大部分恢复正常；④痊愈：临床症状完全消失，肛门周围皮肤恢复正常，病情消失，停药后不再复发。

八、健康教育

（1）多吃蔬菜、水果，不吃或少吃刺激性食物，如辣椒、浓茶、咖啡、高度酒等。过敏体质者应少食用易致过敏的食品，如鱼、虾等，避免接触引起过敏的化学物质。

（2）保持肛门清洁干燥，尽可能每晚清洗 1 次肛门。清洗肛周宜用温水，一般不用肥皂，尤其不能用碱性强的肥皂。清洗用的毛巾、脸盆等要专人专用，以免交叉感染。也不要一天洗好几次，这会将肛门附近的黏膜冲掉，导致肛门附近太干燥可能会导致肛门瘙痒。

（3）注意劳逸结合，保持心情愉快，防止过度紧张和焦虑不安，不搔抓肛门，不用过硬的物品擦肛门。痒的时候可涂止痒霜或激素膏；也可用冷水冲洗数分钟。如因瘙痒而影响睡眠，可在临睡前服氯苯那敏、赛庚啶和阿司咪唑等。

（4）内裤不要过紧、过硬，宜穿纯棉宽松合体的内裤，不要穿人造纤维内裤，并要勤洗勤换。便纸要用清洁柔软吸水的卫生纸，不要用带油墨字迹的纸张，或用植物叶、土块擦肛门，这容易使细菌、病毒感染造成肛门瘙痒。及时治疗引起肛门瘙痒症的局部和全身性疾病，如内痔、肛裂、肛瘘、腹泻、糖尿病、寄生虫病等。

（5）防止病毒感染、性传染病所造成的肛门瘙痒：除了治疗肛门瘙痒的症状外，也必须及早治疗病毒感染、性传染病等重大疾病，因此病患千万不要忽视肛门瘙痒的症状。如果发现了肛门瘙痒，最好采取相应的治疗措施，及时去医院就诊。

（孙菲菲）

第六节　肛门直肠神经症

肛门直肠神经症是指患者由于自主神经功能紊乱、肛门直肠神经失调而发生的一组综合征。本病是以肛门直肠异常感觉为主诉的神经系统功能性疾病。多见于生活压力大，心理素质较差，精神紧张多疑，情志不畅、心情急躁或性格内向的人群。

一、病因

目前认为肛门直肠神经症的发生常因心理和社会压力,衣物摩擦等因素诱发或加重。

二、临床表现

肛门直肠神经症患者表现为多种临床特点,包括躯体症状和精神症状,患者主诉肛门内有持续或阵发性的疼痛,有的疼痛甚至用强烈的止痛针药也无法缓解,有的感到肛门内有蚁虫爬行感觉,或觉得肛门有特殊臭味或自觉肛门潮湿。

此类患者思维意识正常,但因个体心理素质较差,情绪易低落,常伴有失眠、多梦、头痛、胸闷不适等神经衰弱症状,并有胃肠功能紊乱发生。

肛门直肠神经症病程持续时间较长。这类疾病发病率女性高于男性,更年期妇女更易发生。患者常因肛门直肠疾病的检查、诊疗过程中可能发生的失败或多次治疗无效而使患者精神上产生恐惧、悲观、疑惑心理,导致精神持续紧张,长期不良精神刺激,导致中枢神经活动过度紧张而加重本病。

三、辅助检查

肛门直肠神经症患者症状明显,但实验室检查阴性,无阳性体征,直肠指检、肛门镜检查、X线检查、肠镜、盆腔B超、腰椎或盆腔CT、MRI等一系列的检查,均未发现与主诉症状相应的器质性变化。

四、治疗要点

(一)心理身体状态

解除患者疑虑,减轻思想负担。鼓励患者建立乐观的情绪、良好的生活习惯,保证充足睡眠,注意劳逸结合。多参加各种文化娱乐活动和体育锻炼,调整神经系统功能,当体质改善和良好精神状态形成后,绝大多数青年患者不必服药就可得到疾病好转。

(二)药物治疗

精神紧张焦虑、失眠时,可服用地西泮等镇静药物;腹痛、腹泻时,可用解痉药物治疗;自主神经功能紊乱,可服用谷维素、复合维生素B等。还可遵医嘱运用中药对症治疗。

(三)饮食调整

应避免吃油腻、生冷、刺激性食物,不吸烟,不饮酒;多吃清淡、易消化食物,如水果、蔬菜、蛋白质丰富食物。

(四)中医针灸治疗

可针刺天枢、气海、关元、足三里、内关等穴,对本病也有较好疗效。

五、护理评估

(一)健康史

生活习惯、饮食、排便习惯以及诱发因素。

(二)基本情况

了解患者职业、是否压力大精神紧张、患病年龄、发病时间。

(三)身体状况

了解患者疼痛的程度,有无胃肠功能紊乱。

(四)评估各项辅助检查

直肠指诊、肛门镜检查、X 线检查、肠镜、盆腔 B 超、腰椎或盆腔 CT、MRI 等。

(五)心理-社会状况

患者焦虑程度,有无失眠、恐惧等精神症状。了解患者的家庭支持系统。

六、护理诊断

(一)疼痛

疼痛与自主神经功能紊乱、肛门直肠神经失调有关。

(二)焦虑

焦虑与疾病持续时间长,尝试多种治疗无效有关。

(三)知识缺乏

对于肛门直肠神经症的相关知识以及如何预防和治疗不了解。

七、护理措施

(一)心理护理

向患者讲解有关疾病知识,解除患者疑虑,减轻思想负担。鼓励患者多参加各种文化娱乐活动和体育锻炼,帮助其建立乐观的情绪和良好的生活习惯,以调整神经系统功能,强身健体,调节情志,与患者多沟通,鼓励其避免精神紧张因素。指导家属或朋友多关心,多陪伴,多鼓励患者,营造轻松的生活和工作氛围。

(二)病情观察

在患者出现焦虑、失眠影响正常作息时,遵医嘱可服用地西泮等镇静药物;出现腹痛、腹泻症状,遵医嘱应用解痉药物治疗;自主神经功能紊乱,遵医嘱可服用谷维素、复合维生素 B 等;还可遵医嘱应用中药对症治疗,注意密切观察患者用药后有无不良反应。

(三)营养支持

嘱患者避免吃生冷、油腻、刺激性食物,不吸烟,不饮酒;多食清淡、易消化食物,保证机体充分营养。

八、护理评价

(1)患者心理焦虑,精神紧张情况是否得到改善。

(2)患者疼痛是否减轻。

(3)患者自主神经紊乱症状是否得到改善。

(4)患者是否对疾病有了一定程度的认识了解,能否主动配合治疗和护理。

九、健康教育

(一)纠正不良生活习惯

在日常生活中保持良好的心理状态,避免工作节奏紧张,造成精神压力大,长期导致自主神经紊乱,肛门直肠神经失调。保持充足睡眠,不吸烟,不喝酒,建立良好的饮食习惯,多吃富含维生素、蛋白质类食物,多食粗粮,避免刺激性食物。平日避免穿着摩擦力大的衣物。

(二)加强锻炼

多参与体育活动,培养自己充分的兴趣爱好。老年人适当锻炼,注意劳逸结合,保持充足的睡眠。

(三)定期随访

增加对于疾病的认识。

(孙菲菲)

第七节　肛门直肠大出血

肛门直肠为下消化道出血的好发部位,出血时因肛门括约肌收缩,血液多向上逆流至结肠,当患者有便意时排出大量血便,导致血压下降甚至引起休克。对疑有肛门直肠大出血的患者,应做到密切观察,早发现,早治疗,防止因大出血而造成患者死亡。

一、病因

(一)直肠疾病

直肠息肉是直肠的良性肿瘤,便血多因息肉继发感染,带蒂息肉脱落所致,儿童多见。如果出现持续便血,伴下坠感,大便次数增加,有便秘与腹泻交替出现的情况,同时有体重在短期内明显下降的情况,则提示可能发生直肠恶变的可能,老年人应特别注意,少数直肠癌患者可发生急性大出血。

(二)结肠疾病

结肠也可有息肉与恶变发生,少数结肠癌患者亦可发生急性大出血。溃疡性结肠炎可致急性大出血,严重者造成肠外综合征,甚至死亡。细菌性痢疾也可引起便血。此外,一些比较少见的疾病,如肠套叠、肠伤寒、肠结核等,也偶见肛门直肠出血发生。

(三)肛门疾病

内痔、肛裂等肛门疾病是引起便血最常见的原因。

(四)全身性疾病

血液系统如白血病、再生障碍性贫血、原发性血小板减少性紫癜、血友病等;传染病如斑疹伤寒、流行性出血热、艾滋病等,都会出现便血。维生素 K 缺乏,中毒和严重感染如败血症、尿毒症后期等都会出现便血。

(五)其他疾病

憩室病、先天性肠道血管病、粪便嵌塞、缺血性肠病、子宫内膜异位症等均可引起直肠肛门出血。

(六)医源性损伤

痔及肛裂手术后,直肠息肉切除或电灼,肛门镜、结肠镜等检查操作不当,可引起肛门直肠大出血。

129

二、临床表现

一次出血量400~800 mL者为急性大出血,800~1 000 mL为严重大出血。

(1)肛裂引起的便血常伴有排便后肛门疼痛。内痔出血是在排便用力时,有小肿块由肛门内向外凸出,并有便后滴鲜血或有喷射状鲜血排出,血与粪便不相混淆,出血量可大可小,内痔为无痛性出血。

(2)细菌性痢疾、肠结核、溃疡性结肠炎等疾病引起的便血多混有黏液或呈脓血便,并伴有腹痛、发热、里急后重等症状。

(3)出血性坏死性肠炎、肠系膜血管栓塞、肠套叠等疾病引起的便血,可伴剧烈腹痛,严重者出现休克。

(4)肿瘤、肠结核、肠套叠等疾病,除便血症状外,体征检查时可触及腹部包块。

(5)血液系统疾病、急性感染性疾病,便血同时会伴有皮肤或其他器官出血。

(6)内痔手术后引起的大出血,出血量一般在400~600 mL,严重者可达1 000 mL,可有肠鸣音亢进、腹痛、腹胀、嗳气、便感强烈、难以入睡,随着出血量的增加可排出大量鲜红血液或暗红的血液及血凝块,由于大量出血及腹压的短时间内下降,患者可出现失血性休克症状。

三、辅助检查

(一)直肠指检

有助于查明距肛缘7 cm的中、下段直肠内病变;若患者取蹲位行直肠指诊,指尖可达距肛缘10 cm的直肠。

(二)肛门镜检查

对于有痛性便血,可见特定部位小溃疡;对于痔、肛裂出血,可明确病因,还可在肛门镜下采取止血治疗。

(三)纤维结肠镜检查

下消化道出血2/3以上病因在大肠,直肠指检未发现病灶者,结肠镜检查应列为首选;诊断阳性率最高,可发现由肿瘤、憩室、息肉、炎症、血管畸形等病变引起的出血,约80%的患者通过纤维结肠镜检查能明确出血病因及部位。

(四)选择性动脉造影

出血速度快、出血量大患者可做此检查,对肠壁血管畸形,憩室与肿瘤等有很高的诊断价值。

(五)结肠气钡造影检查

对肿瘤或肠镜通过困难的患者,此检查较有诊断价值。检查应在出血静止期进行,不仅能显示病变轮廓,还能观察结肠功能。

四、治疗要点

(一)保守治疗

对于病变广泛,出血量不大的炎性疾病如溃疡性结肠炎、肠伤寒等,保守治疗为主要的治疗措施。对大肠良性出血可采用冰盐水保留灌肠,使局部血管收缩从而达到止血目的,再进一步病因治疗。

对出血量较大患者应快速输液、输血,补充有效循环血容量,改善组织血液灌注,若患者发生休克,在迅速补充血容量仍未见好转时可考虑应用多巴胺等血管活性药物。同时注意纠正水电解质及酸碱平衡紊乱。因感染导致出血的患者,应给予足量有效的抗生素治疗,以控制炎症。

对于一、二期内痔及一期肛裂出血可行保守治疗,必要时输血,并局部注射血管收缩药或硬化剂。

(二)内镜治疗

浅表性出血病灶可将止血药物作用于出血部位,起到收敛、凝血作用,还可采用高频电凝、激光等方法止血。当出血部位广泛或局限出血显示不清时,应避免使用高频电凝止血。出血局限的某些良性病变如息肉、血管畸形等,可应用结肠镜行激光、电灼治疗。有些晚期肿瘤患者,因不耐受手术治疗,发生出血时亦可通过内镜行姑息性止血治疗。

(三)介入治疗

可经留置导管持续滴注血管收缩剂或生长激素类药物止血。

动脉栓塞常常导致肠管缺血坏死,引起严重的并发症。对于出血严重,但暂不能手术的患者,可先选择吸收性明胶海绵、自体血凝块或聚乙烯醇等进行动脉栓塞疗法,待病情稳定后择期手术。年老体弱患者,应首选介入治疗,若介入不成功,再选择手术治疗。

(四)手术治疗

出现失血性休克,血流动力学不稳定者;有急性出血合并有肠梗阻、肠套叠、肠穿孔、腹膜炎者;经保守治疗仍不能止血者;已明确出血原因,需要手术治疗并可耐受者;反复多次出血导致患者贫血,再次复发者都应尽早手术治疗。

对结肠、直肠病变广泛而无法止住的大出血,可做肠系膜下动脉、直肠上动脉或髂内动脉结扎术,以控制出血。右半结肠及其以上的病变,或无梗阻的病变,可考虑一期吻合,左半结肠的病变,尤其是伴左半结肠及其以上的病变,做一期吻合应慎重。如缺乏把握,应做哈特曼手术,即切除病变肠段近端造瘘,远端缝闭。

五、护理评估

(一)术前评估

1.健康史

了解病情、有无肛门直肠疾病、血液系统疾病等既往病史,有无继发感染及全身性疾病。了解饮食、排便情况、活动情况、过敏史及诱发因素等。

2.身体情况

评估便血性质、出血量大小,有无烦躁不安、面色苍白、出汗、四肢湿冷、心悸、心率加快、血压下降等失血性休克症状。评估辅助检查结果,明确出血部位及原因,选择治疗方案,评估患者对于手术的耐受力。

3.心理-社会状况

评估患者有无对疾病以及拟采取的治疗护理,而产生的紧张、焦虑情绪;评估家属对于患者的关心和支持程度。

(二)术后评估

1.手术情况

了解麻醉方式和手术类型,术中出血量、有无输血,补液量。

2.身体情况

评估患者生命体征及引流管情况;手术切口愈合情况,有无出血、感染等并发症发生。

3.心理-社会状况

评估患者对于疾病和术后有无焦虑等心理反应,患者及家属对于术后康复及健康宣教的认知程度。

六、护理诊断

(1)焦虑、恐惧:与肛门直肠疾病所致便血有关。

(2)体液不足:与肛门直肠疾病大出血致血容量降低有关。

(3)知识缺乏:缺乏疾病治疗与康复有关知识。

(4)潜在并发症:低血容量性休克、出血、感染等。

七、护理措施

(一)非手术治疗护理/术前护理

1.积极抢救

备好心电监护、氧气以及各种抢救用药和器械,如患者出现面色苍白、心率加快等休克早期的临床表现,应密切观察并给予高度重视。出现休克表现,应取平卧位或中凹位,绝对卧床,减少搬动,迅速建立静脉通路以补充血容量,开始输液时速度宜快,待休克纠正后可减慢输液速度,密切观察生命体征变化,对轻度、中度休克的患者,在补充血容量的同时积极止血治疗。

2.常规准备

遵医嘱做好血常规、血型、出凝血时间、尿常规、便常规、肝肾及心肺功能等检查,并根据辅助检查结果确定治疗方案。

3.心理护理

肛门直肠大出血患者易有恐惧、焦虑等情绪,应给予无微不至的关心、体贴,安慰患者,鼓励患者积极配合诊疗及护理;向患者讲解止血方法的可靠性和术后注意事项,消除患者的顾虑。

4.对症处理

遵医嘱立即采取止血措施,应用止血药物或冰盐水保留灌肠等。

5.饮食护理

应暂禁食,出血停止后可根据恢复情况,进流质或无渣半流质饮食,逐渐增加富含蛋白质、高热量、高维生素、清淡易消化食物,可提高机体防御能力,促进伤口愈合。肛门疾病引起的大出血经止血治疗后,注意排便时勿用力,保持大便通畅,以免再次出血。

6.病情观察

严密观察血压、脉搏、尿量、中心静脉压及周围循环情况,密切观察便血的量、性质,判断有无活动性出血以及止血效果。若出血不止,应立即报告医师,并配合做好术前准备。

7.术前皮肤、肠道准备

剃除手术部位毛发,注意防止损伤皮肤。术前排空大便,保证直肠清洁无便。

(二)术后护理

1.病情观察

术后密切观察生命体征变化,至少每30分钟测生命体征1次,直至血压平稳,如果病情较重,仍需每1~2小时测量1次;详细记录患者24小时出入量,密切观察尿量变化;维持水、电解质以及酸碱平衡,维持有效循环血量。密切关注患者主诉,注意体征变化,及时发现异常情况,并通知医师处理;观察患者神志、体温、切口渗血、渗液以及引流情况等。

2.体位护理

患者手术后给予平卧位。全麻未清醒者头偏向一侧,注意有无呕吐,保持呼吸道通畅。全麻清醒或硬膜外麻醉患者平卧6小时,生命体征平稳后改为低半卧位,以减轻切口张力和疼痛,有利于呼吸及循环。

3.引流管护理

经手术治疗后的患者常留置胃管、腹腔引流管、导尿管等,护理时应注意妥善固定,保持引流管通畅,并注意观察记录引流液量、性质、颜色。患者无发热和腹胀、白细胞恢复正常,可考虑拔除引流管。留置胃管可起到胃肠减压作用,待结肠造瘘开放、胃肠减压量减少或肛门排气后,可停止胃肠减压。

4.鼓励早期活动

除年老体弱或病情较重者,鼓励协助患者术后第一天可在床上轻微活动,第二天可协助患者床边活动,第三天可逐渐增加活动量。术后早期活动目的在于可促进肠蠕动,预防肠粘连及下肢静脉血栓的发生。

5.营养支持

根据患者的营养状况,给予营养支持。术后给予全胃肠外营养,待出血停止、排气排便后可逐渐过渡到肠内营养。必要时给予血浆、全血输注,改善贫血状况。

6.预防感染

合理应用抗生素,患者全身情况得到改善、临床感染症状消失后,可停用抗生素。观察伤口敷料是否干燥,有渗血或渗液时及时更换敷料;观察伤口愈合情况,及早发现感染情况。

7.预防并发症

生命体征平稳时应协助患者翻身、叩背,指导患者有效咳嗽咳痰,必要时给予雾化吸入治疗,促使呼吸道分泌物排出,减少肺部感染的发生。高龄患者补液速度切忌过多、过快,防止肺水肿和心功能衰竭的发生。密切观察患者有无尿潴留、腹痛、便血及出血等并发症,发现异常情况及时通知医师并协助处理。

八、护理评价

(1)患者生命体征是否平稳,止血是否彻底。

(2)患者有无水、电解质紊乱或休克表现。

(3)患者焦虑、恐惧是否得到减轻,情绪是否稳定,能否顺利配合诊疗和护理。

(4)患者是否得到充分的营养支持。

(5)患者术后排便是否正常。

(6)患者有无术后并发症出现,发生异常情况是否得到及时处理。

(7)患者及家属是否获得精神支持,是否掌握疾病有关知识,是否能复述健康教育内容。

九、健康教育

（一）疾病指导

为患者讲解有关疾病治疗和护理方面的知识。

（二）饮食调整

讲解手术后恢复饮食的规律，鼓励循序渐进，少食多餐，多进食富含蛋白质、高热量、高维生素的食物，以提高机体防御能力，促进伤口愈合，保持大便通畅。少食刺激性的辛辣食物，避免暴饮暴食，禁烟禁酒。

（三）注意休息

肛门直肠大出血患者应以休息为主，待病情平稳后可适当活动。

（四）保持排便通畅

因肛门疾病引起大出血的患者，应告知患者禁止排便时间过长，禁止排便用力过猛，保持大便通畅，如大便干燥可适当应用润肠通便药物，避免做肛门镜等检查。

（五）积极治疗

结、直肠息肉患者应积极治疗，防止发生癌变；对于患溃疡性结肠炎、肠结核、血液系统疾病的患者，应指导其规律治疗与用药。

（六）随访指导

出院后定期复查随访，出现腹痛、便血等不适症状，及时到医院就诊。

（孙菲菲）

第八节　肛门直肠异物

肛门直肠异物是指各种异物进入直肠后，造成肠壁、肛管及周围组织的损伤，临床上比较少见，其发病率仅占消化道异物的 3%～5%。异物可由口、肛门进入，一般异物均可自行排出体外，部分异物可在直肠狭窄部或弯曲处发生刺伤或梗阻，其中最常见的部位为肛管直肠部。

一、病因与发病机制

直肠异物来源于两方面，一是下行的上消化道异物，二是直接经肛门进入。误吞的异物体积较小，多为短骨、发卡、别针、义齿等；蓄意吞服的异物相对较大，可有铁条、木条、铁钉等。异物一旦进入下消化道，细长或锐利的异物易造成肠穿孔，最常穿孔的部位是回盲部，其次为乙状结肠，80%需结肠镜取出的异物位于这些部位。

在临床上，所常见的肛门直肠异物其种类和来源可以分为三类：①口源性异物；②肛源性异物；③内源性异物。其常见程度：肛源性异物＞口源性异物＞内源性异物。

根据异物的位置不同，通常将其分为低位与高位异物，前者指异物在直肠壶腹可以触及，后者位于直乙状结肠交界，通常距肛缘 10 cm 以上。

二、临床表现

因异物的大小、形状和所在部位深浅，以及损伤轻重的不同、临床上会出现轻重不等的症状。

如肛门内坠胀、沉重、刺痛、灼痛、里急后重等;疼痛常呈持续性,往往大便时加重;异物在直肠内,还可以引起出血,黏膜溃烂,排粪不畅,有时有下腹绞痛,或有恶心呕吐、呃逆、腹泻或昏迷等症状;如继发感染,可引起肛门直肠周围脓肿,出现一系列症状。有些直肠内异物,也可无明显症状。

三、辅助检查

(一)实验室检查
白细胞总数及中性粒细胞增高。

(二)影像学检查
1.腹部 X 线检查

腹平片是最常用的检查方法,立位腹平片可以显示异物的数目、形状、轮廓、位置和有无膈下游离气体。异物导致排尿困难可见膀胱充盈影像,还可见结肠或小肠袢膨胀。结肠气钡造影可以更确切地显示异物的位置,异物与肠壁的关系,还能显示常规腹平片检查不显影的异物。

2.腹部 CT 或 B 超检查

对于腹平片检查改变不明显的患者,腹部 CT 或 B 超检查也是为诊断提供进一步依据的简单方法。

3.肛门镜和结肠镜检查

肛门镜和结肠镜检查可以进一步确定异物的位置和性质,了解异物对结直肠黏膜的损伤情况,条件允许的情况下可以直接取出异物。

四、治疗要点

(1)自行排出法:适用于异物小且光滑者。

(2)经肛门取异物法:适用于异物相对光滑规整且位置不高者能通过肛门取出者。

(3)经腹取异物法:适用于异物偏大不规整位置偏高经肛门不能取出者,并发肠穿孔腹膜炎等。

五、护理评估

(一)健康史
了解患者的年龄、性别、嗜好、饮食习惯、性取向等病史。

(二)目前身体状况
评估患者目前异物所在的部位、程度、性质,是间断性还是持续性以及变化情况;异物出现的时间、性状等;有无排气排便。评估患者的全身情况,了解目前采取的治疗方法,有无并发症,观察手术患者术后恢复情况等。

(三)心理-社会状况
评估患者对肛门直肠异物情况出现的羞愧、自卑、恐惧等心理。仔细评估患者的情况,必要时给予心理支持。

六、护理诊断

(1)自我形象紊乱:与肛门直肠异物产生的方式、部位隐私有关。

（2）疼痛：与异物压迫有关。

（3）出血：与部分异物在直肠狭窄部或弯曲处发生挤压、刺伤、摩擦有关。

（4）潜在并发症：肛门直肠周围脓肿、肛周感染、肠穿孔。

七、护理措施

按肛肠科一般护理常规进行，注意患者的情绪变化，及时报告医师。

（一）心理护理

了解患者的心理状况及造成异物的原因，积极开展心理疏导，解除患者的心理顾虑，配合医师的手术治疗，引导患者认识自己的疾病。

（二）疼痛及出血的护理

解释异物压迫摩擦直肠会引起的症状，安排舒适的病房环境，做好健康宣教。

（三）完善术前检查

除一般检查外，还要进行免疫检查等。

八、护理评价

（1）患者直肠异物不适症状是否解除。

（2）患者是否恢复正常生活。

（3）患者情绪是否稳定，是否愿意表达出自卑、羞愧，并耐心倾听并参与对治疗和护理的决策。

（4）患者是否发生肛门直肠周围脓肿、肛周感染、肠穿孔等，若发生，是否被及时发现和处理。

九、健康教育

（1）引导正确认识自身问题，采取积极的态度配合治疗，鼓励患者培养、养成健康积极的生活态度和拥有健康的心理。

（2）指导患者劳逸结合，保证足够的休息和睡眠，多食营养丰富、均衡和富含维生素的食物，以清淡、易消化为主。

（3）保持大便通畅，防止便秘。

（4）如果自己感觉肛门部不适，不能用异物刺激肛门，应及时来医院检查治疗。

（孙菲菲）

第九节　肛周坏死性筋膜炎

肛周坏死性筋膜炎是一种由多种细菌感染（包括需氧菌和厌氧菌）引起，同时伴有会阴、外生殖器及肛周皮下坏死性筋膜炎症。肛周坏死性筋膜炎的发病率极低，是极为少见的，是由多种细菌协同作用（通常以厌氧菌感染为主）导致的，发生于肛周及会阴三角区的一种急性坏死性软组织感染。临床上主要以皮肤、皮下组织及浅深筋膜的进行性坏死而肌肉正常为特征。任何年龄都可发病，好发于 32～57 岁，多发于男性，女性和儿童亦可发病。

　　该病起病急骤,发展迅速,凶险,局部组织广泛坏死,且极易扩散,如不早期诊断而延误治疗,毒素就会被大量吸收,感染极易发展到会阴部、阴囊、腹部等危及全身,患者往往因脓毒血症、感染性休克、呼吸衰竭、肾衰竭和多器官功能衰竭而死亡。

一、病因与发病机制

　　本病是由于全身免疫功能下降,会阴部、阴囊、肛门部等局部抵抗力降低,同时感染了革兰阴性厌氧杆菌、产气杆菌,主要的致病菌有大肠埃希菌、克雷伯杆菌等。可由于会阴和肛门部各种感染、肿瘤、创伤、手术等引起,其中肛管直肠周围脓肿是最为常见的原因。感染主要造成皮肤及皮下的血管栓塞、坏死,并在厌氧杆菌、产气杆菌的作用下,沿浅表筋膜迅速蔓延至阴囊、腹壁、胸壁等处,如治疗不及时可引起毒血症、败血症,直至死亡。

二、临床表现

(一)局部症状

早期局部症状常较隐匿,表现为迅速出现以下症状。

1.红肿、疼痛

早期皮肤红肿,边界不清,局部剧烈疼痛。

2.血性水疱

由于营养血管被破坏和血管栓塞,皮肤的颜色逐渐发紫、发黑,出现含血性液体的水疱或大疱。

3.血性渗液

皮下脂肪和筋膜水肿,渗液发黏、混浊、发黑,为血性浆液性液体,有奇臭。坏死广泛扩散可呈潜行状,有时产生皮下气体,检查可发现捻发音。

(二)全身中毒症状

疾病早期,局部感染症状尚轻时即有畏寒、高热、厌食、脱水、意识障碍、低血压、贫血、黄疸等严重的全身性中毒症状;若未及时救治,可出现弥漫性血管内凝血和感染性休克等。

三、辅助检查

(一)实验室检查

血常规示白细胞计数明显增高,有核左移,并出现中毒颗粒。红细胞和血红蛋白有轻度至中度降低;可行脓液培养和药敏试验,了解致病菌的类型,调整治疗用药方案。

(二)影像学检查

X线片、CT、MRI、超声检查能够协助诊断,可探及肛周不对称的筋膜的增厚、皮下气肿、液体潴留和组织水肿。

四、治疗要点

(一)坏死性筋膜炎

　　一经确诊必须尽早进行广泛切开、彻底清创引流、选用敏感抗生素这是治疗的基本原则。早期诊断、尽早手术并加强围术期综合支持治疗是提高治愈率的关键。该病极易出现休克及多脏器受损,应严密监测生命指征的变化,积极抗休克,并及时纠正酸中毒、低蛋白血症及贫血等。

（二）局部治疗

一经确诊应尽早手术彻底清创引流是治疗本病的关键,清除所有坏死组织,创面持续敞开引流,严密观察病情变化如发现有新的坏死组织,及时清创。应在病变部位多处切开并达深筋膜,将匐匍潜行的皮肤完全敞开,以达到充分的引流;术中务必彻底清除坏死组织,但应尽可能保留正常的神经血管。清创后应用大量过氧化氢溶液反复冲洗。广泛切开、彻底清创和大量过氧化氢溶液反复冲洗都能使切口内的氧化还原电位差升高,造成不利于厌氧菌繁殖的环境。最后放置湿纱条引流,纱条应疏松放置并抵达深部,切勿填塞过紧或留有无效腔。当创面感染控制、肉芽新鲜时,可植皮覆盖创面。

（三）全身治疗

术后采取选用2～3种广谱抗生素联合抗感染治疗,以后根据细菌培养与药敏结果及时调整抗生素,抗生素剂量要足,疗程要长,有效的抗感染治疗对治愈疾病同样具有不可忽视作用,同时给予全身支持治疗,纠正低蛋白血症、贫血、水电解质紊乱等。

（四）高压氧治疗

高压氧可提高机体组织氧含量,提高机体的免疫功能,增强白细胞的吞噬作用,抑制厌氧菌的感染,还可以加速成纤维细胞增生、胶原蛋白合成释放,促进肉芽及上皮生长,加快伤口愈合;同时能有效控制感染,是一种有临床意义的辅助治疗。

五、护理评估

（一）术前评估

1.健康史

(1)一般情况:了解患者年龄、性别、饮食习惯、有无烟酒嗜好。

(2)家族史及既往史:有无糖尿病、高血压、心脏病,有无感染史、外伤史,便秘等,以及对疼痛的耐受性。

2.身体状况

(1)局部状况:患处皮肤有无红、肿、热、痛、麻木、皮下捻发感。

(2)全身状况:患者的神志、体温、脉搏、呼吸、血压、血糖等情况,有无休克征象。

(3)辅助检查:血常规、脓培养、影像学检查情况。

3.心理-社会状况

了解患者对疾病的认知程度,对手术有何顾虑,有何思想负担,了解朋友及家属对患者的关心、支持程度,家庭对手术的经济承受能力。

（二）术后评估

1.术中情况

了解患者手术、麻醉方式与效果,手术过程是否顺利,术中出血、补液、有无输血等情况。

2.术后情况

评估患者生命体征是否平稳,意识是否清楚,体温是否下降;评估创面及引流情况,有无创面疼痛,有无渗出物,渗出物的颜色、性状和量。各引流管是否通畅有效,引流液颜色、性状和量;评估术后创面愈合情况;是否发生并发症等。

六、护理诊断

(一)焦虑
焦虑与担心手术、疼痛、疾病的预后等因素有关。

(二)营养失调
低于机体需要量与感染引起机体代谢增加,手术创伤有关。

(三)潜在并发症
败血症、感染性中毒性休克、弥散性血管内凝血、多脏器功能衰竭下肢深静脉血栓等。

(四)疼痛
疼痛与组织损伤、炎症刺激及手术创伤有关。

七、护理措施

(一)术前护理
1.心理护理

此病起病急,进展快,异常疼痛,患者表现出痛苦、焦虑、紧张,加之患病部位特殊,会有羞涩感,担心病情是否能得到控制,手术是否能成功,是否影响正常的功能、外观,考虑今后的生活、工作等。因此要加强和患者的沟通与交流,了解患者的基本情况,详细介绍本病的诱因、临床表现以及手术治疗的方法,有针对性地给予心理安慰与支持,树立患者战胜疾病的信心,同时与患者家属多沟通,相互协调一致,使其能以良好的心态积极配合治疗。

2.环境准备

患者抵抗力低,病情危重,应安置于单独病室,减少外界噪音的干扰,营造一个安静的修养环境,控制探视人数。严格执行消毒隔离制度,每天空气消毒机消毒 2 次,定时开窗通风,通风时间不少于 30 分钟。

3.术前准备

术前 6 小时禁食、4 小时禁水,对于急诊入院手术前未能按要求禁食、禁水者,通知手术室,防止手术麻醉时发生误吸。用 0.2% 肥皂水 500~800 mL 灌肠,操作时注意动作轻柔,并协助患者排便。开放静脉通路,遵医嘱给予抗感染、抗休克、补液治疗。

(二)术后护理
1.病情观察与监测

(1)术后给予持续心电监护,严密观察并及时记录神志、呼吸、心率、血压、血氧饱和度,一旦出现神志恍惚或精神萎靡应考虑为严重的全身中毒,及时和医师联系,并协助处理。

(2)随时检测血常规、电解质、血糖,并记录尿量。

(3)密切观察体温变化,通过体温观察判断清创的程度。如手术清创彻底引流通畅,术后第 2 天体温应呈下降趋势,若仍呈稽留热,需尽快报告医师并检查伤口,并做好高热的护理。

(4)观察切口有无出血,引流是否通畅及引流液的色、质、量,如有异常及时处理。

2.手术创面的护理

(1)创面的观察:严密观察创面的颜色,正常情况下创面是新鲜红润的,说明血运良好;若创面苍白,说明血管栓塞;若创面灰黑色,说明创面坏死,需进一步清创;观察分泌物的颜色、性状、量、气味及创面周围水肿消退情况。

（2）换药的护理：术后第 2 天即开始换药，每天 1 次，坏死组织及分泌物多可加换 1 次。必要时在麻醉下进行，既可减轻患者痛苦，又便于随时清创。①换药前准备：排便后先用温水洗净肛门及周围皮肤，再应用中药泡洗熏治、半导体激光照射治疗。②换药方法：用碘伏消毒创面；清除脓液与坏死组织，剪去肉芽；用 3％过氧化氢溶液、生理盐水冲洗；后用奥硝唑水纱条湿敷（大肠埃希菌用庆大霉素），待感染控制后改换紫草纱条。冲洗要彻底，深度部位均填充药条利于引流，坏死组织的远端要见到正常组织为止，发现有新的扩展需及时报告。换药中注意观察患者的心率和疼痛程度，以免引起虚脱。③换药后处理：所有换药器械浸泡消毒清洗后高压灭菌；敷料及一次性物品焚烧；换药室用空气消毒机消毒处理。

3.负压封闭引流的护理

负压封闭引流术是一种用于处理复杂创面的新型、高效能引流技术。将创面与空气隔绝，利用持续负压吸引增加创面的血流量，促进肉芽生长，加快愈合，减少了反复清创换药给患者带来的痛苦和心理负担。护理中需注意以下几点。

（1）保持负压封闭引流术持续负压吸引，负压值维持在 0.02～0.03 mPa，透明贴膜覆盖完好，无漏气。

（2）保持引流通畅、清洁，引流管妥善固定，防止堵塞、打折、受压及滑脱。引流瓶应放置在低于引流部位 20～30 cm 处，防止引流液回流引起感染，引流瓶每天消毒，引流液超过引流瓶 2/3 应及时更换。

（3）每天用奥硝唑、生理盐水冲洗，观察引流物的色、质、量，并准确记录。如引流液为鲜红色，考虑有活动性出血，应立即关闭负压，及时报告医师。

4.并发症的观察与护理

（1）密切观察病情，持续心电监护，监测生命体征。给予抗休克体位，吸氧，保持呼吸道通畅。开放静脉双通道扩容，纠正水，电解质紊乱。

（2）遵医嘱输入清蛋白纠正低蛋白血症。

（3）遵医嘱输入抗生素，并观察用药反应。

（4）高热给予物理或药物降温，以缓解症状，减轻痛苦。

（5）定时给予翻身、叩背、指导有效咳嗽、注意肢体功能锻炼，鼓励早下床，防止失用性萎缩和下肢深静脉血栓形成。

5.心理护理和疼痛管理

肛周神经丰富，手术创面大且深，感染组织张力大，疼痛剧烈。在术后 72 小时内遵医嘱给予止疼药物应用，如酮咯酸氨丁三醇注射液 30 mg 肌内注射。采用疼痛视觉模拟评分法，当疼痛≥4 分时，要采取干预措施。根据"三阶梯"给药原则，遵医嘱合理使用止痛剂。换药时重视患者对疼痛的感受，及时采取应对措施，以减轻患者痛苦，增强战胜疾病的信心。

6.消毒隔离

患者伤口每天有大量的脓性分泌物排出，坏死组织有特殊臭味。同时患者抵抗力低，病情危重，应安置于单独病室，减少外界噪音的干扰，营造一个安静的修养环境，控制探视人数，严格执行消毒隔离制度，每天空气消毒机消毒两次，每天定时开窗通风，通风时间不少于 30 分钟。换药后所有器械予以灭菌处理，敷料及一次性物品需焚烧。

八、护理评价

(1)是否能正确面对疾病、手术和预后。
(2)是否无水、电解质、酸碱失衡或休克表现。
(3)是否无并发症发生或并发症发生后得以及时发现和处理。
(4)是否自述疼痛减轻,舒适感增强。

九、健康教育

(1)加强肛周坏死性筋膜炎知识普及和宣教。
(2)重视肛周皮肤日常清洁卫生,防止损伤;损伤感染后及时就医;防止感染进一步发展。应尽早查明并适当处理隐匿病灶。
(3)饮食指导:摄入足够的营养和水分,鼓励患者多食高蛋白、高维生素类的食物,忌辛辣刺激食物,糖尿病患者忌含糖食物,多食粗粮,增加膳食纤维,控制血糖。
(4)遵医嘱定期复诊。

(孙菲菲)

第十节 骶前肿瘤

骶前肿瘤是发生在骶骨与直肠间隙内的肿瘤,也称直肠后肿瘤。间隙前方是直肠深筋膜,后面是骶骨和尾骨,前外侧是直肠侧韧带,两侧为髂血管和输尿管,下方是提肛肌和尾骨肌,上方是直肠膀胱或子宫陷凹,骶骨前间隙内有疏松结缔组织,包含各种胚胎残留组织。

骶前肿瘤发病率不高,因肿瘤位置深,周围毗邻关系复杂,不易早期发现,易漏诊和误诊,而且手术难度大。以先天性、囊性或实性、良性肿瘤多见,但恶性肿瘤也不少见。实体瘤与囊性肿瘤相比恶性可能性更大,女性多为先天性良性囊肿,而男性多见于恶性肿瘤,儿童恶性肿瘤比成年人多见。

一、临床表现

骶前肿瘤由于部位、大小、有无感染等不一,临床表现是多样的,该病起病隐匿,发展缓慢,50%的患者早期无任何症状或仅有轻微的肛门坠胀感,只是在体检时偶然发现。出现主要包括骶尾部感染、骶尾部疼痛、肛门下坠感、排便困难、肛门周围瘘管、大便失禁、月经不调,直肠后肿物、下肢痛、腰痛,严重者出现肠梗阻的一系列症状。疼痛为最常见症状,常因体位改变时引起,疼痛可放射到腿部,如牵涉骶神经则臀部有麻木感,巨大肿瘤可压迫邻近组织和脏器,如压迫直肠可引起便秘、排便困难,压迫膀胱可有尿失禁、尿潴留。妊娠妇女甚至可引起难产。

二、病理分型

手术后经病理诊断证实,骶前肿瘤类型包括皮样囊肿和表皮样囊肿、畸胎瘤(包括恶性畸胎瘤)、神经纤维瘤、脂肪瘤、脂肪肉瘤、直肠重复性囊肿、脑脊膜前膨出、脊索瘤、肾上腺剩余肿瘤、骨性肿瘤、嗜铬细胞瘤等。

三、辅助检查

(一)直肠指诊

直肠指诊是最常用、最简便的方法。不仅可以发现肿物、鉴别肿物来自直肠内或肠外,也可全面了解肿瘤的大小、质地、有无触痛。是否固定等初步判断肿瘤的良恶性,有助于指导手术正确入路。

(二)影像学检查

1.X 线检查

X 线可发现肿瘤对骨质有无破坏、囊肿内有无骨骼成分。恶性肿瘤侵犯骶骨时常会在骶骨平片上出现骨质破坏的影像。

2.CT、MRI 检查

提供很准确的信息和全面的评估,解剖层次清楚,可显示肿瘤与骶骨和直肠的关系、大小、囊性或实性、部位等,还可以显示肿瘤侵犯的程度与邻近组织器官的关系。借此可以在术前评估粘连的程度和骨质破坏的程度而预先决定手术入路和切除范围。

(三)超声诊断

直肠腔内超声具有价廉、实用、阳性率高的特点。可以明确肿瘤囊性或实性、大小部位。

(四)静脉尿路造影及钡灌肠

可见脏器受压受阻移位等情形,也是必要的检查。

(五)活体组织检查

活体组织检查是最准确的诊断方法。最好是整个瘤体切除送检,如病变无法切除或决定辅助疗法时,穿刺活检明确病理类型,以便行放、化疗等治疗。活检需在 CT 或 B 超引导下进行,最好经会阴或骶骨旁途径。注意对恶性肿瘤进行穿刺可能导致肿瘤扩散和针道种植转移。

四、治疗要点

(一)手术疗法

1.经骶尾部

适用于肿瘤部位较低及感染性囊肿。一般认为肿瘤直径<8 cm,位于骶椎低位水平,距肛缘 8 cm 以下,特别是良性肿瘤,可选择骶尾部入路。手术时取俯卧位,于骶尾部 S 形纵向切口,充分游离直肠,部分病例可切除尾骨,巨大肿瘤可将第 4、5 骶椎切除。手术注意结扎止血,分离过程中始终保持肿瘤的完整性,注意勿损伤直肠,术后持续负压引流以免发生感染。

2.经腹部

肿物位置较高、体积较大且下缘在骶骨岬以上,恶性肿瘤与周围组织无明显浸润,无广泛转移,可经腹部路径做切口,游离输尿管、膀胱、直肠、乙状结肠以及盆腔的血管,切除肿瘤。一是注意术中勿损伤骶中血管及骶前静脉丛;二是分离肿瘤时,需谨慎,细心仔细结扎每处血管,同时保护主要神经分支,勿损伤盆神经,损伤后易出现尿潴留和性功能障碍。

3.经腹骶联合

适用于骶前位置较高、肿瘤下界在尾骨尖以下的患者。应用于切除巨大直肠后脊索瘤及畸胎瘤,肿瘤多跨越骶骨岬。可先经腹部操作,充分游离上部肿瘤组织,然后骶尾部切开去除肿瘤。

4.经阴道

由于骶前肿物与阴道后壁之间无重要的血管神经走行,经阴道切除时损伤神经血管的机会小于经骶尾部手术,可由妇科医师完成。如果非直肠正后方的活动较好的良性骶前肿物,肿物上界位于第5骶椎以下,可以将示指置于直肠,避开直肠,切开肿瘤表面阴道壁,为完整剥除肿瘤创造条件。

(二)放射疗法及化学疗法

放射疗法对软组织肉瘤可能有效。原发性骶前恶性肿瘤往往耐受放疗和化疗,放疗有时可以缓解疼痛。骶前转移性肿瘤对放射疗法及化学疗法往往有效。

五、护理评估

(一)术前评估

1.健康史

(1)一般资料:了解患者年龄、性别、饮食习惯。有无烟酒嗜好。了解患者沟通能力、职业等一般情况。

(2)家族史:了解家族中有无肿瘤患者。

(3)既往史:患者是否有动脉粥样硬化、手术史、过敏史。是否合并糖尿病、高血压等。

2.身体状况

(1)症状:患者有无骶尾部疼痛、肛门下坠感、便秘、排便困难、月经不调、下肢痛、腰痛、肠梗阻症状;有无尿失禁、尿潴留;有无发热、肛门疼痛、瘙痒,肛门及肛周有无脓液排出。

(2)体征:直肠指诊有无触及肿物,有无触痛。

(3)辅助检查:血常规,术前常规检查及凝血,X线、CT、MRI、B超检查,静脉尿路造影及钡灌肠,活体组织的检查有无异常情况发生,肿瘤的大小、密度、形态,是否影响器官功能。

3.心理-社会状况

评估患者和家属对疾病的认知程度,有无焦虑、恐惧等影响疾病康复的心理状况;评估患者及家属是否接受治疗护理方案,对手术可能导致的并发症有无足够的心理承受能力以及家庭经济能力。

(二)术后评估

1.手术情况

了解患者手术方式、麻醉方式,手术过程是否顺利,术中有无出血及出血量,有无输血。

2.康复情况

术后观察患者生命特征是否平稳,引流是否通畅,引流液的颜色、性质、量。记录24小时出入量。评估患者有无出血、腹痛、便血、切口感染,尿潴留等并发症。评估患者伤口愈合情况,营养状况是否得到保证。

3.心理-社会状况

了解患者术后心理适应程度,能否生活自理。对目前治疗是否达到期望。

六、护理诊断

(一)疼痛

疼痛与肿瘤压迫组织脏器及手术创伤有关。

(二)焦虑

焦虑与对于疾病治疗缺乏信心,担心术后康复有关。

(三)营养失调

低于机体需要量与手术造成体液丢失、炎症引起的机体消耗增加有关。

(四)知识缺乏

缺乏有关术前准备知识及术后治疗康复知识。

(五)潜在并发症

切口感染,直肠损伤,出血,尿潴留,性功能障碍。

七、护理措施

(一)术前护理

1.常规准备

遵医嘱做好血常规、血型、出凝血时间、尿常规、便常规、肝肾心肺功能等检查,根据辅助检查确定手术方式和路径方案。

2.心理护理

了解患者对于疾病的认知与心理状态,理解关心患者,告诉患者有关于疾病及手术治疗的必要性,耐心解答患者提问,鼓励患者积极配合治疗和护理。

3.饮食护理

给予高蛋白、高热量、富含维生素、清淡易消化饮食,术前 1 天进流食,术前 12 小时禁食水。

4.皮肤、肠道准备

剃除手术部位毛发,注意防止损伤皮肤。术前排空大便,保证直肠清洁无便。

5.对症处理、减轻不适

疼痛患者可遵医嘱使用止痛药物,注意观察用药反应。对于尿潴留患者可以鼓励其听流水声等促进排尿,必要时遵医嘱留置导尿管。

(二)术后护理

1.观察病情变化

术后密切观察生命体征变化,至少每 30 分钟测生命体征一次,直至血压平稳,如果病情较重,仍需每 1～2 小时测量一次;详细记录患者 24 小时出入量,密切观察尿量变化;维持水、电解质以及酸碱平衡,维持有效循环血量。密切关注患者主诉,注意体征变化,及时发现异常情况,并通知医师处理;观察患者神志、体温、切口渗血、渗液以及引流情况等。

2.体位

患者手术后给予平卧位。全麻未清醒者头偏向一侧,注意有无呕吐,保持呼吸道通畅。全麻清醒或硬膜外麻醉患者平卧 6 小时,生命体征平稳后改半卧位,以利于腹腔引流,减轻腹痛,并鼓励患者早期活动。

3.持续负压引流

经骶尾入路患者术后需持续负压引流,保证引流管固定良好,保持引流管通畅。

4.营养支持

根据患者的营养状况,及时给予肠内、肠外营养支持,以防体内蛋白质被大量消耗而降低机体抵抗力和愈合能力。

5.预防感染,合理应用抗生素

患者全身情况得到改善,临床感染症状消失后,可停用抗生素。保证有效引流,妥善固定各引流装置、引流管,防止脱出、曲折受压,维持有效引流,准确记录引流液的量、颜色和性状,患者无发热和腹胀、白细胞计数恢复正常,可考虑拔除引流管。

6.伤口护理

观察伤口敷料是否干燥,有渗血或渗液时及时更换敷料;观察伤口愈合情况,及早发现感染情况。

7.预防并发症

观察患者有无尿潴留,有无腹痛便血、出血等并发症,发现异常情况及时协助医师处理。

八、护理评价

(1)患者生命体征是否平稳。

(2)患者无水、电解质紊乱或休克表现。

(3)患者焦虑是否得到减轻,情绪是否稳定,能否顺利配合诊疗和护理。

(4)患者是否得到充分的营养支持。

(5)患者术后排便是否规律。

(6)患者及家属是否获得精神支持,是否掌握疾病有关知识,是否能复述健康教育内容。

(7)患者是否有并发症出现,若发生是否得到及时发现及处理。

九、健康教育

(一)疾病指导

为患者讲解有关疾病治疗和护理方面的知识。

(二)饮食调整

讲解手术后恢复饮食的规律,鼓励循序渐进,少食多餐,多进食富含蛋白质、高热量、高维生素的食物,以提高机体防御能力,促进伤口愈合。

(三)活动

鼓励患者早起床上活动,根据病情好转和体力的恢复可下床活动,促进肠功能恢复,防止肠粘连,利于术后康复。参加适当的体育锻炼,生活规律,保持心情舒畅。避免劳累和过多活动,保证充分休息。

(四)随访

指导术后定期复查随访。向患者讲解此疾病要早期发现早期治疗,每3～6个月门诊复查。

(孙菲菲)

第十一节 家族性腺瘤性息肉病

家族性腺瘤性息肉病是一种常染色体显性遗传性疾病,是公认的癌前病变,以结直肠内生长大量腺瘤性息肉为主要特征,是腺瘤性息肉并基因突变所致,具有家族遗传性,父母均可遗传,子代两性发病率基本相等,约为50%;约20%的患者无家族史。家族性腺瘤性息肉病的发病率为1/22 000~1/7 000。有研究表明,患者发病的年龄在16~65岁,平均27.8岁,发生癌变患者的最小年龄11岁,平均35.9岁。癌变可为多灶性、同时性,且转移早、预后差,因此对家族性腺瘤性息肉病患者的早期诊治尤为重要。

通常有家族史,但约30%的患者无家族史,为首发突变者。家族性腺瘤性息肉病的诊断标准是结肠腺瘤性息肉超过100个,对于腺瘤少于100个的患者,可结合家族史和视网膜色素上皮增生等结肠外病变进行诊断。直肠指检、眼底检查、钡灌肠放射检查、内镜检查和基因检测是目前诊断的主要方法。

一、病因与发病机制

目前研究表明,家族性腺瘤性息肉病发病的基因基础主要为 *APC* 和 *MYH* 两种基因变异所致,有5%~30%的家族性腺瘤性息肉病患者会出现无 *APC* 基因变异,通过基因检测发现其为 *MYH* 双等位基因变异引起。

二、临床表现

可分为临床前期、腺瘤期和癌肿期,早期症状为排便习惯改变、出血、便秘、腹泻及黏液便,少数患者可有肠梗阻、穿孔,晚期可出现严重贫血、恶病质等。部分患者可伴有胃十二指肠息肉、十二指肠及壶腹周围癌;70%以上患者有肠道外表现如魏纳-加德娜综合征(皮肤囊性病变、骨瘤、纤维组织肿瘤、甲状腺乳头状癌、先天性视网膜色素上皮肥大、牙齿畸形)、胶质瘤息肉病综合征(伴发中枢神经系统恶性肿瘤)。

三、辅助检查

(一)内镜检查

由于家族性腺瘤性息肉病患者早期临床表现无特异性,因此对高危人群的筛查结肠镜检查非常重要。虽然肠镜对检测腺瘤是否癌变并不可靠,但其作为一种直观的检查手段,且可以作为监测和随访的重要方式。

(二)基因检测

随着基因检测的出现,致病基因的检出成为可能,可预防及更早地发现家族性腺瘤性息肉病的发生,同样也可检查整个癌变的过程。

四、治疗要点

家族性腺瘤性息肉病患者未经治疗几乎都会发生癌变,因此,一旦发病首选的治疗措施为预防性手术治疗,同时也可应用电灼、非甾体抗炎药、中医药等治疗。

(一)手术治疗

方式的选择应根据息肉的分布部位、是否癌变、是否具备密切随访条件、术者的技术水平、患者及其家属的诉求等情况进行合理的选择。而术前仔细检查直肠,特别是直肠远端肛管处有无息肉至关重要,因其影响术式的选择。

1.全结直肠切除回肠造口术

手术简单,无发生直肠残端腺瘤恶变的危险。但腹壁小肠造口给患者带来工作和生活上诸多不便,只适合直肠下段已有浸润性癌或已行全结肠切除回肠直肠吻合术后直肠残端癌变者。

2.全结肠切除回肠直肠吻合术

手术相对简单,保留了直肠,并发症少,比较容易被患者接受。但残留的直肠内腺瘤有发生恶变的危险,需要终身在医师的监测下及时多次电凝切除腺瘤。估计全结肠切除回肠直肠吻合术后直肠癌的发生率在 50 岁时为 10％,60 岁时为 29％。此术式适用于直肠内息肉少,患者又能高度合作坚持直肠镜随访者。近来有人随访 15 年直肠癌发生率仅 2％,认为仍值得应用。腹腔镜手术更可减少创伤。但直肠内呈地毯样满布小息肉时,做不到分次电凝切除,禁忌采用此术式。

3.全结肠切除、直肠黏膜剥除、回肠贮袋肛门吻合术

此术式从根本上消除了肠癌发生的危险,保留了肛门括约肌功能。因为此手术用于溃疡性结肠炎已积累了丰富的经验,是目前公认的最佳术式。但手术比较复杂,并发症较多。要求术者应有相当的经验。并发症为肠梗阻、盆腔感染、储袋吻合口漏等。

(二)非甾体抗炎药

循证医学调查表明,连续规律服用非甾体抗炎药,可显著降低结直肠腺瘤和腺癌的发病率。目前用于治疗家族性腺瘤性息肉病的药物主要是舒林酸和塞来昔布。

五、护理诊断

(一)焦虑与恐惧

焦虑与恐惧与疾病知识缺乏、担忧预后、家庭和社会的地位及经济状况改变有关。

(二)急性疼痛

急性疼痛与手术创伤等有关。

(三)自我形象紊乱

自我形象紊乱与肠造口后体型改变或结肠切除后腹泻等有关。

(四)潜在并发症

吻合口瘘、肠梗阻、盆腔感染等。

六、护理措施

(一)术前护理

(1)心理护理:认真做好评估,有针对性地做好安慰解释工作,讲解家族性腺瘤性息肉病的特点、即将要实施的手术方式及其必要性。

(2)常规准备:除进行腹部手术的常规检查外,还需完善纤维结肠镜等特殊检查,术前 1 天根据手术方式备皮。

(3)肠道准备:术前 1 天起进流质饮食;口服复方聚乙二醇电解质散行全肠道灌洗。

(4)造口定位。

(二)术后护理

1.术后常规护理

保持呼吸道通畅;密切观察生命体征、伤口敷料及引流管情况。

2.饮食护理

术后早期禁食、胃肠减压;肛门排气后,逐步从全流质、半流质、再到少渣普食。

3.术后并发症护理

（1）腹泻的护理：全结直肠切除术后因肠道功能的改变、肛门括约肌和盆腔自主神经功能受到不同程度的损伤，回肠储袋虽可暂时储存大便，但术后控便功能仍受到一定的影响，术后大便次数增多。避免体液和电解质失衡；饮食循序渐进，忌食辛辣刺激、易产气等刺激肠蠕动增加的食物；腹泻严重者，大便培养无细菌性肠炎后，可适当口服思密达、黄连素等药物减慢肠蠕动、改善菌群失调、调整肠道功能；保护肛周皮肤，指导患者大便后立即用软毛巾或纸巾以温水蘸洗肛周并擦干，在红肿局部皮肤喷造口粉、皮肤保护膜等保护肛周皮肤，使肛周皮肤保持清洁干燥。

（2）吻合口瘘：术后注意观察患者有无发热、腹痛以及引流物中有无粪汁；术后7～10天禁止灌肠，避免取端坐位及长时间下蹲。

（3）储袋炎：为术后最常见的远期并发症，发生率较高。主要表现为储袋功能不良、排便次数增多、便质稀烂、腹部绞痛、里急后重和大便失禁等，个别患者有发热和肠出血等。出院前指导患者识别术后异常情况，早期发现病情，及时就医。

4.心理护理

鼓励患者说出内心的真实感受；动员家庭支持系统，关爱患者，减少术后腹泻、造口等带来的不良刺激。

七、护理评价

通过治疗与护理，患者是否：情绪稳定，能配合各项诊疗和护理；术后依从性好，掌握腹泻的管理，能自我护理造口，术后并发症得到预防，或被及时发现和处理。

八、健康教育

随访：本病患者的子代患病可能性为50%，故应积极随访并发现临床前患者。患者和其亲属应接受遗传学检查。对检出的突变携带者应从12～13岁开始每年行全结肠或乙状结肠镜检直至35岁。此外，还包括每1～3年行一次胃镜检查、眼科检查、牙齿和下颌骨检查，女性患者还需特别重视甲状腺检查。

（孙菲菲）

第五章
妇产科护理

第一节 围绝经期综合征

绝经是每一个妇女生命过程中必然发生的生理过程。绝经提示卵巢功能衰退,生殖功能终止,绝经过渡期是指围绕绝经前、后的一段时期,包括从绝经前出现与绝经有关的内分泌、生理学和临床特征起,至最后一次月经后一年。

围绝经期综合征(menopausal syndrome,MPS)以往称为更年期综合征,是指妇女在绝经前后由于卵巢功能衰退、雌激素水平波动或下降所致的以自主神经功能紊乱为主,伴有神经心理症状的一组症候群。多发生于 45～55 岁,约 2/3 的妇女出现不同程度的低雌激素血症引发的一系列症状。绝经分为自然绝经和人工绝经。自然绝经是指卵巢内卵泡生理性耗竭所致的绝经;人工绝经是指双侧卵巢经手术切除或受放射线损坏导致的绝经,后者更易发生围绝经期综合征。

一、护理评估

(一)健康史
了解患者的发病年龄、职业、文化水平及性格特征,询问月经情况及生育史,有无卵巢切除或盆腔肿瘤放疗,有无心血管疾病及其他疾病病史。

(二)身体状况
1.月经紊乱

半数以上妇女出现 2～8 年无排卵性月经,表现为月经频发、不规则子宫出血、月经稀发(月经周期超过 35 天)以至绝经,少数妇女可突然绝经。

2.雌激素下降相关征象

(1)血管舒缩症状:主要表现为潮热、出汗,是血管舒缩功能不稳定的表现,是围绝经期综合征最突出的特征性症状。潮热起自前胸,涌向头颈部,然后波及全身。在潮红的区域患者感到灼热,皮肤发红,紧接着大量出汗。持续数秒至数分钟不等。此种血管功能不稳定可历时 1 年,有时长达 5 年或更长。

(2)精神神经症状:常有焦虑、抑郁、激动、喜怒无常、脾气暴躁、记忆力下降、注意力不集中、失眠多梦等。

（3）泌尿生殖系统症状：出现阴道干燥、性交困难及老年性阴道炎，排尿困难、尿频、尿急、尿失禁及反复发作的尿路感染。

（4）心血管疾病：绝经后妇女冠状动脉粥样硬化性心脏病（简称冠心病）、高血压和脑出血的发病率及死亡率逐渐增加。

（5）骨质疏松症：绝经后妇女约有 25％患骨质疏松症、腰酸背痛、腿抽搐、肌肉关节疼痛等。

3.体格检查

全身检查注意血压、精神状态、皮肤、毛发、乳腺改变及心脏功能，妇科检查注意生殖器官有无萎缩、炎症及张力性尿失禁。

（三）心理-社会状况

因家庭和社会环境的变化或绝经前曾有精神状态不稳定等，更易引起患者心情不畅、忧虑、多疑、孤独等。

（四）辅助检查

根据患者的具体情况不同，可选择血常规、尿常规、心电图及血脂检查、B超、宫颈刮片及诊断性刮宫等。

（五）处理要点

1.一般治疗

加强心理治疗及体育锻炼，补充钙剂，必要时选用镇静剂、谷维素。

2.激素替代疗法

补充雌激素是关键，可改善症状、提高生活质量。

二、护理问题

（一）自我形象紊乱

与对疾病不正确认识及精神神经症状有关。

（二）知识缺乏

缺乏性激素治疗相关知识。

三、护理措施

（一）一般护理

改善饮食，摄入高蛋白质、高维生素、高钙饮食，必要时可补充钙剂，能延缓骨质疏松症的发生，达到抗衰老效果。

（二）病情观察

（1）观察月经改变情况，注意经量、周期、经期有无异常。

（2）观察面部潮红时间和程度。

（3）观察血压波动、心悸、胸闷及情绪变化。

（4）观察骨质疏松症的影响，如关节酸痛、行动不便等。

（5）观察情绪变化，如情绪不稳定、易怒、易激动、多言多语、记忆力降低。

（三）用药护理

指导应用性激素。

1.适应证

主要用于治疗雌激素缺乏所致的潮热多汗、精神症状、老年性阴道炎、尿路感染,预防存在高危因素的心血管疾病、骨质疏松症等。

2.药物选择及用法

在医师指导下使用,尽量选用天然性激素,剂量个体化,以最小有效量为佳。

3.禁忌证

原因不明的子宫出血、肝胆疾病、血栓性静脉炎及乳腺癌等。

4.注意事项

(1)雌激素剂量过大可引起乳腺胀痛、白带多、头痛、水肿、色素沉着、体重增加等,可酌情减量或改用雌三醇。

(2)用药期间可能发生异常子宫出血,多为突破性出血,但应排除子宫内膜癌。

(3)较长时间的口服用药可能影响肝功能,应定期复查肝功能。

(4)单一雌激素长期应用,可使子宫内膜癌危险性增加,雌、孕激素联合用药能够降低风险。坚持体育锻炼,多参加社会活动;定期健康体检,积极防治围绝经期妇女常见病。

(四)心理护理

使患者及其家属了解围绝经期是必然的生理过程,介绍减轻压力的方法,改变患者的认知、情绪和行为,使其正确评价自己。

(五)健康指导

(1)向围绝经期妇女及其家属介绍绝经是一个生理过程,绝经发生的原因及绝经前、后身体将发生的变化,帮助患者消除因绝经变化产生的恐惧心理,并对将发生的变化做好心理准备。

(2)介绍绝经前、后减轻症状的方法,适当的摄取钙质和维生素 D;坚持锻炼如散步、骑自行车等。合理安排工作,注意劳逸结合。

(3)定期普查,更年期妇女最好半年至一年进行 1 次体格检查,包括妇科检查和防癌检查,有选择地做内分泌检查。

(4)绝经前行双侧卵巢切除术者,宜适时补充雌激素。

（王艳会）

第二节　外阴炎与阴道炎

一、外阴炎

外阴炎是妇科常见病,是外阴部的皮肤与黏膜的炎症,可发生于任何年龄,以生育期及绝经后妇女多见。

(一)护理评估

1.健康史

(1)病因评估:外阴炎主要指外阴部的皮肤与黏膜的炎症,以大、小阴唇为多见。由于外阴与尿道、肛门、阴道邻近且暴露,同时,阴道分泌物、月经血、产后的恶露、尿液、粪便的刺激、糖尿病患者的糖尿的长期浸渍,均可引起外阴不同程度的炎症,此外,穿化纤内裤、紧身内裤、使用卫生巾使局部透气性差等,均可诱发外阴部的炎症。

(2)病史评估:评估有无外阴炎的因素存在,有无糖尿病、阴道炎病史。

2.身心状况

(1)症状:外阴瘙痒、疼痛、红、肿、灼热,性交及排尿时加重。

(2)体征:局部充血、肿胀、糜烂,常有抓痕,严重者形成溃疡或湿疹。慢性炎症者,外阴局部皮肤或黏膜增厚、粗糙、皲裂等。

(3)心理-社会状况:了解病程,了解患者对症状的反应,有无烦躁、不安等心理。

(二)护理诊断及合作性问题

(1)皮肤或黏膜完整性受损:与皮肤黏膜炎症有关。

(2)舒适改变:与外阴瘙痒、疼痛、分泌物增多有关。

(3)焦虑:与性交障碍、行动不便有关。

(三)护理目标

(1)患者皮肤与黏膜完整。

(2)患者病情缓解或好转,舒适感增加。

(3)患者情绪稳定,积极配合治疗与护理。

(四)护理措施

1.一般护理

炎症期间宜进食清淡且富含营养的食物,禁食辛辣、刺激性食物。

2.心理护理

患者常出现烦躁不安、焦虑紧张等情绪,应帮助患者树立信心,减轻心理负担,坚持治疗,讲究卫生。

3.病情监护

积极寻找病因,消除刺激原。

4.治疗护理

(1)治疗原则:去除病因,积极治疗原发病,如阴道炎、尿瘘、粪瘘、糖尿病等。

(2)治疗配合:保持外阴清洁干燥,局部使用约 40 ℃ 的 1:5 000 高锰酸钾溶液坐浴,每天2 次,每次15～30分钟,5～10 次为 1 个疗程。如有破溃,可涂抗生素软膏或紫草油,急性期可用物理治疗。

(五)健康指导

(1)卫生宣教,指导妇女穿棉质内裤,减少分泌物刺激,对公共场所,如游泳池、公共浴室等谨慎出入,注意经期、孕期、产期及流产后的生殖道清洁,防止感染。

(2)定期妇科检查,积极参与普查与普治。

(3)指导用药方法及注意事项。

(4)加强性道德教育,纠正不良性行为。

(六)护理评价

(1)患者诉说外阴瘙痒症状减轻,舒适感增加。

(2)患者焦虑缓解或消失,掌握了卫生保健常识,能养成良好卫生习惯。

二、前庭大腺炎

细菌侵入前庭大腺腺管内致腺管充血、水肿称为前庭大腺炎。

（一）护理评估

1.健康史

（1）病因评估：前庭大腺腺管开口位于小阴唇与处女膜之间，在性交、流产、分娩或其他情况污染外阴部时，病原体易侵入引起炎症，因此，以育龄妇女多见，主要病原体为葡萄球菌、链球菌、大肠埃希菌、淋病奈瑟菌及沙眼衣原体等。急性炎症发作时，细菌先侵犯腺管，腺管口因炎症肿胀阻塞，渗出物不能排出，积存而形成脓肿，称为前庭大腺脓肿（又称巴氏腺脓肿），多发于一侧。如急性炎症消退，腺管口粘连阻塞，分泌物不能外流，脓液转清，则形成前庭大腺囊肿，多为单侧，大小不等，可持续数年不增大。患者往往无自觉症状。

（2）病史评估：了解患者有无反复的外阴感染史及卫生习惯。

2.身心状况

（1）症状：初起时局部肿胀、疼痛、烧灼感，行走不便，可伴有大小便困难等。有时可出现发热等全身症状（表 5-1）。

表 5-1　前庭大腺炎临床类型及身体状况

临床类型	身体状况
急性期	（1）大阴唇下 1/3 处疼痛、肿胀，严重时行走受限。检查局部可见皮肤红、肿、热、压痛 （2）脓肿形成时，可触及波动感，脓肿直径可达 5～6 cm，可自行破溃。如破口大，引流通畅，脓液流出后炎症消退；如破口小，引流欠佳，炎症持续不退或反复发作 （3）可出现全身不适、发热等全身症状
慢性期	慢性期囊肿形成，患者感到外阴部有坠胀感或性交不适。检查时局部可触及囊性肿物，大小不一，有时可反复急性发作

（2）体征：外阴部皮肤红肿、压痛明显。当脓肿形成时，疼痛加剧，并可触及波动感，脓肿直径可达5～6 cm。

（3）心理-社会状况：了解病程，了解患者对症状的反应，有无烦躁、不安等心理，患者常有因害羞或怕痛而未及时诊治的心理障碍。

（二）辅助检查

取前庭大腺开口处分泌物做细菌培养，确定病原体。

（三）护理诊断及合作性问题

（1）皮肤完整性受损：与脓肿自行破溃或手术切开引流有关。

（2）疼痛：与局部炎症刺激有关。

（四）护理目标

（1）患者皮肤保持完整。

（2）疼痛缓解或好转。

（五）护理措施

1.一般护理

急性期患者应卧床休息,饮食易消化,富含营养。

2.心理护理

患者常常烦躁不安、焦虑紧张,应尊重患者,为患者保密,以解除其忧虑,使其积极治疗,帮助其建立治愈疾病的信心和生活的勇气。

3.病情监护

观察患者的生命体征,重点观察体温变化,观察伤口愈合情况。

4.治疗护理

(1)治疗原则:急性期局部热敷或坐浴,抗生素消炎治疗;脓肿形成或囊肿较大时,切开引流或行囊肿造口术,保持腺体功能,防止复发。

(2)治疗配合:急性炎症发作时,取前庭大腺开口处分泌物做细菌培养,确定病原体。根据细菌培养结果和药物敏感试验选用抗生素口服或肌内注射。脓肿形成或囊肿较大时,切开引流或行囊肿造口术,并放置引流条。术后保持局部清洁,引流条每天更换一次,外阴用 1：5 000 氯己定棉球擦拭,每天擦洗外阴 2 次,也可用清热解毒中药热敷或坐浴,每天 2 次。

（六）健康指导

(1)向患者及家属讲解此病的病因及预防措施,指导患者注意外阴清洁卫生。

(2)告知患者及家属月经期、产褥期禁止性交;月经期应使用消毒卫生巾预防感染;术后注意事项及正确用药。告知患者相关卫生保健常识,养成良好卫生习惯。

（七）护理评价

(1)患者诉说外阴不适症状减轻,舒适感增加。

(2)患者接受医护人员指导,焦虑缓解或消失。

三、滴虫性阴道炎

滴虫性阴道炎是由阴道毛滴虫引起的最常见的阴道炎。阴道毛滴虫主要寄生于女性阴道,也可存在于尿道、尿道旁腺及膀胱。男性可存在于包皮皱襞、尿道及前列腺内。滴虫适宜生长在温度为 25～40 ℃,pH 为 5.2～6.6 的潮湿环境。月经前后,阴道内酸性减弱,接近中性,隐藏在腺体及阴道皱襞中的滴虫常得以繁殖,而发生滴虫性阴道炎。此病的传播途径有经性交的直接传播及经游泳池、浴盆、厕所、衣物、器械等途径的间接传播。

（一）护理评估

1.健康史

(1)病因评估:阴道毛滴虫呈梨形,体积为多核白细胞的 2～3 倍。滴虫顶端有 4 根鞭毛,体部有波动膜,后端尖并有轴柱凸出。活的滴虫透明无色,如水滴,鞭毛随波动膜的波动而活动(图 5-1)。阴道毛滴虫极易传播,pH 在 4.5 以下时便受到抑制甚至致死。pH 上升至 7.5 时,其繁殖可完全被抑制。在妊娠期和月经来潮前后,阴道 pH 升高,可使阴道毛滴虫的感染率和发病率升高。

(2)病史评估:评估发作与月经周期的关系,既往阴道炎病史,个人卫生情况;分析感染经过;了解治疗经过。

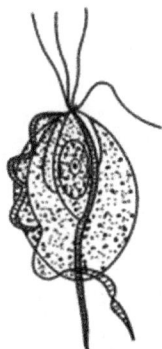

图 5-1 滴虫模式

2.身心状况

(1)症状:主要症状为白带呈稀薄泡沫状,量多及伴有外阴、阴道口瘙痒。如有其他细菌混合感染,白带可呈黄绿色、血性、脓性且有臭味。局部可有灼热、疼痛、性交痛。合并尿路感染,可有尿频、尿痛、血尿。阴道毛滴虫能吞噬精子,阻碍乳酸生成,影响精子在阴道内存活,可致不孕。

(2)体征:妇科检查时可见阴道黏膜充血,严重时有散在的出血点。有时可见阴道后穹隆处有液性或脓性泡沫状分泌物。

(3)心理-社会状况:患者常因炎症反复发作而烦恼,出现无助感。

(二)辅助检查

(1)悬滴法:在玻片上加 1 滴温生理盐水,自阴道后穹隆处取少许分泌物混于生理盐水中,用低倍镜检查,如有滴虫,可见其活动。阳性率可达 80%～90%。取分泌物检查前 24～48 小时,避免性交、阴道灌洗及阴道上药。

(2)培养法:适于症状典型而悬滴法未见滴虫者,可用培养基培养,其准确率可达 98%。

(三)护理诊断及合作性问题

(1)知识缺乏:缺乏对疾病传染途径的认识及缺乏阴道炎治疗的知识。

(2)舒适改变:与外阴瘙痒、分泌物增多有关。

(3)组织完整性受损:与分泌物增多、外阴瘙痒、搔抓有关。

(四)护理目标

(1)患者能说出疾病传染的途径、阴道炎的治疗与日常防护知识。

(2)患者分泌物减少,舒适度提高。保持组织完整性,无破损。

(五)护理措施

1.一般护理

注意个人卫生,保持外阴部清洁、干燥,避免搔抓外阴导致皮肤破损。

2.心理护理

解除患者因疾病带来的烦恼,减轻其对确诊后的心理压力,增强治疗疾病的信心。告知患者夫妇滴虫性阴道炎的传播途径、临床表现、治疗方法和注意事项,减轻他们的焦虑心理,同时鼓励他们积极配合治疗。

3.病情观察

观察患者的外阴瘙痒症状、阴道分泌物的量及颜色等。

0

4.治疗护理

(1)治疗原则:杀灭阴道毛滴虫,保持阴道的自净作用,防止复发,夫妻双方要同时治疗,切断直接传染途径。

(2)治疗配合。①局部治疗:增强阴道酸性环境,用1%乳酸溶液、0.5%醋酸溶液或1∶5 000高锰酸钾溶液冲洗阴道后,每晚睡前用甲硝唑200 mg,置于阴道后穹隆,每天一次,10天为1个疗程。②全身治疗:甲硝唑每次200～400 mg,每天3次口服,10天为1个疗程。③指导患者正确用药,按疗程坚持用药,注意冲洗液的浓度、温度。④观察用药后反应:甲硝唑口服后偶见胃肠道反应,如食欲缺乏、恶心、呕吐及白细胞减少、皮疹等,一旦发现,应报告医师并停药。妊娠期、哺乳期妇女应慎用,因为药能通过胎盘进入胎儿体内,并可由乳汁排泄。

(六)健康指导

(1)做好卫生宣教,积极开展普查普治,消灭传染源,严格禁止滴虫阴道炎或带虫者进入游泳池。医疗单位做好消毒隔离,防止交叉感染。治疗期间勤换内裤,内裤、坐浴及洗涤用物应煮沸消毒5～10分钟以消灭病原体,禁止性生活,避免交叉或重复感染的机会。哺乳期妇女在用药期间或用药后24小时内不宜哺乳。经期暂停坐浴、阴道冲洗及阴道用药。

(2)夫妻应双双检查,男方若查出毛滴虫,夫妻应同治,有助于提高疗效,治疗期间应禁止性生活。

(3)治愈标准:治疗后应在每次月经干净后复查1次,连续3次均为阴性,方为治愈。

(七)护理评价

(1)患者自诉外阴不适症状减轻,舒适感增加,悬滴法试验连续3个周期复查为阴性。

(2)患者正确复述预防及治疗此疾病的相关知识。

四、外阴阴道假丝酵母菌病

外阴阴道假丝酵母菌病(vulvovaginal candidiasis,VVC)也称外阴阴道念珠菌病,是一种常见的外阴、阴道炎,80%～90%的病原体为白假丝酵母菌,其发病率仅次于滴虫阴道炎。白假丝酵母菌是真菌,不耐热,加热至60 ℃,持续1小时,即可死亡;但对干燥、日光、紫外线及化学制剂的抵抗力较强。

(一)护理评估

1.健康史

(1)病因评估:念珠菌为条件致病菌,可存在口腔、肠道和阴道而不引起症状。当阴道内糖原增多、酸度增加、局部细胞免疫力下降时,念珠菌可繁殖并引起炎症,故外阴阴道假丝酵母菌病多见于孕妇、糖尿病患者及接受大量雌激素治疗者。此外,长期应用抗生素、服用类固醇皮质激素或免疫缺陷综合征等,可以改变阴道内微生物之间的相互制约关系,易发此症;紧身化纤内裤、肥胖可使会阴局部的温度及湿度增加,也易使念珠菌得以繁殖而引起感染。

(2)传播途径评估:①内源性感染为主要感染,假丝酵母菌除寄生阴道外,还可寄生于人的口腔、肠道,这些部位的假丝酵母菌可互相传染。②通过性交直接传染。③通过接触感染的衣物等间接传染。

(3)病史评估:了解有无糖尿病及长期使用抗生素、雌激素、类固醇皮质激素病史,了解个人卫生习惯及有无不洁性生活史。

2.身心状况

(1)症状:外阴、阴道奇痒,坐卧不安,痛苦异常,可伴有尿痛、尿频、性交痛。阴道分泌物为干酪样或豆渣样。

(2)体征:妇科检查见小阴唇内侧、阴道黏膜红肿并附着白色块状薄膜,容易剥离,下面为糜烂及溃疡。

(3)心理-社会状况:患者常因外阴瘙痒痛苦不堪,由于影响休息与睡眠,产生忧虑与烦躁,评估患者心理障碍及影响疾病治疗的原因。

3.辅助检查

(1)悬滴法:在玻片上加1滴温生理盐水,自阴道后穹隆处取少许分泌物混于生理盐水中,用低倍镜检查,若找到白假丝酵母菌的芽孢和假菌丝即可确诊。

(2)培养法:适于症状典型而悬滴法未见白假丝酵母菌者,可用培养基培养。

(二)护理诊断及合作性问题

1.焦虑

焦虑与易复发,影响休息与睡眠有关。

2.组织完整性受损

其与分泌物增多、外阴瘙痒、搔抓有关。

(三)护理目标

(1)患者情绪稳定,积极配合治疗与护理。

(2)患者病情改善,舒适度提高。

(3)保持组织完整性,组织无破损。

(四)护理措施

1.一般护理

注意个人卫生,保持外阴部清洁、干燥,避免搔抓外阴以免皮肤破损。

2.心理护理

向患者讲解外阴阴道假丝酵母菌病的病因、治疗方法和注意事项等,消除患者的顾虑和焦虑心理,使其积极配合治疗。

3.病情观察

观察患者的外阴瘙痒症状、阴道分泌物的量及颜色等。

4.治疗护理

(1)治疗原则:消除诱因,改变阴道酸碱度,根据患者情况选择局部或全身应用抗真菌药杀灭致病菌。

(2)用药护理。①局部治疗:用2%～4%碳酸氢钠溶液冲洗阴道或坐浴,再选用制霉菌素栓剂、克霉唑栓剂、咪康唑栓剂等置于阴道内,一般7～10天为1个疗程。②全身用药:若局部用药效果较差或病情顽固者,可选用伊曲康唑、氟康唑、酮康唑等口服。③用药注意:孕妇要积极治疗,否则阴道分娩时新生儿易感染发生鹅口疮。妊娠期坚持局部治疗,禁用口服唑类药物。勤换内裤,内裤、坐浴及洗涤用物应煮沸消毒5～10分钟以消灭病原体,避免交叉和重复感染的机会。④用药护理:嘱阴道灌洗或坐浴应注意药液浓度和治疗时间,灌洗药物要充分溶化,温度一般为40 ℃,切忌过烫,以免烫伤皮肤。

（五）健康指导

(1)做好卫生宣教,养成良好的卫生习惯,每天洗外阴、换内裤。切忌搔抓。

(2)约15％男性与女性患者接触后患有龟头炎,对有症状男性也应进行检查与治疗。

(3)鼓励患者坚持用药,不随意中断疗程。

(4)嘱积极治疗糖尿病等疾病,正确使用抗生素、雌激素,以免诱发外阴阴道假丝酵母菌病。

（六）护理评价

(1)患者分泌物减少,性状转为正常,舒适感增加。

(2)患者正确复述预防及治疗此疾病的相关知识,做到积极配合并坚持治疗。

五、萎缩性阴道炎

萎缩性阴道炎属非特异性阴道炎,常见于绝经后及卵巢切除后或盆腔放疗者。绝经后的萎缩性阴道炎又称老年性阴道炎。

（一）护理评估

1.健康史

(1)病因评估:①妇女绝经后;②手术切除卵巢;③产后闭经;④药物假绝经治疗;⑤盆腔放疗后等。由于雌激素水平降低,阴道上皮萎缩变薄,上皮细胞内糖原减少,阴道内 pH 增高,阴道自净作用减弱,局部抵抗力降低,致病菌入侵后易繁殖引起炎症。

(2)病史评估:了解有无糖尿病及长期使用抗生素、雌激素、类固醇皮质激素病史;了解个人卫生习惯及有无不洁性生活史;了解有无进行盆腔放疗等。

2.身心状况

(1)症状:白带增多,多为黄水状,严重感染时可呈脓性,有臭味。黏膜有浅表溃疡时,分泌物可为血性,有的患者可有点滴出血,可伴有外阴瘙痒、灼热、尿频、尿痛、尿失禁等症状。

(2)体征:妇科检查可见阴道皱襞消失,上皮菲薄,黏膜出血,表面可有小出血点或片状出血点;严重时可形成浅表溃疡,阴道弹性消失、狭窄,慢性炎症、溃疡还可引起阴道粘连,导致阴道闭锁。

(3)心理-社会状况:老年人常因思想比较保守,不愿就医而出现无助感。其他患者常因知识缺乏而病急乱投医,因此,应注意评估影响患者不愿就医的因素及家庭支持系统。

3.辅助检查

取分泌物检查,悬滴法排除滴虫性阴道炎和外阴阴道假丝酵母菌病;有血性分泌物时,常需做宫颈刮片或分段诊刮排除宫颈癌和子宫内膜癌。

（二）护理诊断及合作性问题

(1)舒适改变:与外阴瘙痒、疼痛、分泌物增多有关。

(2)知识缺乏:与缺乏绝经后妇女预防保健知识有关。

(3)有感染的危险:与局部分泌物增多、破溃有关。

（三）护理目标

(1)患者分泌物减少,性状转为正常,舒适感增加。

(2)患者正确复述预防及治疗此疾病的相关知识,做到积极配合并坚持治疗。

(3)患者无感染发生或感染被及时发现和控制,体温、血常规正常。

(四)护理措施

1.一般护理

嘱患者保持外阴清洁,勤换内裤。穿棉织内裤,减少刺激等。

2.心理护理

使患者了解老年性阴道炎的病因和治疗方法,减轻其焦虑;对卵巢切除、放疗者给予心理安慰与相关医学知识解释,增强其治疗疾病的信心;解释雌激素替代疗法可缓解症状,帮助其建立治愈疾病的信心。

3.病情观察

观察白带性状、量、气味,有无外阴瘙痒、灼热及膀胱刺激症状等。

4.治疗护理

(1)治疗原则:增强阴道黏膜的抵抗力,抑制细菌生长繁殖。

(2)治疗配合。①增加阴道酸度:用0.5%醋酸或1%乳酸溶液冲洗阴道,每天1次。阴道冲洗后,将甲硝唑200 mg或氧氟沙星200 mg,放入阴道深部,每天1次,7～10天为1个疗程。②增加阴道抵抗力:针对病因给予雌激素制剂,可局部用药,也可全身用药。将己烯雌酚0.125～0.25 mg,每晚放入阴道深部,7天为1个疗程。③全身用药:可口服尼尔雌醇,首次4 mg,以后每2～4周1次,每晚2 mg,维持2～3个月。

(五)健康指导

(1)对围绝经期、老年妇女进行健康教育,使其掌握预防老年性阴道炎的措施及技巧。

(2)指导患者及其家属阴道灌洗、上药的方法和注意事项。用药前洗净双手及会阴,减少感染的机会。自己用药有困难者,指导其家属协助用药或由医务人员帮助使用。

(3)告知使用雌激素治疗可出现的症状,嘱乳癌或子宫内膜癌患者慎用雌激素制剂。

(六)护理评价

(1)患者分泌物减少,性状转为正常,舒适感增加。

(2)患者正确复述预防及治疗此疾病的相关知识,做到积极配合并坚持治疗。

(王艳会)

第三节 羊水栓塞

羊水栓塞(amniotic fluid embolism,AFE)是指在分娩过程中,羊水突然进入母体血循环而引起的急性肺栓塞、休克和弥散性血管内凝血(DIC)、肾衰竭和猝死的严重分娩并发症。其起病急、病情凶险,是造成孕产妇死亡的重要原因之一,发生于足月分娩者死亡率达70%～80%。也可发生在妊娠早、中期的流产,但病情较轻,死亡率较低。

一、病因

羊水栓塞是由污染羊水中的有形物质(胎儿毳毛、角化上皮、胎脂、胎粪)进入母体血循环引起。通常有以下几个原因。

(1)羊膜腔内压力增高(子宫收缩过强),胎膜与宫颈壁分离或宫颈口扩张引起宫颈黏膜损伤时,静脉血窦开放,羊水进入母体血循环。

(2)宫颈裂伤、子宫破裂、前置胎盘、胎盘早剥或剖宫产术中羊水通过病理性开放的子宫血窦进入母体血循环。

(3)羊膜腔穿刺或钳刮术时子宫壁损伤处静脉窦也可以成为羊水进入母体通道。

二、病理生理

近年来研究认为,羊水栓塞主要是变态反应。羊水进入母体循环后,通过阻塞肺小血管,引起变态反应而导致凝血机制异常,使机体发生一系列的病理生理变化。

(一)肺动脉高压

羊水内的有形物质如胎儿毳毛、胎脂、胎粪、角化上皮细胞等直接形成栓子。一方面,羊水的有形物质激活凝血系统,使小血管内形成广泛的血栓而阻塞肺小血管,反射性引起迷走神经兴奋,使肺小血管痉挛加重。另一方面,羊水内有形物质经肺动脉进入肺循环,阻塞小血管,引起肺内小支气管痉挛,支气管内分泌物增加,使肺通气、换气量减少,反射性地引起肺小血管痉挛,肺小管阻塞而引起肺动脉压增高,导致急性右心衰竭,继而发生呼吸和循环功能衰竭、休克,甚至死亡。

(二)过敏性休克

羊水中有形物质成为致敏原,作用于母体,引起变态反应所导致的过敏性休克,多在羊水栓塞后立即出现血压骤降甚至消失,甚至心、肺功能衰竭的表现。

(三)弥散性血管内凝血(DIC)

妊娠时母体血液呈高凝状态。羊水中含有大量促凝物质可激活母体凝血系统,进入母血循环后,在血管内产生大量的微血栓,消耗大量的凝血因子和纤维蛋白原,从而导致DIC。同时纤维蛋白原下降时,可激活纤溶系统,由于大量凝血物质的消耗和纤溶系统的激活,产妇血液系统由高凝状态转变为纤溶亢进,血液不凝固,极易发生严重的产后出血及失血性休克。

(四)急性肾衰竭

由于休克和DIC,导致肾脏急剧缺血,进一步发生肾衰竭。

三、临床表现

(一)症状

羊水栓塞起病急骤、来势凶险,多发生于分娩过程中,尤其发生在胎儿娩出前后的短时间内。临床经过可分为以下3个阶段。

1.急性休克期

在分娩过程中。尤其是刚破膜不久,产妇突感寒战、烦躁不安、气急、恶心、呕吐等先兆症状,继而出现呛咳、呼吸困难、发绀、抽搐、昏迷,迅速出现循环衰竭,进入休克或昏迷状态。病情严重者仅在数分钟内死亡。

2.出血期

患者渡过呼吸、循环衰竭和休克而进入凝血功能障碍阶段,表现为难以控制的大量出血,血液不凝,身体其他部位出血如切口渗血、全身皮肤黏膜出血、血尿、消化道大出血或肾脏出血,产妇可死于出血性休克。

3.急性肾衰竭

后期存活的患者出现少尿、无尿和尿毒症的症状。主要为循环功能衰竭引起的肾脏缺血，DIC 早期形成的血栓堵塞肾内小血管，引起肾脏缺血、缺氧，导致肾脏器质性损害。

(二)体征

心率增快，血压骤降，肺部听诊可闻及湿啰音。全身皮肤黏膜有出血点及瘀斑，阴道流血不止，切口渗血不凝。

四、处理原则

及时处理，立即抢救，抗过敏，纠正呼吸、循环系统衰竭和改善低氧血症，抗休克，防止 DIC 和肾衰竭的发生。

五、护理

(一)护理评估

1.病史

评估发生羊水栓塞临床表现的各种诱因，有无胎膜早破或人工破膜，前置胎盘或胎盘早剥，宫缩过强或强直性宫缩，中期妊娠引产或钳刮术，羊膜腔穿刺术等病史。

2.身心状况

胎膜破裂后，胎儿娩出后或手术中产妇突然出现寒战、呛咳、气急、烦躁不安、尖叫、呼吸困难、发绀、抽搐、出血不凝、不明原因休克等症状和体征，血压下降或消失，应考虑为羊水栓塞，立即进行抢救。

3.辅助检查

(1)血涂片查找羊水有形物质：采集下腔静脉血，镜检见到羊水有形成分可确诊。

(2)床旁胸部 X 线检查：可见肺部双侧弥漫性点状、片状浸润影，沿肺门分布，伴轻度肺不张和右心扩大。

(3)床旁心电图或心脏彩色多普勒超声检查：提示有心房、有心室扩大，ST 段下降。

(4)若患者死亡，行尸检时，可见肺水肿、肺泡出血。心内血液查到有羊水有形物质，肺小动脉或毛细血管有羊水有形成分栓塞，子宫或阔韧带血管内查到羊水有形物质。

(二)护理诊断

1.气体交换受损

其与肺血管阻力增加、肺动脉高压、肺水肿有关。

2.组织灌注无效

其与弥散性血管内凝血及失血有关。

3.有胎儿窘迫的危险

其与羊水栓塞、母体血循环受阻有关。

(三)护理目标

(1)实施抢救后，患者胸闷、气急、呼吸困难等症状有所改善。

(2)患者心率、血压恢复正常，出血量减少，肾功能恢复正常。

(3)新生儿无生命危险。

(四)护理措施

1.羊水栓塞的预防

加强产前检查,及时注意有无诱发因素,及时发现前置胎盘、胎盘早剥等并发症并予以积极处理。严密观察产程进展情况,正确掌握缩宫素的使用方法,防止宫缩过强。严格掌握人工破膜的指征和时间,宜在宫缩间歇期行人工破膜术,破口要小,并注意控制羊水流出的速度。

2.配合医师,并积极抢救患者

(1)吸氧:最初阶段是纠正缺氧。给予患者半卧位,加压给氧,必要时给予气管插管或者气管切开,减轻肺水肿,改善脑缺氧。

(2)抗过敏:根据医嘱,尽快给予大剂量肾上腺糖皮质激素抗过敏、解除痉挛,保护细胞。可予地塞米松 20~40 mg 静脉推注,以后根据病情可静脉滴注维持。氢化可的松 100~200 mg 加入 5%~10%葡萄糖注射液 50~100 mL 快速静脉滴注,后予 300~800 mg 加入 5%葡萄糖注射液 250~500 mL 静脉滴注,日用可达 500~1 000 mg。

(3)缓解肺动脉高压:解痉药物能改善肺血流灌注,预防有心力衰竭所致的呼吸循环衰竭。首选盐酸罂粟碱,30~90 mg 加入 25%葡萄糖注射液 20 mL 缓慢推注,能松弛平滑肌,扩张冠状动脉、肺和脑动脉,降低小血管阻力。与阿托品合用扩张小动脉效果更佳。其次使用阿托品,阿托品能阻断迷走神经反射所导致的肺血管和支气管痉挛。1 mg 阿托品加入 10%~25%葡萄糖注射液 10 mL,每 15~30 分钟静脉推注1 次。直至症状缓解,微循环改善为止。第三,使用氨茶碱。氨茶碱具有松弛支气管平滑肌、解除肺血管痉挛的作用,250 mg 氨茶碱加入 25%葡萄糖注射液 20 mL 缓慢推注。第四,酚妥拉明为 α 肾上腺素能抑制剂,能解除肺血管痉挛,降低肺动脉阻力,消除肺动脉高压。可用 5~10 mg 加入 10%葡萄糖注射液100 mL 静脉滴注。

(4)抗休克:①补充血容量、使用升压药物:扩容常使用右旋糖酐-40 静脉滴注,并且补充新鲜的血液和血浆。在抢救过程中,监测中心静脉压,了解心脏负荷情况,并据此调节输液量和输液速度。升压药物可用多巴胺 20 mg 加入 5%葡萄糖溶液 250 mL 静脉滴注,随时根据血压调节滴速。②纠正酸中毒:根据血氧分析和血清电解质结果,判断是否存在酸中毒。一旦发现,5%碳酸氢钠 250 mL 静脉滴注。及时应用可纠正休克和代谢失调,并根据血清电解质,及时纠正电解质紊乱。③纠正心力衰竭消除肺水肿:使用毛花苷 C 或毒毛花苷 K 静脉滴注。同时使用呋塞米静脉推注,有利于消除肺水肿,防止急性肾衰竭。

(5)防治 DIC:DIC 阶段应早期抗凝,补充凝血因子,及时输注新鲜血液和血浆、纤维蛋白原等;应用肝素,尤其在羊水栓塞时其血液呈高凝状态时短期内使用。用药过程中监测出凝血时间,如使用肝素过量(凝血时间>30 分钟),则出现出血倾向,如伤口渗血、血肿、阴道流血不止等,可用鱼精蛋白对抗。

DIC 晚期纤溶时期,抗纤溶可使用氨基己酸、氨甲苯酸、氨甲环酸抑制纤溶激活酶,使纤溶酶原不被激活,从而抑制纤维蛋白溶解。抗纤溶的同时补充纤维蛋白原和凝血因子,防止大出血。

(6)预防肾衰竭:抢救的同时注意尿量,如补足血容量后仍然少尿或无尿,需要及时使用呋塞米等利尿剂,预防与治疗肾衰竭。

(7)预防感染:使用肾毒性较小的抗生素防止感染。

(8)产科处理:第一产程发病的产妇应立即考虑行剖宫产终止妊娠,去除病因。第二产程发病者,及时行阴道助产结束分娩,并且密切观察出血量、出凝血时间等,如果发生产后出血不止,应及时配合医师,做好子宫切除术的准备。

3.提供心理支持

如果在发病抢救过程中,产妇神志清醒,应给予产妇鼓励,安抚其紧张和恐惧的心理,使其配合医师抢救;对于家属要表示理解和抚慰,向家属解释产妇的病情,争取家属的支持和配合。在产妇病情稳定的情况下,可允许家属探视并且陪伴产妇,同时,病情稳定的康复期,可与产妇和家属一起制订康复计划,适时地给予相应的健康教育。

（王艳会）

第四节 早 产

早产是指妊娠满 28 周至不足 37 周(196～258 天)间分娩者。此时娩出的新生儿称为早产儿,体重为 1 000～2 499 g。各器官发育尚不够健全,出生孕周越小,体重越轻,预后越差。国内早产占分娩总数的5％～15％。约15％早产儿于新生儿期死亡。近年由于早产儿治疗学及监护手段的进步,其生存率明显提高,伤残率下降,国外学者建议将早产定义时间上限提前到妊娠20 周。

一、病因

诱发早产的常见原因有:①胎膜早破、绒毛膜羊膜炎最常见,30％～40％早产与此有关;②下生殖道及泌尿道感染,如 B 族溶血性链球菌、沙眼衣原体、支原体感染、急性肾盂肾炎等;③妊娠并发症与合并症,如妊娠期高血压疾病、妊娠期肝内胆汁淤积症,妊娠合并心脏病、慢性肾炎、病毒性肝炎、急性肾盂肾炎、急性阑尾炎、严重贫血、重度营养不良等;④子宫过度膨胀及胎盘因素,如羊水过多、多胎妊娠、前置胎盘、胎盘早剥、胎盘功能减退等;⑤子宫畸形,如纵隔子宫、双角子宫等;⑥宫颈内口松弛;⑦每天吸烟＞10 支,酗酒。

二、临床表现

早产的主要临床表现是子宫收缩,最初为不规则宫缩,常伴有少许阴道流血或血性分泌物,以后可发展为规则宫缩,其过程与足月临产相似,胎膜早破较足月临产多见。宫颈管先逐渐消退,然后扩张。妊娠满 28 周至不足 37 周出现至少 10 分钟一次的规则宫缩,伴宫颈管缩短,可诊断先兆早产。妊娠满 28 周至不足 37 周出现规则宫缩(20 分钟≥4 次,或 60 分钟≥8 次,持续＞30 秒),伴宫颈缩短≥80％,宫颈扩张1 cm以上。诊断为早产临产。部分患者可伴有少量阴道流血或阴道流液。以往有晚期流产、早产史及产伤史的孕妇容易发生早产。诊断早产一般并不困难,但应与妊娠晚期出现的生理性子宫收缩相区别。生理性子宫收缩一般不规则、无痛感,且不伴有宫颈管消退和宫口扩张等改变。

三、处理原则

若胎膜未破,胎儿存活、无胎儿窘迫,无严重妊娠并发症及并发症时,应设法抑制宫缩,尽可能延长孕周;若胎膜已破,早产不可避免时,应设法提高早产儿存活率。

四、护理

(一)护理评估

1.病史

详细评估可致早产的高危因素,如孕妇以往有流产、早产史或本次妊娠期有阴道流血史,则发生早产的可能性大,应详细询问并记录患者既往出现的症状及接受治疗的情况。

2.身心诊断

妊娠晚期者子宫收缩规律(20 分钟≥4 次),伴以宫颈管消退≥75%,以及进行性宫颈扩张 2 cm 以上时,可诊断为早产者临产。

早产已不可避免时,孕妇常会不自觉地把一些相关的事情与早产联系起来而产生自责感;由于孕妇对结果的不可预知,恐惧、焦虑、猜测也是早产孕妇常见的情绪反应。

3.辅助检查

通过全身检查及产科检查,结合阴道分泌物的生化指标检测,核实孕周,评估胎儿成熟度、胎方位等;观察产程进展,确定早产的进程。

(二)可能的护理诊断

1.有新生儿受伤的危险

其与早产儿发育不成熟有关。

2.焦虑

焦虑与担心早产儿预后有关。

(三)预期目标

(1)新生儿不存在因护理不当而产生的并发症。

(2)患者能平静地面对事实,接受治疗及护理。

(四)护理措施

1.预防早产

孕妇良好的身心状况可减少早产的发生,突发的精神创伤亦可诱发早产。因此,应做好孕期保健工作,指导孕妇加强营养,保持平静心情。避免诱发宫缩的活动,如抬举重物、性生活等。高危孕妇必须多卧床休息,以左侧卧位为宜,以增加子宫血循环,改善胎儿供氧,慎做肛查和引导检查等,积极治疗并发症。宫颈内口松弛者应于孕 14～18 周或更早些时间做预防性宫颈环扎术,防止早产的产生。

2.药物治疗的护理

先兆早产的主要治疗为抑制宫缩,与此同时,还要积极控制感染治疗并发症和并发症。护理人员应能明确具体药物的作用和用法,并能识别药物的不良反应,以避免毒性作用的发生,同时,应对患者做相应的健康教育。常用抑制宫缩的药物有以下几类。

(1)β肾上腺素受体激动素:其作用为激动子宫平滑肌 β 受体,从而抑制宫缩。此类药物的不良反应为心跳加快、血压下降、血糖增高、血钾降低、恶心、出汗、头痛等。常用药物有利托君、沙丁胺醇等。

(2)硫酸镁:镁离子直接作用于肌细胞,使平滑肌松弛,抑制子宫收缩。一般采用 25% 硫酸镁 20 mL 加于 5% 葡萄糖液 100～250 mL 中,在 30～60 分钟内缓慢静脉滴注,然后用 25% 硫酸镁 10～20 mL 加于 5% 葡萄糖液 100～250 mL 中,以每小时 1～2 g 的速度缓慢静脉滴注,直至宫缩停止。

（3）钙通道阻滞剂：阻滞钙离子进入细胞而抑制宫缩。硝苯地平 5～10 mg,舌下含服,每天 3 次。用药时必须密切注意孕妇及血压的变化,若合并使用硫酸镁时更应慎重。

（4）前列腺素合成酶抑制剂：前列腺素有刺激子宫收缩和软化宫颈的作用,其抑制剂则有减少前列腺素合成的作用,从而抑制宫缩。常用药物有吲哚美辛及阿司匹林等。但此类药物可抑制胎儿前列腺素的合成和释放,使胎儿体内前列腺素减少,而前列腺素有药物可通过胎盘抑制胎儿前列腺素的合成和释放,使胎儿体内前列腺素减少,而前列腺素有维持胎儿动脉导管开放的作用,缺乏时导管可能过早关闭而致胎儿血循环障碍。因此,临床已较少应用,必要时仅能短期(不超过 1 周)服用。

3.预防新生儿并发症的发生

在保胎过程中,应每天行胎心监护,教会患者自数胎动,有异常时及时采用应对措施。在分娩前按医嘱给孕妇糖皮质激素如地塞米松、倍他米松等,可促胎肺成熟,是避免发生新生儿呼吸窘迫综合征的有效步骤。

4.为分娩做准备

如早产已不可避免,应尽早决定合理分娩的方式,如臀位、横位,估计胎儿成熟度低;而产程又需较长时间者,可选用剖宫产术结束分娩;经阴道分娩者,应考虑使用产钳和会阴切开术以缩短产程,从而减少分娩过程中对胎头的压迫。同时,充分做好早产儿保暖和复苏的准备,临产后慎用镇静剂,避免发生新生儿呼吸抑制的情况;产程中应给孕妇吸氧;新生儿出生后,立即结扎脐带,防止过多母血进入胎儿循环,造成循环系统负荷过重。

5.为孕妇提供心理支持

安排时间与孕妇进行开放式的讨论,让患者了解早产的发生并非她的过错,有时甚至是无缘由的。也要避免为减轻孕妇的负疚感而给予过于乐观的保证。由于早产是出乎意料的,孕妇多没有精神和物质准备,对产程的孤独无助感尤为敏感,因此,丈夫、家人和护士在身旁提供支持较足月分娩更显重要,并能帮助孕妇重建自尊,以良好的心态承担早产儿母亲的角色。

（五）护理评价

（1）患者能积极配合医护措施。

（2）母婴顺利经历全过程。

（王艳会）

第五节 子宫破裂

子宫破裂是指在分娩期或妊娠晚期子宫体部或子宫下段发生破裂。是产科严重的并发症,若不及时诊治,可随时威胁母儿生命。

根据子宫破裂发生的时间可分为妊娠期破裂和分娩期破裂;根据子宫破裂发生的部位可分为子宫体部破裂和子宫下段破裂;根据子宫破裂发生的程度可分为完全性破裂和不完全性破裂。完全破裂是指子宫壁的全层破裂,导致宫腔内容物进入腹腔,破裂常发生于子宫下段。不完全破裂是指子宫内膜、肌层部分或全部破裂,而浆膜层完整,常发生于子宫下段,宫腔与腹腔不相通,而往往在破裂侧进入阔韧带之间,形成阔韧带血肿。

一、病因

(一)梗阻性难产

它是引起子宫破裂最常见的原因。骨盆狭窄、头盆不称、软产道阻塞(发育畸形、瘢痕或肿瘤等),胎位异常(肩先露、额先露),胎儿异常(巨大胎儿、胎儿畸形)等,均可以导致胎先露部下降受阻,子宫上段为克服产道阻力而强烈收缩,使子宫下段过分伸展变薄超过最大限度,而发生子宫破裂。

(二)瘢痕子宫

剖宫产、子宫修补术、子宫肌瘤剔除术等都会使术后子宫肌壁留有瘢痕,于妊娠晚期或者临产后因子宫收缩牵拉及宫腔内压力增高而致子宫瘢痕破裂。宫体部瘢痕多于妊娠晚期发生自发破裂,多为完全破裂;子宫下段瘢痕破裂多发生于临产后,为不完全破裂。前次手术后伴感染或愈合不良者,发生子宫破裂概率更大。

(三)宫缩剂使用不当

分娩前肌内注射缩宫素或过量静脉滴注缩宫素,使用前列腺素栓剂及其他子宫收缩药物使用不当,均可导致子宫收缩过强,造成子宫破裂。多产、高龄、子宫畸形或发育不良、多次刮宫史、宫腔感染等都会增加子宫破裂的概率。

(四)手术创伤

多发生于不适当或粗暴的阴道助产手术,如宫颈口未开全时行产钳或臀牵引术,强行剥离植入性胎盘或严重粘连胎盘,行毁胎术、穿颅术时器械、胎儿骨片伤及子宫等情况均可导致子宫破裂。

二、临床表现

子宫破裂多发生于分娩期,通常是个逐渐发展的过程,可分为先兆子宫破裂和子宫破裂两个阶段。其症状与破裂发生的时间、部位、范围、出血量、胎儿及子宫肌肉收缩情况有关。

(一)先兆子宫破裂

子宫病理性缩复环形成、下腹部压痛、胎心率异常、血尿,是先兆子宫破裂的四大主要表现。

1.症状

常见于产程长、有梗阻性难产因素的产妇。产妇通常在临产过程中,当宫缩愈强,但胎儿下降受阻,产妇表现为烦躁不安、疼痛难忍、下腹部拒按、呼吸急促、脉搏加快,同时膀胱受压充血,出现排尿困难及血尿。

2.体征

因胎先露部下降受阻,子宫收缩过强,子宫体部肌肉增厚变短,子宫下段肌肉变薄拉长,在两者间形成环状凹陷,称为病理性缩复环。可见该环逐渐上升至脐平或脐上,压痛明显(图 5-2)。因子宫收缩过强过频,胎儿可能触不清,胎心率先加快后减慢或听不清,胎动频繁。

(二)子宫破裂

1.症状

产妇突感下腹部撕裂样剧痛,子宫收缩停止,腹部稍感舒适。后因血液、羊水进入腹腔,出现全腹持续性疼痛,伴有面色苍白、冷汗淋漓、脉搏细速、呼吸急促等现象。

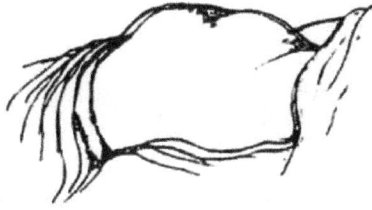

图 5-2　病理性缩复环

2.体征

产妇全腹压痛、反跳痛,腹壁下可扪及胎体,子宫位于侧方,胎心胎动消失。阴道出血可见鲜血流出,下降中的胎儿先露部消失,扩张的宫颈口回缩,部分产妇可扪及子宫下段裂口及宫颈。若为子宫不完全破裂者,上述体征不明显,仅在不全破裂处有压痛、腹痛,若破裂口累及两侧子宫血管,可致急性大出血或形成阔韧带内血肿,查体时可在子宫一侧扪及逐渐增大且有压痛的包块。

三、处理原则

(一)先兆子宫破裂

立即抑制宫缩,使用麻醉药物或者肌内注射哌替啶,即刻行剖宫产终止妊娠。

(二)子宫破裂

在输血、输液、吸氧等抢救休克的同时,无论胎儿是否存活,都尽快做好剖宫产的准备,进行手术治疗。根据产妇全身状况、破裂的部位和程度、破裂的时间、有无感染征象等决定手术方法。

四、护理

(一)护理评估

1.病史

收集产妇既往有无与子宫破裂相关的病史,如子宫手术瘢痕、剖宫产史;此次妊娠有无出现高危因素,如胎位不正、头盆不称等;临产期间有无滥用缩宫素。

2.身心状况

评估产妇目前的临床表现和生命体征、情绪变化。如宫缩的强度、间隔时间、腹部疼痛的性质,有无排尿困难、有无血尿、有无出现病理性缩复环,同时监测胎儿宫内情况,了解有无出现胎儿窘迫征象。产妇精神状态有无烦躁不安、恐惧、焦虑、衰竭等现象。

3.辅助检查

(1)腹部检查:可了解产妇腹部疼痛的部位和体征,从而判断子宫破裂的阶段。

(2)实验室检查:血常规检查可了解有无白细胞计数升高、血红蛋白下降等感染、出血征象;同时尿常规检查可了解有无肉眼血尿。

(3)超声检查:可协助发现子宫破裂的部位和胎儿的位置。

(二)护理诊断

1.疼痛

疼痛与产妇出现强直行宫缩、子宫破裂有关。

2.组织灌注无效

组织灌注无效与子宫破裂后出血量多有关。

3.预感性悲哀

预感性悲哀与担心自身预后和胎儿可能死亡有关。

(三)护理目标

(1)及时补充血容量,产妇低血容量予以纠正。

(2)能够抑制强直性子宫收缩,产妇疼痛略有缓解。

(3)产妇情绪能够得到安抚和平稳。

(四)护理措施

1.预防子宫破裂

向孕产妇宣教,做好计划生育工作,避免多次人工流产,减少多产。认真做好产前检查,如有瘢痕子宫、产道异常者提前入院待产。正确处理产程,严密观察产程进展,尽早发现先兆子宫破裂的征象并进行及时处理。严格掌握使用缩宫素的指征和禁忌证,避免滥用,滴注缩宫素时应有专人看护并记录,从小剂量起,逐渐增加,严防发生过强宫缩。

2.先兆子宫破裂的护理

密切观察产程进展,注意胎儿心率变化。待产时,如果宫缩过强过频,下腹部压痛明显,或出现病理性缩复环时,及时报告医师,停止缩宫素等一切操作,严密监测产妇生命体征,根据医嘱使用抑制宫缩药物。

3.子宫破裂的护理

迅速开放静脉通路,短时间内补充液体、输血,补足血容量,同时吸氧、保暖,纠正酸中毒,进行抗休克处理,根据医嘱做好手术前各项准备,严密监测产妇生命体征、24小时出入量,各种实验室检查结果,评估出血量,根据医嘱使用抗生素防止感染。

4.心理支持

协助医师根据产妇的情况,向产妇及家属解释病情治疗计划,取得家属的支持和产妇的配合。如果出现胎儿死亡的产妇,要努力开导其悲伤的心情,鼓励其说出内心感受,为其提供安静的环境,同时给予关心和生活上的护理,努力帮助其接受现实,调整情绪,为产妇提供相应的产褥期休养计划,做好关于其康复的各种宣教。

(王艳会)

第六节 产后出血

产后出血是指胎儿娩出后24小时内失血量超过500 mL。它是分娩期的严重并发症。居我国产妇死亡原因首位。其发病率占分娩总数2%～3%,其中80%以上在产后2小时内发生产后出血。

一、病因

临床上产后出血的主要原因有子宫收缩乏力、胎盘因素、软产道裂伤及凝血功能障碍等,这些病因可单一存在,也可互相影响,共同并存。

(一)子宫收缩乏力

子宫收缩乏力是产后出血的最主要、最常见的病因,占产后出血总数的70%~80%。

1.全身因素

产妇对分娩有恐惧心理,精神高度紧张;产程过长,造成产妇体力衰竭;产妇合并慢性全身性疾病;临产后过多地使用镇静剂、麻醉剂或子宫收缩抑制剂。

2.局部因素

(1)子宫过度膨胀,肌纤维过度伸展:多胎妊娠、巨大儿、羊水过多等。

(2)子宫肌水肿或渗血:前置胎盘、胎盘早剥、妊娠期高血压、宫腔感染等。

(3)子宫肌壁损伤:剖宫产史、子宫肌瘤剔除术后、急产等。

(4)子宫病变:子宫肌瘤、子宫畸形等。

(二)胎盘因素

1.胎盘滞留

胎盘大多在胎儿娩出后15分钟内娩出,如30分钟后胎盘仍不娩出,胎盘剥离面血窦不能关闭而导致产后出血。常见于膀胱充盈,使已剥离的胎盘滞留宫腔;宫缩剂使用不当,使剥离后的胎盘嵌顿于宫腔内;第三产程时过早牵拉脐带或挤压宫底,影响胎盘正常剥离。胎盘剥离不全部位血窦开放而出血。

2.胎盘粘连或胎盘植入

胎盘绒毛仅穿入子宫壁表层为胎盘粘连。胎盘绒毛穿入子宫壁肌层为胎盘植入。部分性胎盘粘连或植入表现为胎盘部分剥离,部分未剥离,导致子宫收缩不良,已剥离面的血窦开放而致出血。完全性胎盘粘连或植入因胎盘未剥离而无出血。

3.胎盘部分残留

当部分胎盘小叶、胎膜或副胎盘残留于宫腔时,影响子宫收缩而出血。

(三)软产道裂伤

常因为急产、子宫收缩过强、产程进展过快、软产道未经充分扩张、软产道组织弹性差、巨大儿分娩、会阴助产不当、未做会阴侧切或会阴侧切切口过小等,在胎儿娩出时可致软产道撕裂。

(四)凝血功能障碍

任何原因引起的凝血功能异常均可导致产后出血。

(1)妊娠合并凝血功能障碍性疾病:如血小板减少症、白血病、再生障碍性贫血、重症肝炎等。

(2)妊娠并发症导致凝血功能障碍:如重度妊娠期高血压疾病、胎盘早剥、死胎、羊水栓塞等均可影响凝血功能,从而发生弥散性血管内凝血(DIC),导致子宫大量出血。

二、临床表现

产后出血主要表现为阴道大量流血及失血性休克导致的相关症状和体征。

(一)症状

产后出血产妇会出现休克症状,面色苍白、冷汗淋漓、口渴、心悸、头晕、烦躁、畏寒、寒战,甚至表情淡漠、呼吸急促,很快会陷入昏迷状态。

胎儿娩出后立即出现鲜红色的阴道流血,应为软产道裂伤;胎儿娩出数分钟后出现暗红色阴道流血,可能是胎盘因素引起;胎盘娩出后见阴道流血较多,可能为子宫收缩乏力或胎盘、胎膜残留:胎儿娩出后阴道持续流血并且有出血不凝的现象,可能发生凝血功能障碍;如果产妇休克症状明显,但阴道流血量不多,可能发生软产道裂伤而造成阴道壁血肿,此类产妇会有尿频或明显的肛门坠胀感。

(二)体征

产妇会出现脉压缩小、血压下降、脉搏细速,子宫收缩乏力和胎盘因素所致产后出血的产妇,子宫轮廓不清、触不到宫底,按摩后子宫可收缩变硬,停止按摩子宫又变软,按摩子宫时会有大量出血。如有宫腔积血或胎盘滞留,宫底可升高,按摩子宫并挤压宫底部等刺激宫缩时,可使胎盘或者积血排出。若腹部检查宫缩较好、子宫轮廓清晰,但阴道流血不止,可考虑为软产道裂伤或凝血功能障碍所致。

三、处理原则

针对出血原因,迅速止血,补充血容量。纠正失血性休克。同时防止感染。

四、护理评估

(一)病史

评估产妇有无与产后出血相关的病史。例如,孕前有无出血性疾病,有无重症肝炎,有无子宫肌壁损伤史,有无多次人流史,有无产后出血史。孕期产妇有无妊娠合并妊娠期高血压疾病、前置胎盘、胎盘早剥、多胎妊娠,产妇有无合并内科疾病。分娩期产妇有无过多使用镇静剂,情绪是否稳定,是否产程过长或者急产,有无产妇衰竭、有无软产道裂伤等情况。

(二)身心状况

评估产妇产后出血所导致症状和体征的严重程度。产后出血发生初期,产妇有代偿功能,症状、体征可能不明显,待机体出现失代偿情况,可能很快进入休克期,并且容易发生感染。当产妇合并有内科疾病时,可能出血不多,也会很快进入休克状态。

(三)辅助检查

1.评估产后出血量

注意阴道流血是否凝固,同时估计出血量。通常有以下 3 种方法。

(1)称重法:失血量(mL)=[胎儿娩出后所有使用纱布、敷料总重(g)-使用前纱布、敷料总重(g)]/1.05(血液比重:g/mL)。

(2)容积法:用产后接血容器收集血液后,放入量杯测量失血量。

(3)面积法:可按接血纱布血湿面积粗略估计失血量。

2.测量生命体征和中心静脉压

观察血压下降的情况;呼吸短促,脉搏细速,体温开始低于正常后升高,通过观察体温情况来判断有无感染征象。中心静脉压测定结果若低于 1.96×10^{-2} kPa 提示右心房充盈压力不足,即血容量不足。

3.实验室检查

抽取产妇血进行生化指标化验,如血常规、出凝血时间、凝血酶原时间、纤维蛋白原测定等。

五、护理诊断

(一)潜在并发症
出血性休克。

(二)有感染的危险
其与出血过多、机体抵抗力下降有关。

(三)恐惧
恐惧与出血过多、产妇担心自身预后有关。

六、护理目标

(1)及时补充血容量,产妇生命体征尽快恢复平稳。
(2)产妇无感染症状发生,体温、血常规指标等正常。
(3)产妇能理解病情,并且预后无异常。

七、护理措施

(一)预防产后出血

1.妊娠期
加强孕前及孕期保健,如有凝血功能障碍等相关疾病的产妇,应积极治疗后再孕,定期接受产检,及时治疗高危妊娠。对有产后出血危险的高危妊娠者,应提早入院,住院待产。

2.分娩期
第一产程严密观察产妇的产程进展,鼓励产妇进食和休息,防止疲劳和产妇衰竭,同时合理使用宫缩剂,防止产程延长或急产,适当使用镇静剂以保证产妇休息。第二产程严格执行无菌技术,指导产妇正确使用腹压;严格掌握会阴切开的时机,保护会阴,避免胎儿娩出过快,胎儿娩出后立即使用宫缩剂,以加强子宫收缩,减少出血。第三产程时,不可过早牵拉脐带,挤压子宫,待胎盘剥离征象出现后及时协助胎盘娩出,并仔细检查胎盘、胎膜,软产道有无裂伤或血肿。若阴道出血量多,应查明原因,及时处理。

3.产后观察
产后2小时产妇仍于产房观察,80%的产后出血发生在这一期间。注意观察产妇子宫收缩,恶露的色、质、量,会阴切口处有无血肿,定时测量产妇的生命体征,发现异常,及时处理。督促产妇及时排空膀胱,以免因膀胱充盈影响宫缩致产后出血。尽可能进行早接触、早吸吮,可刺激子宫收缩,减少阴道出血量。重视产妇主诉,同时对有高危因素的产妇,保持静脉通畅。做好随时急救的准备。

(二)针对出血原因,积极止血,纠正失血性休克,防止感染

1.子宫收缩乏力
子宫收缩乏力所致产后出血,可加强子宫收缩,通过使用宫缩剂、按摩子宫、宫腔填塞或结扎血管等方法止血。

(1)使用宫缩剂:胎儿、胎盘娩出后即刻使用宫缩剂促进子宫收缩。可用缩宫素肌内注射或静脉滴注,卡前列甲酯栓纳肛、地诺前列酮宫肌内注射等均可促进子宫收缩,用药前注意产妇有无禁忌证。

（2）按摩子宫：胎盘娩出后，一手置于产妇腹部触摸子宫底部，拇指在前，其余四指在后，均匀而有节律地按摩子宫，促使子宫收缩，直至子宫收缩正常为止（图 5-3）。如效果不佳，可采用腹部-阴道双手压迫子宫方法。一手在子宫体部按摩子宫体后壁。另一手戴无菌手套深入阴道握拳置于阴道前穹隆处，顶住子宫前壁，两手相对紧压子宫，均匀而有节律地按摩，不仅可以刺激子宫收缩且可压迫子宫内血窦，减少出血（图 5-4）。

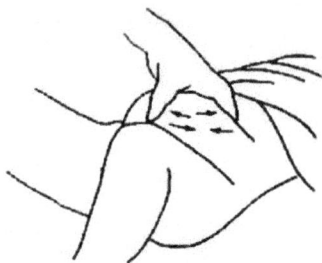

图 5-3　按摩子宫

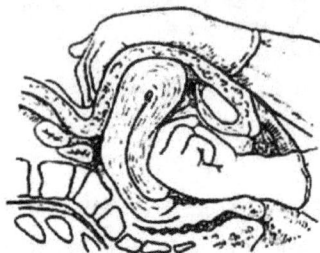

图 5-4　腹部-阴道双手压迫子宫

（3）宫腔填塞：一种是宫腔纱条填塞法：应用无菌纱布条填塞宫腔，有明显的局部止血作用，适用于子宫全部松弛无力，以及经过子宫按摩、应用宫缩剂仍然无效者。术者用卵圆钳将无菌纱布条送入宫腔内，自宫底由内向外填紧宫腔。压迫止血，助手在腹部固定子宫。一般于 24 小时后取出纱条，填塞纱条后要严密观察子宫收缩情况，观察生命体征，警惕填塞不紧，若留有空隙，可造成隐匿性出血，以及宫腔内继续出血、积血而阴道不流血的假象。24 小时后取出纱条，取出前应先使用宫缩剂。另一种是宫腔填塞气囊。宫腔纱布条填塞可能会造成填塞不均匀、填塞不紧等情况而造成隐性出血，纱条填塞无效时或可直接使用宫腔气囊填塞。在气泵的作用下向气球囊充气配合止血敷料对子宫腔进行迅速止血，它对宫腔加压均匀，并且止血效果较好，操作简单，便于抢救时能及时使用。

（4）结扎盆腔血管：如遇子宫收缩乏力、前置胎盘等严重产后出血的产妇，上述处理无效时，可经阴道结扎子宫动脉上行支或结扎髂内动脉。

（5）动脉栓塞：在超声提示下，行股动脉穿刺插入导管至髂内动脉或子宫动脉，注入吸收性明胶海绵栓塞动脉。栓塞剂可于 2～3 周自行吸收，血管恢复畅通，但需要在产妇生命体征平稳时进行。

（6）子宫切除：如经积极抢救无效者，危及产妇生命，根据医嘱做好全子宫切除术的术前准备。

2.胎盘因素

怀疑有胎盘滞留时应立即做阴道检查或宫腔探查，做好必要的刮宫准备。胎盘已剥离者，可协助产妇排空膀胱，牵拉脐带，按压宫底，协助胎盘娩出。若胎盘部分剥离、部分粘连时，可徒手进入宫腔，协助剥离胎盘后取出。若胎盘部分残留者。徒手不能取出胎盘，使用大刮匙刮取残留胎盘；胎盘植入者，不可强行剥离，做好子宫切除的准备。

3.软产道裂伤

应及时准确地进行修复缝合。如果出现血肿，则需要切开血肿、清除积血、缝合止血，同时补充血容量，必要时可置橡皮引流。

4.凝血功能障碍

排除以上各种因素后,根据血生化报告,针对不同病因治疗,及时补充新鲜全血,补充血小板、纤维蛋白原,或凝血酶原复合物、凝血因子等。如果发生弥散性血管内凝血应进行抗凝与抗纤溶治疗。积极抢救。

5.失血性休克

对失血量多的产妇,其休克程度与出血量、出血速度和产妇自身状况有关。在抢救的同时,尽可能正确地判断出血量,判断出血程度,并补充相同的血量为原则,止血治疗的同时进行休克抢救。建立有效的静脉通路,测量中心静脉压,根据医嘱补充晶体和胶体,纠正低血压。给予产妇安静的环境,平卧,吸氧并保暖,纠正酸中毒,同时观察产妇的意识状态、皮肤颜色、生命体征和尿量。根据医嘱使用广谱抗生素防止感染。

(三)健康指导

(1)产后出血后,产妇抵抗力下降、活动无耐力,医护人员应主动给予产妇关心,使其增加安全感,并且帮助产妇进行生活护理,鼓励产妇说出内心感受,针对产妇的情况,逐步改善饮食,纠正贫血,逐步增加活动量,促进预后。

(2)指导产妇加强营养和适度活动等自我保健知识,同时宣教关于自我观察子宫复旧和恶露情况,自我护理会阴伤口、功能锻炼等方法,指导其定时产后检查,随时根据医师的检查结果调节产后自我恢复的方案。向产妇提供产后避孕指导,产褥期禁止盆浴,禁止性生活。晚期产后出血可能发生于分娩24小时之后,于产褥期发生大量出血,也可能发生于产后1~2周,应予以高度警惕。

(王艳会)

第六章

骨科护理

第一节 关节脱位

一、肩关节脱位

(一)疾病概述

1.概念

肩关节脱位最常见,占全身关节脱位的45%,多发生于青壮年,男性多于女性。肩关节由肩胛骨的关节盂和肱骨头构成,属球窝关节,关节盂面积小而浅,肱骨头相对大而呈球形,其面积为关节盂的4倍,关节囊薄而松弛,周围韧带较薄弱,关节结构不稳定,运动范围大,故易于发生脱位。

2.相关病理生理

创伤性关节脱位后,主要表现为构成关节的骨端移位、关节囊破裂、关节腔周围积血。血肿机化后,形成肉芽组织,继而发展成为纤维组织,与关节周围组织粘连。脱位可伴关节附近韧带、肌和肌腱损伤,也可伴撕脱性骨折及周围血管、神经损伤。

3.病因和分类

创伤是肩关节脱位的主要原因,多由间接暴力引起。当身体侧位跌倒时,手掌撑地,肩关节呈外展外旋位,肱骨头在外力作用下突破关节囊前壁,滑出肩胛盂而致脱位;也可由于上臂过度外展外旋后伸时,肱骨颈或肱骨大结节抵触于肩峰时构成杠杆支点,使肱骨头向盂下滑出发生脱位。直接暴力可致肩关节后方直接受到撞伤,使肱骨头向前脱位。

肩关节脱位分为前脱位、后脱位、下脱位和盂上脱位。由于肩关节前下方组织薄弱,因此以前脱位多见。因脱位后肱骨头所在的位置不同,前脱位又分为喙突下脱位、盂下脱位和锁骨下脱位。脱位后常合并肱骨大结节骨折和肩袖的撕裂,严重者可合并肱骨外科颈骨折及臂丛神经损伤。

4.临床表现

(1)症状:肩关节脱位后,患肩肿胀、疼痛、主动和被动活动受限。患肢呈弹性固定于轻度外展内旋位,肘关节屈曲,患肢较对侧长,常以健侧手托住患侧前臂、头和躯干向患侧倾斜。

(2)体征:肩关节脱位后,关节盂空虚,肩峰突出,肩部失去原有圆隆曲线,呈方肩畸形;肩胛盂处有空虚感;在腋窝、喙突下或锁骨下可触及移位的肱骨头;搭肩试验(Dugas)阳性,即肩关节脱位后,患侧手掌搭到健侧肩部时,患肘部不能贴近胸壁;患侧肘部紧贴胸部时,患侧手掌不能搭到健肩。

5.辅助检查

X线检查可明确脱位的类型、移位方向、有无合并肱骨大结节撕脱性及肱骨外科颈骨折。对怀疑有肱骨头骨折者可行 CT 扫描。

6.治疗原则

(1)非手术治疗:①手法复位,脱位后要尽快复位,选择臂丛神经麻醉或全身麻醉,使肌肉松弛,在无痛下进行复位。常用手牵足蹬法(Hippocrates 法)和悬垂法(Stimson 法)。②固定,单纯肩关节前脱位,复位后腋窝处垫棉垫,用三角巾悬吊上肢,保持肘关节屈曲 90°;关节囊破损明显或仍有肩关节半脱位者,应将患侧手置于对侧肩上,上肢贴靠胸壁,腋下垫棉垫,用绷带将患肢固定于胸壁前,固定于内收内旋位。肩关节后脱位,复位后用人字石膏或外展架固定在外展、后伸、外旋位。一般固定 3~4 周,合并大结节骨折者适当延长 1~2 周;40 岁以上的患者,固定时间可相应缩短,因为年长患者关节制动时间越长,越容易发生关节僵硬。有习惯性脱位病史的年轻人适当延长固定期。③功能锻炼,固定期间活动腕部和手指,并做上臂、前臂肩关节肌群的收缩运动;疼痛肿胀缓解后,可指导患者用健侧手缓慢推动患肢外展与内收活动,活动范围以不引起患侧肩部疼痛为限;3 周后,指导患者进行弯腰、垂臂、甩肩锻炼。具体方法:患者弯腰 90°,患肢自然下垂,以肩为顶点作圆锥形环转,范围由小到大;4 周后,指导患者做手指爬墙外展、爬墙上举、滑车带臂上举、举手摸顶锻炼,使肩关节功能完全恢复。

(2)手术治疗:手术切开复位术适用于肩关节新鲜脱位合并肱骨颈、肱骨干骨折,或肩盂骨折块嵌入关节内,或肱二头肌长头嵌于关节间,或合并血管、神经损伤的患者;习惯性肩关节脱位;儿童及青年人的陈旧性脱位等。

(二)护理评估

1.一般评估

(1)健康史:一般情况,如年龄、出生时情况、对运动的喜好等;外伤史:评估患者有无突发外伤史、受伤后的症状和疼痛的特点、受伤后的处理方法;既往史:患者以前有无类似外伤病史、有无关节脱位习惯、既往脱位后的治疗及恢复情况等。

(2)生命体征(T、P、R、BP):创伤性脱位合并血管损伤时,可能导致血压下降等,观察有无休克。

(3)患者主诉:脱位原因、时间;有无外伤史;导致脱位的外力方式、性质;脱位后处理措施;疼痛性质及程度。

(4)相关记录:疼痛评分、全身皮肤及其他部位外伤情况。

2.身体评估

(1)术前评估。①视诊:患者有无被迫性体位;脱位关节有无肿胀、皮下瘀斑、畸形;有无血管及神经受压的表现、皮肤有无受损。②触诊:有无压痛、是否触及脱出的关节头及空虚的关节盂、患肢动脉搏动的情况、有无感觉异常。③叩诊:患肢神经反射是否正常。④动诊:脱位关节活动能力,患肢肌力。⑤量诊:患肢有无短缩、双侧肢体周径大小、关节活动度。⑥特殊检查:Dugas征(肩关节脱位)。

术前准备评估:术前实验室检查结果评估如血常规及血生化、胸片、心电图等;术区皮肤、饮食、肠道、用药准备;评估患者对手术过程的了解程度,有无过度焦虑或者担忧;对预后的期望值等。

(2)术后评估:了解麻醉和手术方法、手术经过是否顺利、术中出血情况;了解术后生命体征、切口及引流情况等;观察有无并发血管、神经损伤。①视诊:手术切口有无红肿;术区敷料有无渗血、渗液;患肢的颜色及有无肿胀。②触诊:患肢动脉搏动是否可扪及;患肢感觉有无异常。③动诊:观察患肢关节主动活动及被动活动情况,有无关节僵硬。④量诊:使用疼痛评分尺进行疼痛评分;使用皮尺及量角器分别测量患肢肿胀度及关节活动度。

(3)心理-社会评估:评估患者的心理状况,了解患者及家属对疾病、治疗及预后的认知程度,家庭的经济承受能力,对患者的支持态度及其他社会支持系统情况。

(4)辅助检查阳性结果评估:X线检查结果,确定脱位类型及骨折情况。

(5)治疗效果评估:①非手术治疗效果评估要点包括评估外固定是否有效,松紧度是否适宜,患肩是否固定于关节功能位,有无相关并发症,如皮肤压力性损伤、关节僵硬等;评估患肢末梢血运感觉、患肢动脉搏动是否可扪及;肢端活动是否正常;皮温是否正常;有无异常感觉,如麻木等;评估患者功能锻炼情况,如肌力、关节活动范围等,锻炼进程有无按计划进行。②手术治疗效果评估要点包括生命体征的评估:是否能维持生命体征的平稳;体位评估:是否采取正确的体位,以保持关节功能位及舒适为标准;手术切口评估:敷料是否干洁、固定,弹性绷带包扎松紧是否适宜;术肢末梢血运评估:术肢桡动脉搏动是否可扪及;手指活动是否正常;术肢皮温是否正常;有无异常感觉,如麻木等;功能锻炼程度评估:患者是否按计划进行康复训练,效果如何;相关并发症评估:关节僵硬、臂丛神经损伤(肩关节脱位)等。

(三)护理诊断(问题)

1.疼痛

疼痛与关节脱位引起局部组织损伤及神经受压有关。

2.躯体活动障碍

躯体活动障碍与关节脱位、疼痛、制动有关。

3.知识缺乏

知识缺乏与缺乏有关复位后继续治疗及正确功能锻炼的知识有关。

4.焦虑

焦虑与担忧预后有关。

5.潜在并发症

(1)关节僵硬:与关节脱位后复位需固定关节有关。

(2)血管、神经受损。

(四)主要护理措施

1.术前护理

(1)休息与体位:急性期患者应适当休息、抬高患肢,促进局部血液回流和减轻肿胀;保持患肩于功能位,以预防关节畸形及病理性脱位;关节脱位复位后外固定时间一般为3~4周,合并骨折者适当延长外固定时间。

(2)饮食:易消化食物,多进含蛋白质、维生素、钙、铁丰富的食物;预防便秘者选用富含植物纤维食物,如粗粮、蔬菜、水果等;多饮水,每天饮水量大于3 000 mL,防止粪便干燥;多食酸奶,以促进肠蠕动;避免食用刺激性食物,如辣椒等。

(3)用药护理:遵医嘱及时用药,观察药效及不良反应,及时记录及处理。

(4)专科护理。①疼痛的护理:评估患者疼痛程度,及时合理给予非药物止痛,如早期局部冷疗、心理疗法等,疼痛评分为4分以上者,按需予药物止痛。及时评估用药后的疼痛缓解情况。②肿胀的护理:早期冷敷,减轻损伤部位的出血和水肿;24小时后热敷,以减轻肌肉的痉挛;后期理疗,改善血液循环,促进渗出液的吸收。③外固定的护理:密切观察固定位置有无移动,保持有效固定;有无局部压迫症状及皮肤情况;让患者了解固定时限。④患肢末梢血运观察:注意观察肢端末梢血运、运动、感觉情况。如发现肢体远端苍白、厥冷、发绀、疼痛、感觉减退及麻木等异常情况,应及时通知医师妥善处理。

2.术后护理

(1)生命体征的测量:术后24小时内,密切观察生命体征的变化,进行床边心电监护,每30分钟~1小时记录1次,观察有无因术中出血、麻醉等引起血压下降。

(2)体位的护理:全身麻醉术后应去枕平卧6小时,6小时后可予适当摇高床头或取半卧位,术后1~2天可根据患者情况考虑起床活动;术后患肢用三角巾悬吊于胸前,保持肘关节屈曲90°。

(3)切口的观察:保持切口敷料清洁干燥,一旦被血液渗透应及时更换,以防止切口感染。

(4)患肢肢端血液循环的观察:密切观察患肢桡动脉搏动及手指的感觉活动情况,注意有无血管神经的损伤,出现异常时及时通知医师处理。

3.术后并发症护理

(1)肩关节僵硬的护理:循序渐进进行康复训练。固定期间行肌肉等长缩,如前臂肌肉收缩、股四头肌收缩训练;远端关节早期活动,如手指抓捏、握拳活动、前臂伸展运动等,促进血液循环;去除外固定后,练习脱位关节的活动及关节周围肌力训练,以主动锻炼为主,以不引起剧烈疼痛为度,切忌粗暴进行被动活动。

(2)血管、神经受损的护理:肩关节脱位或术后发生神经损伤并不多见,但如果出现患肢无力,肩外展功能丧失,要考虑有臂丛神经损伤,应及时通知医师,予神经营养药物,局部理疗,加强手指各关节及腕关节的主、被动活动,防止肌肉萎缩和关节僵硬。一般采用非手术治疗可恢复,观察3个月,如无恢复迹象应行手术探查。

4.心理护理

关节脱位多由意外事故造成,患者常焦虑、恐惧以及自信心不足等,在生活上给予帮助,加强沟通,耐心开导,使之心情舒畅,从而愉快地接受配合治疗及康复。

5.健康教育

向患者及家属讲解肩关节脱位治疗和康复的知识。说明复位后固定的目的、方法、重要意义及注意事项,使其充分了解固定的重要性、必要性及复位后必须固定的时限。讲述功能锻炼的重要性和必要性,并指导其进行康复锻炼,使患者能自觉按计划实施。固定期间进行肌肉舒缩活动及邻近关节主动活动,切忌被动运动;固定拆除后,逐步进行肢体的全范围功能锻炼,防止关节粘连和肌萎缩。习惯性反复脱位者,须保持有效固定并严格遵医嘱坚持功能锻炼,避免各种导致再脱位的原因。

(五)护理效果评估

(1)患者疼痛是否得到有效控制,疼痛主诉减少。

（2）患者是否掌握关节功能康复训练相关知识，关节功能恢复程度，能否满足日常活动需要。

（3）有无血管、神经损伤或发生时能否及时发现和护理。

（4）手术切口能否保持清洁干燥，有无切口感染的发生。

（5）有无相关并发症发生。

二、髋关节脱位

（一）疾病概述

1.概念

髋关节由股骨头和髋臼构成，是杵臼关节。髋臼为半球形，深而大，周围有坚韧带与肌群，结构相当稳定，故往往只有强大暴力才能导致髋关节脱位；约50％髋关节脱位同时合并有骨折。

2.相关病理生理

创伤性关节脱位后，主要表现为构成关节的骨端移位，关节囊破裂，关节腔周围积血。血肿机化后，形成肉芽组织，继而发展成为纤维组织，与关节周围组织粘连。脱位可伴关节附近韧带、肌和肌腱损伤，也可伴撕脱性骨折及周围血管、神经损伤。

3.病因和分类

髋关节脱位根据股骨头的位置可分为以下3种脱位。

（1）髋关节后脱位：髋关节于屈曲、内收位时，股骨头顶在髋臼后上缘，若暴力由前向后冲击膝部，并经股骨干纵轴传递到股骨头，使股骨头冲破关节囊后上部分而发生脱位。如撞车、高处坠落或弯腰姿势时重物打击于腰背部时。

（2）髋关节前脱位：髋关节处于过度外展外旋位时，遭到外展暴力使大转子顶端与髋臼上缘相撞击，使股骨头冲破前方关节囊而脱出到闭孔或耻骨处，也称闭孔部脱位或耻骨部脱位。

（3）髋关节中心脱位：当暴力作用于大转子外侧时，使股骨头冲击髋臼底部，引起髋臼底部骨折，如外力继续作用，股骨头连同髋臼骨折片一齐向盆腔内移位时，为中心脱位。

后脱位最常见，占全部髋关节脱位的85％～90％。脱位时常造成关节囊撕裂、髋臼后缘或股骨头骨折。有时合并坐骨神经挫伤或牵拉伤。

4.临床表现

（1）症状：患侧髋关节疼痛，主动活动功能丧失，被动活动时引起剧烈疼痛。

（2）体征：①髋关节后脱位时，患肢呈屈曲、内收、内旋或缩短畸形。臀部可触及脱出的股骨头，大粗隆上移。髋部疼痛、关节功能障碍明显，肿胀不明显；可合并坐骨神经损伤，大多为挫伤，主要原因为股骨头压迫。表现为大腿后侧、小腿后侧及外侧和足部全部感觉消失，膝关节的屈肌，小腿和足部全部肌瘫痪，足部出现神经营养性改变。②髋关节前脱位时，患肢呈轻度屈髋、过度外展、外旋畸形。耻骨脱位时患肢极度外旋90°畸形，髋外侧较平，患肢屈髋15°～20°外展畸形，腹股沟区可触及股骨头；会阴部脱位时在会阴部可触及股骨头。③髋关节中心脱位时，如股骨头移位不多者只有局部疼痛、肿胀及活动障碍，无特殊体位畸形；股骨头移位严重者患肢有轻度缩短畸形，大转子因内移而不易摸到。

5.辅助检查

X线检查可了解脱位的类型及有无合并髋臼或股骨头骨折。

6.治疗原则

(1)非手术治疗:①手法复位,髋关节脱位后宜尽早复位,最好在 24 小时内,超过 24 小时后再复位,十分困难。髋关节前脱位,常用的复位方法为提拉法(Allis)。②固定,复位后,用持续皮牵引或穿丁字鞋固定患肢,保持患肢于伸直、外展位,防止髋关节屈曲、内收、内旋,禁止患者坐起。一般固定 2~3 周。③功能锻炼,固定期间患者可进行股四头股收缩锻炼,患肢距小腿关节的活动及其余未固定关节的活动;3 周后开始活动关节;4 周后,去除皮牵引,指导患者扶双拐下地活动;3 个月内,患肢不负重,以免发生股骨头缺血性坏死或因受压而变形;3 个月后,经 X 线检查证实股骨头血液供应良好者,可尝试去拐步行,进行步态训练。

(2)手术治疗:对手法复位失败者或髋臼后上缘有大块骨片复位不良或不稳者,应选择早期髋关节切开复位内固定术。

(二)护理评估

1.一般评估

(1)健康史:评估患者受伤的原因、时间;受伤的姿势;外力的方式、性质;脱位的轻重程度;评估患者受伤时的身体状况及病情发展情况;了解伤后急救处理措施。

(2)生命体征(T、P、R、BP):评估意识等,观察有无休克。

(3)患者主诉:外伤史及脱位的原因、时间;疼痛的程度。

(4)相关记录:疼痛评分、全身皮肤及其他部位外伤情况。

2.身体评估

(1)术前评估。①视诊:患者有无被迫性体位;患肢有无短缩、屈曲、内收内旋或外展外旋畸形;脱位关节有无肿胀、皮下瘀斑;有无血管及神经受压的表现、皮肤有无受损。②触诊:有无压痛、是否触及脱出的关节头;患肢足背动脉搏动的情况、有无感觉异常。③叩诊:患肢神经反射是否正常。④动诊:脱位关节活动能力,患肢肌力。⑤量诊:患肢有无短缩、双侧肢体周径大小、关节活动度。术前准备评估:术前实验室检查结果评估:血常规及血生化、胸片、心电图等;术区皮肤、饮食、肠道、用药准备;评估患者对手术过程的了解程度,有无过度焦虑或者担忧;对预后的期望值等。

(2)术后评估:了解麻醉和手术方法、手术经过是否顺利、术中出血情况;了解术后生命体征、切口及引流情况等;观察有无并发血管神经损伤。①视诊:手术切口有无红肿;术区敷料有无渗血、渗液;患肢的颜色及有无肿胀。②触诊:患肢动脉搏动是否可扪及;患肢感觉有无异常。③动诊:观察患肢关节主动活动及被动活动情况,有无关节僵硬。④量诊:使用疼痛评分尺进行疼痛评分;使用皮尺及量角器分别测量患肢肿胀度及关节活动度。

3.心理-社会评估

评估患者的心理状况,了解患者及家属对疾病、治疗及预后的认知程度,家庭的经济承受能力,对患者的支持态度及其他社会支持系统情况。

4.辅助检查阳性结果评估

X 线检查结果,确定脱位类型及骨折情况,并与股骨颈骨折鉴别。

5.治疗效果评估

(1)非手术治疗效果评估要点:①评估外固定是否有效,松紧度是否适宜,患髋是否固定于关节功能位,有无相关并发症,如皮肤压力性损伤、下肢深静脉血栓形成等。②评估患肢末梢血运感觉,患肢动脉搏动是否可扪及;肢端活动是否正常;皮温是否正常;有无异常感觉,如麻木、感觉消退等。③评估患者功能锻炼情况,如肌力、关节活动范围等,锻炼进程有无按计划进行。

(2)手术治疗效果评估要点。①生命体征的评估:是否能维持生命体征的平稳,有无发生出血性休克等。②体位评估:是否采取正确的体位,以保持关节功能位及舒适为标准。③手术切口评估:敷料是否干洁固定,弹性绷带包扎松紧是否适宜。④术肢末梢血运评估:术肢桡动脉搏动是否可扪及;足趾活动是否正常;术肢有无肿胀,皮温是否正常;有无异常感觉,如麻木、感觉消退等。⑤功能锻炼程度评估:患者是否按计划进行康复训练,效果如何。⑥相关并发症评估:便秘、压力性损伤、下肢深静脉血栓形成、坠积性肺炎等。

(三)护理诊断(问题)

1.疼痛

疼痛与关节脱位引起局部组织损伤及神经受压有关。

2.身体活动障碍

身体活动障碍与关节脱位、疼痛、制动有关。

3.知识缺乏

知识缺乏与缺乏有关复位后继续治疗及正确功能锻炼的知识有关。

4.焦虑

焦虑与担忧预后有关。

5.潜在并发症

便秘、压力性损伤、下肢深静脉血栓形成、坠积性肺炎、血管神经受损。

(四)主要护理措施

1.术前护理

(1)体位:髋关节后脱位患者固定于轻度外展,前脱位固定于内收、内旋、伸直位,中心脱位固定于外展位。抬高患肢并保持患肢于关节功能位,以利静脉回流,减轻肿胀。

(2)缓解疼痛:①局部冷热敷,受伤24小时内局部冷敷,达到消肿止痛的目的;受伤24小时后,局部热敷以减轻肌肉痉挛引起的疼痛。②避免加重疼痛的因素,进行护理操作或移动患者时,托住患肢,动作轻柔,避免不适活动加重疼痛。③镇痛,应用心理暗示、转移注意力或松弛疗法等非药物镇痛方法缓解疼痛,必要时遵医嘱应用镇痛剂。

(3)外固定护理:使用石膏固定或牵引的患者,密切观察固定是否有效,固定物压迫处皮肤有无受损;患肢末梢血运感觉情况。

(4)皮肤护理:髋关节脱位固定后需长期卧床的患者,鼓励其经常更换体位,保持床单整洁,预防压力性损伤产生。对于皮肤感觉功能障碍的肢体,防止烫伤和冻伤。

2.术后护理

(1)生命体征的测量:术后24小时内,密切观察生命体征的变化,进行床边心电监护,每30分钟~1小时记录1次,观察有无因术中出血、麻醉等引起血压下降。

(2)体位的护理:全身麻醉术后应去枕平卧6小时,6小时后可予适当摇高床头或取半卧位,保持患肢外展中立位。

(3)切口的观察:保持切口敷料清洁干燥,一旦被血液渗透应及时更换,以防止切口感染。

(4)患肢肢端血液循环的观察:密切观察患肢足背动脉搏动及足趾的感觉活动情况,注意有无血管神经的损伤,出现异常时及时通知医师处理。

3.术后并发症护理

(1)便秘:重建正常排便形态:定时排便,注意便意,食用促进排泄的食物,如粗粮、蔬菜、水果、豆类及其他粗糙食物;摄取充足水分,进行力所能及的活动等;必要时使用甘油栓、开塞露等塞肛或进行灌肠。

(2)压力性损伤。①预防压力性损伤:原则是防止组织长时间受压,改善营养及血液循环情况;重视局部护理;加强观察,对发生压力性损伤危险度高的患者进行预防。②护理措施:采用Braden评分法来评估发生压力性损伤的危险程度,评分值越小,说明器官功能越差,发生压力性损伤的危险性越高;间歇性解除压迫,卧床患者每2～3小时翻身1次,有条件者可使用减压贴、气垫床等;保持皮肤清洁和完整;加强营养,补充丰富蛋白质、足量热量、维生素C和维生素A及矿物质。③发生压力性损伤后,评估压力性损伤分期,进行对应处理。

(3)下肢深静脉血栓。①评估危险因素:手术种类、创伤程度、手术时间及术后卧床时间;年龄,年龄越大,发病率明显升高;制动时间,固定姿势;既往史,既往有静脉血栓形成史者的发病率为无既往史者的5倍;恶性肿瘤;其他,如肥胖、血管内插管等。②预防措施:活动,卧床者至少每2～3小时翻身1次;手术患者术后抬高患肢高于心脏水平,利于静脉回流;鼓励尽早床上行踝泵运动、股四头肌舒缩运动等;鼓励早期下床活动;穿弹力长裤或弹性绷带包扎,可减少静脉瘀滞和增加回流,降低末端腓肠静脉血栓;使用间歇外部回压装置,增加血流速度;尽量避免下肢血管穿刺;遵医嘱使用抗凝药物,如低分子肝素钙、利伐沙班片等。③下肢深静脉血栓形成后处理:绝对卧床休息,抬高患肢20°～30°;床上活动时避免动作过大,禁止患肢按摩,避免用力排便,以防血栓脱落而致肺栓塞;观察患肢肿胀程度、末梢循环等变化;遵医嘱使用抗凝、溶栓药物,并观察有无出血倾向,监测凝血功能;警惕肺栓塞的形成,临床无症状肺栓塞多见,一般在血栓形成1～2周内发生,且多发生在久卧开始活动时,当下肢深静脉血栓患者出现气促、咳嗽、呼吸困难、咯血样泡沫痰等症状时应及时处理。

(4)坠积性肺炎:鼓励患者有效咳嗽及咳痰;翻身叩击背部每2小时1次;痰液黏稠不易咯出时行雾化吸入,以稀释痰液,利于引流;指导行深呼吸训练等。

4.心理护理

关节脱位多由意外事故造成,患者常焦虑、恐惧以及自信心不足等,在生活上给予帮助,加强沟通,耐心开导,使之心情舒畅,从而愉快地接受配合治疗及康复。

5.健康教育

向患者及家属讲解髋关节脱位治疗和康复的知识。说明复位后固定的目的、方法、重要意义及注意事项,使其充分了解固定的重要性、必要性及复位后必须固定的时限。讲述功能锻炼的重要性和必要性,并指导其进行康复锻炼,使患者能自觉按计划实施。固定期间进行肌肉舒缩活动及邻近关节主动活动,切忌被动运动;固定拆除后,逐步进行肢体的全范围功能锻炼,防止关节粘连和肌萎缩。

(五)护理效果评价

(1)患者疼痛是否得到有效控制,疼痛主诉减少。

(2)患者是否掌握关节功能康复训练相关知识,关节功能恢复程度,能否满足日常活动需要。

(3)患者有无发生血管神经损伤,能否得到及时发现及处理。

(4)手术切口能否保持清洁干燥,有无感染的发生。

(5)有无发生相关并发症。

三、肘关节脱位

(一)疾病概述

1.概念

肘关节脱位发病率仅次于肩关节,多发生于10～20岁青少年,男性多于女性,多为运动损伤。

2.相关病理生理

脱位后局部肿胀明显,如不及时复位,易导致前臂缺血性痉挛。

3.病因和分类

脱位多由间接暴力引起。根据脱位的方向可分为后脱位、前脱位、侧方脱位。后脱位为最常见的肘关节脱位,当肘关节处于伸直位,前臂旋后位跌倒时,暴力经前臂传递至尺、桡骨上端,在尺骨鹰嘴处产生杠杆作用,导致前方关节囊撕裂,使尺、桡骨近端同时脱向肱骨远端的后方,发生肘关节后脱位;当肘关节处于内翻或外翻位时遭受暴力,可发生尺侧或桡侧侧方脱位;当肘关节处于屈曲位时,肘后方受到直接暴力作用,可产生尺骨鹰嘴骨折和肘关节前脱位,此类相对少见。

4.临床表现

(1)症状:肘关节局部疼痛、肿胀、弹性固定,功能受限。肘关节处于半屈近于伸直位,患者以健手支托患肢前臂。

(2)体征:脱位后,肘部变粗后突,前臂短缩,肘后凹陷,鹰嘴后突显著,肘后三角关系失常。鹰嘴突高出内外髁,可触及肱骨下端。若局部明显肿胀,则可能出现正中神经或尺神经损伤,亦可出现动脉受压的临床表现。

(3)后脱位时,可合并正中神经或尺神经损伤,偶尔可损伤肱动脉。

正中神经损伤表现为拇指、示指、中指的感觉迟钝或消失,不能屈曲,拇指不能外展和对掌,形成典型的"猿手"畸形。

尺神经损伤主要表现为手部尺侧皮肤感觉消失、小鱼际肌及骨间肌萎缩、掌指关节过伸、拇指不能内收、其他四指不能外展及内收,呈"爪状手"畸形。

动脉受压可出现患肢血液循环障碍,主要表现为患肢苍白、发冷、大动脉搏动减弱或消失等。

5.辅助检查

X线检查可明确脱位的类型、移位情况及有无合并骨折。对于陈旧性关节脱位,能明确有无骨化性肌炎或缺血性骨坏死。

6.治疗原则

(1)非手术治疗方法。①复位:一般情况下,通过闭合方法可完成脱位关节的复位。复位方法为助手配合沿畸形关节方向行前臂和上臂牵引和反牵引,术者从肘后用双手握住肘关节,以指推压尺骨鹰嘴向前下,同时矫正侧方移位,助手在复位过程中维持牵引并逐渐屈肘,出现弹跳感表示复位成功。②固定:复位后,用超过关节夹板或长臂石膏托固定于屈肘90°位,再用三角巾悬吊于胸前,一般固定2～3周。③功能锻炼:固定期间,可做伸掌、握拳、手指屈伸等活动,同时在外固定保护下做肩、腕关节、手指活动。去除固定后,练习肘关节的屈伸、前臂旋转活动及锻炼肘关节周围肌力,通常需要3～6个月方可恢复。

(2)手术治疗方法:手法复位失败时,不可强行复位,应采取手术复位。合并有神经损伤者,手术时先探查神经,在保护神经的前提下进行手术复位。

(二)护理评估

1.一般评估

(1)健康史:评估患者的一般情况,如年龄、性别;评估患者受伤的原因、时间;受伤的姿势;外力方式、性质;评估患者受伤时的身体状况及病情发展情况;了解伤后急救处理措施。

(2)生命体征(T、P、R、BP):创伤性脱位合并血管损伤时,可能导致血压下降等,观察有无休克。

(3)患者主诉:脱位原因、时间;有无外伤史;导致脱位的外力方式、性质;脱位后处理措施;疼痛性质及程度。

(4)相关记录:疼痛评分、全身皮肤及其他外伤情况。

2.身体评估

(1)术前评估。①视诊:患肢局部情况,脱位关节有无肿胀、皮下瘀斑、畸形。②触诊:有无压痛、是否触及脱出的关节头及空虚的关节盂、患肢动脉搏动的情况、有无感觉异常。③叩诊:患肢神经反射是否正常。④动诊:脱位关节活动能力,患肢肌力。⑤量诊:患肢有无短缩、双侧肢体周径大小、关节活动度。

术前准备评估:术前实验室检查结果评估:血常规及血生化、胸片、心电图等;术前术区皮肤、饮食、肠道、用药准备。患者准备:评估患者对手术过程的了解程度,有无过度焦虑或者担忧;对预后的期望值等。

(2)术后评估:了解麻醉和手术方法、手术经过是否顺利、术中出血情况;了解术后生命体征、切口及引流情况等;观察有无并发血管神经损伤。①视诊:手术切口有无红肿;术区敷料有无渗血、渗液;患肢的颜色及有无肿胀。②触诊:患肢动脉搏动是否可扪及;患肢感觉有无异常。③动诊:观察患肢关节主动活动及被动活动情况,有无关节僵硬。④量诊:使用疼痛评分尺进行疼痛评分;使用皮尺及量角器分别测量患肢肿胀度及关节活动度。

3.心理-社会评估

评估患者有无恐惧、紧张心理;家庭及社会支持情况;患者对预后的认知程度等,引导患者正确配合疾病的治疗与护理。

4.辅助检查阳性结果评估

X线检查结果,确定脱位类型及骨折情况。

5.治疗效果的评估

(1)非手术治疗效果评估要点:①评估外固定(夹板、石膏)是否有效,松紧度是否适宜,有无相关并发症,如皮肤压力性损伤、前臂缺血性坏死、关节僵硬等。②评估患肢末梢血运感觉,患肢桡动脉搏动是否可扪及;肢端活动是否正常;皮温是否正常;有无异常感觉,如麻木等。③评估患者功能锻炼情况,如肌力、关节活动范围等,锻炼进程有无按计划进行。

(2)手术治疗评估要点。①生命体征的评估:能否维持生命体征平稳。②术区切口评估:敷料是否干洁固定,弹性绷带包扎松紧是否适宜。③术肢末梢血运评估:术肢桡动脉搏动是否可扪及;手指活动是否正常;术肢皮温是否正常;有无异常感觉,如麻木等。④体位评估:是否采取正确的体位,以保持关节功能位及舒适为标准。⑤功能锻炼程度评估:患者是否按计划进行康复训练,效果如何。⑥相关并发症评估:关节僵硬、前臂缺血性坏死等。

(三)护理诊断(问题)

1.疼痛

疼痛与关节脱位引起局部组织损伤及神经受压有关。

2.躯体活动障碍

躯体活动障碍与关节脱位、疼痛,制动有关。

3.知识缺乏

知识缺乏与缺乏有关复位后继续治疗及正确功能锻炼的知识有关。

4.焦虑

焦虑与担忧预后有关。

5.潜在并发症

(1)前臂缺血性坏死:与肘关节脱位外固定装置压迫血管、神经等有关。

(2)关节僵硬:与关节脱位后复位需固定关节有关。

(四)主要护理措施

1.术前护理

(1)休息:急性期患者应适当休息、抬高患肢,促进局部血液回流和减轻肿胀;保持患肢于功能位,以预防关节畸形及病理性脱位。

(2)饮食:易消化食物,多进含蛋白质、维生素、钙、铁丰富的食物。

(3)体位:肘关节脱位复位后肘关节固定于90°,前臂固定于旋前、旋后中间位,用三角巾或前臂吊带固定患侧肩,避免前臂下垂。

(4)用药护理:遵医嘱及时用药,观察药效及不良反应,及时记录及处理。

(5)专科护理。①疼痛的护理:评估患者疼痛程度,及时合理给予非药物止痛如早期局部冷疗、心理疗法等,疼痛评分为4分以上者,按需予药物止痛。及时评估用药后的疼痛缓解情况。②肿胀的护理:早期冷敷,减轻损伤部位的出血和水肿;24小时后热敷,以减轻肌肉的痉挛;后期理疗,改善血液循环,促进渗出液的吸收。③外固定的护理:根据外固定方式(夹板、石膏等)进行对应护理;密切观察固定位置有无移动,保持有效固定;有无局部压迫症状及皮肤情况;让患者了解固定时限(一般为4周,如合并骨折可适当延长时间),若固定时间过长易发生关节僵硬,过短,损伤的关节囊、韧带得不到充分修复,易发生再脱位。④患肢末梢血运观察:注意观察肢端末梢血运、运动、感觉情况。如发现肢体远端苍白、厥冷、发绀、疼痛、感觉减退及麻木等异常情况,应及时通知医师妥善处理。

2.术后护理

(1)生命体征的测量:术后24小时内,密切观察生命体征的变化,进行床边心电监护,每30分钟~1小时记录1次,观察有无因术中出血、麻醉等引起血压下降。

(2)体位的护理:全身麻醉术后应去枕平卧6小时,6小时后可予适当摇高床头或取半卧位,保持患肢抬高位,利于血液回流,减轻肿胀。

(3)切口的观察:保持切口敷料清洁干燥,一旦被血液渗透予及时更换,以防止切口感染。

(4)患肢肢端血液循环的观察:密切观察患肢桡动脉搏动及手指的感觉活动情况,注意有无血管神经的损伤,出现异常时及时通知医师处理。

3.术后并发症护理

(1)前臂缺血性坏死的护理:密切观察外固定装置的松紧度,随时调整,避免前臂血管、神经受压；密切观察手的感觉、运动和循环情况，出现麻木、疼痛、皮温凉时，及时报告医师处理。

（2）关节僵硬的护理：循序渐进进行康复训练。固定期间行肌肉等长收缩，如前臂肌肉收缩；远端关节早期活动，如手指抓捏、握拳活动、前臂伸展运动等，促进血液循环；去除外固定后，练习脱位关节的活动及关节周围肌力训练，以主动锻炼为主，以不引起剧烈疼痛为度，切忌粗暴进行被动活动，以免引起骨化性肌炎而加重肘关节僵硬。

4.心理护理

关节脱位多由意外事故造成，患者常焦虑、恐惧以及自信心不足等，在生活上给予帮助，加强沟通，耐心开导，使之心情舒畅，从而愉快地接受配合治疗及康复。

5.健康教育

向患者及家属讲解肘关节脱位治疗和康复的知识。说明复位后固定的目的、方法、重要意义及注意事项，使其充分了解固定的重要性、必要性及复位后必须固定的时限。讲述功能锻炼的重要性和必要性，并指导其进行康复锻炼，使患者能自觉按计划实施。固定期间进行肌肉舒缩活动及邻近关节主动活动，切忌被动运动；固定拆除后，逐步进行肢体的全范围功能锻炼，防止关节粘连和肌萎缩。

（于　乐）

第二节　脊　髓　损　伤

一、疾病概述

（一）概念

脊髓损伤是脊柱骨折最严重的并发症，由于椎体的移位或碎骨片突出于椎管内，是脊髓或马尾神经产生不同程度的损伤，多发生于颈椎下部和胸腰段。

（二）相关病理生理

按脊髓损伤和马尾损伤的程度可有不同的病理生理变化。

1.脊髓震荡

脊髓震荡属最轻微的脊髓损伤，损伤后脊髓有暂时性功能抑制，呈弛缓性瘫痪，损伤平面以下的感觉、运动、反射及括约肌功能全部丧失，常在数分钟或数小时内逐渐恢复，最后可完全恢复。无组织形态学病理变化。

2.脊髓挫伤和出血

脊髓挫伤和出血为脊髓的实质性破坏，脊髓外观完整，但内部可有出血、水肿、神经细胞破坏和神经传导纤维束的中断。脊髓挫伤的程度很大，轻者少量点状出血、水肿，重者有成片脊髓挫伤和出血，导致脊髓软化及瘢痕形成，预后差。

3.脊髓断裂

脊髓的连续性中断可为完全性或不完全性。不完全性常伴挫伤，又称挫裂伤，脊髓断裂者预后极差。

4.脊髓受压

骨折移位或破碎的椎间盘和碎骨片挤入椎管可直接压迫脊髓,而后方皱褶的黄韧带与血肿便可压迫脊髓,产生一系列病理变化,若能及时解除脊髓压迫,脊髓功能可望得到部分或完全恢复;若压迫时间过久可发生脊髓软化,萎缩或瘢痕形成,瘫痪难以恢复。

5.马尾神经损伤

马尾神经起自第 2 腰椎的骶脊髓,一般终止于第 1 骶椎下缘。第 2 腰椎以下的骨折脱位可引起马尾神经损伤,受伤平面以下出现弛缓性瘫痪。

除上述各种病理生理变化外,在各种较重的脊髓损伤后均可立即发生损伤平面以下的弛缓性瘫痪,属失去高级中枢控制的一种病理生理现象,称之为脊髓休克。2～4 周后,随脊髓实质性损伤程度不同而发生损伤平面以下不同程度的痉挛性瘫痪。

(三)病因与诱因

常见于各种外伤(如交通事故、高空坠落等)所致的椎体移位或碎骨片突出于椎管内,使脊髓或马尾神经产生不同程度的损伤。

(四)临床表现

脊髓损伤可因损伤部位和程度不同而有不同表现。

1.脊髓损伤

其主要表现为受伤平面以下单侧或双侧感觉、运动、反射的全部或部分丧失,可出现随意运动功能丧失。因膀胱平滑肌麻痹和排尿反射消失,可有尿潴留或充盈性尿失禁。C_8 以上水平损伤者可出现四肢瘫,C_8 以下水平损伤可出现截瘫。弛缓性瘫痪患者为肌张力降低和反射减弱;痉挛性瘫痪患者为肌张力增强和反射亢进,瘫痪的早期呈弛缓性瘫痪,胸髓及颈髓损伤患者常在伤后 3～6 周逐渐转变为痉挛性瘫痪。

2.脊髓半横切损伤时

损伤平面以下同侧肢体的运动和深感觉消失,对侧肢体的痛觉和温觉消失;称脊髓半切征。

3.脊髓圆锥损伤

第 1 腰椎骨折可造成脊髓圆锥损伤。表现为会阴部皮肤鞍状感觉缺失,括约肌功能丧失,大小便不能控制,性功能障碍。两下肢的感觉、运动正常。

4.马尾神经损伤

第 2 腰椎以下骨折脱位可马尾神经损伤,表现为受伤平面以下弛缓性瘫痪,感觉和运动障碍,括约肌功能丧失,腱反射消失。

(五)辅助检查

参见本章脊柱骨折部分相关内容。

(六)治疗原则

1.非手术治疗

(1)固定和制动:一般先采用枕颌带牵引或持续颅骨牵引,以防因损伤部位移位而产生脊髓再损伤。

(2)减轻脊髓水肿和继发性损害。①激素治疗:地塞米松 10～20 mg 静脉滴注,连续5～7 天后,改为口服,每次 0.75 mg,3 次/天,维持 2 周左右。②脱水:20% 甘露醇 250 mL 静脉滴注,2 次/天,连续 5～7 天。③甲泼尼龙冲击治疗:只适用于受伤 8 小时内者。每公斤体重 30 mg 剂量1 次给药,15 分钟内静脉注射完毕,休息 45 分钟,在以后 23 小时内以5.4 mg/(kg·h)剂量持续静脉滴注。④高压氧治疗：一般在伤后 4～6 小时内应用。

2.手术治疗

目前在于尽早解除对脊髓的压迫和稳定脊柱，手术方式和途径需视骨折的类型和受压部位而定。手术指征包括以下 4 种：①脊柱骨折-脱位有关节交锁者。②脊柱骨折复位后不满意或仍有不稳定因素存在者。③影像学显示有碎骨片突至椎管内压迫脊髓者。④截瘫平面不断上升，提示椎管内有活动性出血者。

二、护理评估

(一)一般评估

1.健康史

(1)一般情况：了解患者的年龄、职业特点、运动爱好、日常饮食结构、有无酗酒等。

(2)受伤情况：了解患者受伤的原因、部位和时间，受伤时的体位、症状和体征、搬运方式、现场及急诊室急救情况，有无昏迷史和其他部位复合伤等。

(3)既往史与服药史：有无脊柱受伤或手术史，近期是否因其他疾病而服用激素类药物，以及应用的剂量、时间和疗程。

2.生命体征(T、P、R、BP)与意识

评估患者的呼吸、血压、脉搏、体温及意识情况。其包括呼吸形态、节律、频率、深浅，呼吸道是否通畅，患者能否有效咳嗽和排除分泌物；有无心动过缓和低血压；有无出汗，患者皮肤的颜色、温度；有无体温调节障碍。对伴有颅脑损伤的患者，可用格拉斯昏迷量表评估患者的意识情况。排尿和排便情况：患者有无尿潴留或充盈性尿失禁；尿液颜色、量和比重；有无便秘或大便失禁。

3.患者主诉

受伤的时间、原因和部位，受伤时的体位、症状和体征、搬运方式、现场及急诊室急救的情况，有无昏迷史和其他部位的合并伤。

4.相关记录

疼痛评分、全身皮肤及其他外伤情况。

(二)身体评估

1.视诊

受伤部位有无皮肤组织破损，局部肤色和温度，有无活动性出血及其他复合性损伤的迹象。

2.触诊

评估感觉和运动情况：患者的痛、温、触觉及位置觉的丧失平面及程度。

3.叩诊

患肢神经反射是否正常。

4.动诊

肢体感觉，活动和肌力的变化，双侧有无差异，有无腹胀和麻痹性肠梗阻征象。

5.神经系统检查

躯体痛觉、温度觉、触觉及位置觉的丧失平面及程度，肢体运动、反射和括约肌功能损伤情况。

脊髓功能丧失程度评估：可以用截瘫指数来表示。"0"代表功能完全或接近正常；"1"代表功能部分丧失；"2"代表完全或者接近完全瘫痪。一般记录肢体的自主运动，感觉及两便的三项功能情况,相加即为该患者的截瘫指数,范围为 0～6。

(三)心理-社会评估

评估患者有无恐惧、紧张心理;评估患者和亲属对疾病的心理承受能力和对相关康复知识的认知程度,家庭及社会支持情况。

(四)辅助检查阳性结果评估

评估患者的影像学检查和实验室检查结果有无异常,以帮助判断病情和预后。

(五)治疗效果的评估

(1)患者躯体感觉、运动和各项生理功能康复情况。

(2)患者有无呼吸系统或泌尿系统功能障碍、压力性损伤等并发症发生。

(3)患者是否按计划进行功能锻炼,有无活动障碍引起的并发症。

三、护理诊断(问题)

(一)低效性呼吸形态

其与脊髓损伤、呼吸肌无力、呼吸道分泌物存留有关。

(二)体温过高或体温过低

其与脊髓损伤、自主神经系统功能紊乱有关。

(三)尿潴留

其与脊髓损伤、逼尿肌无力有关。

(四)便秘

其与脊髓神经损伤、液体摄入不足、饮食和活动受限有关。

(五)有皮肤完整性受损的危险

其与肢体感觉及活动障碍有关。

(六)体象紊乱

其与受伤后躯体运动障碍或肢体萎缩变形有关。

四、主要护理措施

(一)甲泼尼龙冲击治疗的护理

1.适应证

只适用于受伤 8 小时内者。

2.用法及用量

每公斤体重 30 mg 剂量,一次给药,15 分钟内静脉注射完毕,休息 45 分钟,在以后 23 小时内以5.4 mg/(kg·h)剂量持续静脉滴注。

3.注意事项

严格遵医嘱按要求输液,同时必须使用心电监护仪和输液泵,密切观察患者的生命体征变化,同时观察患者有无消化道出血、心律失常等并发症。

(二)术后护理

1.体位

瘫痪肢体保持关节于功能位,防止关节屈曲、过伸或过展。用矫正鞋或支足板固定足部,以防足下垂。

2.观察感觉与运动功能

脊髓受手术刺激易出现水肿反应,术后严密观察躯体及肢体感觉、运动情况,当出现瘫痪平面上升、肢体麻木、肌力减弱或不能活动时,应立即通知医师,及时处理。

3.引流管护理

观察引流量与引流液颜色,保持引流通畅,以防积血压迫脊髓。

4.活动

对于瘫痪肢体每天被动的全范围关节活动和肌肉按摩,以防止肌萎缩和关节僵硬,减少截瘫后并发症。对于未瘫痪部位,可以通过举哑铃和拉拉力器等方法增强上肢力量,通过挺胸和俯卧撑等增加背部力量,为今后的自理活动准备,增强患者的信心和对生活的热爱。

(三)并发症的预防与护理

1.呼吸衰竭与呼吸道感染

(1)病情观察:观察患者的呼吸功能,如呼吸频率、节律、深浅,有无异常呼吸音、呼吸困难等。若患者呼吸>22次/分、鼻翼翕动、摇头挣扎、嘴唇发绀等,则立即吸氧,寻找和解除原因,必要时协助医师气管插管、气管切开或呼吸机辅助呼吸等。

(2)给氧:给予氧气吸入,根据血气分析结果调整给氧浓度、流量和持续时间,改善机体的缺氧状态。及时处理肠胀气、便秘,不用沉棉被压盖胸腹,以免影响患者呼吸。

(3)减轻脊髓水肿:遵医嘱给予地塞米松、甘露醇、甲泼尼龙等治疗,以避免因进一步脊髓损伤而抑制呼吸功能。

(4)保持呼吸道通畅:预防因气道分泌物阻塞而并发坠积性肺炎和肺不张。指导患者深呼吸和咳嗽咳痰,每2小时协助翻身叩背1次,遵医嘱雾化吸入,经常做深呼吸和上肢外展运动,以促进肺膨胀和有效排痰。对不能自行咳嗽咳痰或有肺不张者及时吸痰。对气管插管或气管切开者做好相应护理。

(5)控制感染:已经发生肺部感染者应遵医嘱选用合适的抗生素,注意保暖。

2.高热和低温

颈脊髓损伤后,自主神经系统功能紊乱,受伤平面以下毛细血管网舒张而无法收缩,皮肤不能出汗,对气温的变化丧失了调解和适应能力。室温>32℃时,闭汗使患者容易出现高热(>40℃);若未有效保暖,大量散热也可使患者出现低温(<35℃),这些都是病情危险的征兆。

患者体温升高时,以物理降温为主,如冰敷、酒精或温水擦浴、冰盐水灌肠等,必要时予输液和冬眠药物。夏季将患者安置在阴凉或设有空调的房间。对低温患者以物理复温为主,如使用电热毯、热水袋或电烤架等逐渐复温,但要防止烫伤,同时注意保暖。

3.泌尿系统感染和结石

(1)留置导尿管或间歇导尿管:在脊髓休克期间应留置导尿管,持续引流尿液并记录尿量,以防膀胱过度膨胀。2～3周后改为每4～6小时开放1次尿管,或白天每4小时导尿1次,晚间6小时导尿1次,以防膀胱萎缩。

(2)排尿训练:根据脊髓损伤部位和程度不同,3周后部分患者排尿功能可逐渐恢复,但是脊髓完全损伤者则需要进行排尿功能训练。当膀胱胀满时,鼓励患者增加腹压,用右手由外向内按摩下腹部,待膀胱缩成球状,紧按膀胱底向前下方挤压,在膀胱排尿后用左手按在右手背上加压,待尿不再排出时,可松手再加压1次,待尿排尽,训练自主性膀胱排尿,争取早日拔去导尿管,这种方法对马尾神经损伤者特别有效。同时,根据患者病情训练膀胱的反射排尿功能。

（3）预防感染：鼓励患者每天饮水量最好达 3 000 mL 以上，以稀释尿液；尽量排尽尿液，减少残余尿；每天清洁会阴部；根据需要更换尿袋及导尿管；必要时做膀胱冲洗，以冲出膀胱中积存的沉渣；定期检查残余尿量、尿常规和中段尿培养，及时发现泌尿系统感染征象。一旦发生感染，抬高床头，增加饮水或输液量，持续开放导尿管，遵医嘱使用广谱抗生素。需长期留置尿管而又无法控制泌尿系统感染者，教会患者遵循无菌操作方法进行间歇导尿，也可做永久性耻骨上膀胱造瘘术。

4.便秘

指导患者多食富含膳食纤维的食物、新鲜水果和蔬菜，多饮水。在餐后 30 分钟做腹部按摩，从左到右，沿大肠行走的方向，以刺激肠蠕动。对顽固性便秘者可遵医嘱给予灌肠或缓泻剂。部分患者通过持续的训练可逐渐建立起反射性排便，方法为用手指按压肛门周围或者扩张肛门，刺激括约肌，反射性引起肠蠕动。当反射建立后用手指按压肛门时即可有大便排出。

5.压力性损伤预防

参见本章脊柱骨折的相关内容。

（四）心理护理

帮助患者掌握正确的应对技巧，提高其自我护理能力，发挥其最大潜能。家庭成员和医护人员相信并认真倾听患者的诉说。可让患者和家属参与制订护理计划，帮助患者建立有效的社会支持系统，包括家庭成员、亲属、朋友、医护人员和同事等。

（五）健康教育

（1）指导患者出院后继续康复锻炼，并预防并发症的发生。

（2）指导患者练习床上坐起，使用轮椅、拐杖或助行器等移动工具，练习上下床和行走方法。

（3）指导患者和家属应用清洁导尿术进行间歇导尿，预防长期留置导尿管而引起泌尿系统感染。

（4）告知患者需定期返院检查，进行理疗有助于刺激肌肉收缩和功能恢复。

五、护理效果评估

（1）患者能否保持呼吸道通畅，维持正常呼吸功能。

（2）患者的体温能否维持在正常范围。

（3）患者是否能有效排尿或建立膀胱的反射性排尿功能。

（4）患者是否能有效排便。

（5）患者的皮肤是否清洁、完整，未发生压力性损伤。

（6）患者是否能接受身体及生活改变的现实。

（邱志华）

第三节 腱鞘炎与腱鞘囊肿

一、概述

腱鞘炎系指腱鞘因机械性摩擦而引起的慢性无菌性炎症改变。常发部位是手指或拇指屈肌纤维腱鞘起始部、桡骨茎突处拇短伸肌腱及拇长展肌腱的腱鞘,以及肱二头肌长头腱的腱鞘。而屈指肌腱腱鞘炎又称"扳机指",任何手指均可发生,但多发于拇指、中指、环指。腱鞘囊肿是常发生于关节附近的囊性肿物,囊肿可单独存在或几个连在一起,多见于腕、踝关节背侧面,其他如腕关节掌侧,指、趾背面与掌面及膝关节侧面与腘窝等部位也可发生。

二、治疗原则

(一)非手术治疗

腱鞘炎采取限制手部活动、理疗、药物治疗、腱鞘内封闭术。腱鞘囊肿采用理筋手法、药物治疗、针灸治疗、注射疗法。

(二)手术治疗

腱鞘炎采用腱鞘切开松解术,适用于反复发作或封闭无效者。腱鞘囊肿采取囊肿摘除术,适用于多次复发者。

三、护理措施

(一)禁止反复活动

发生腱鞘炎和腱鞘囊肿后禁止发病部位的反复活动,以减轻对病灶的进一步刺激。

(二)观察病情变化

手术治疗后,患肢抬高,观察局部肿胀、患肢末梢血液循环、感觉、运动情况,发现异常及时报告医师并处理。

四、功能锻炼

腱鞘炎和腱鞘囊肿多发于关节部位,术后长时间的制动,会导致关节的强直,故术后第 2 天开始练习自主屈伸活动,活动时往往由于剧痛而使患者缺乏勇气和信心,医护人员应耐心解释,鼓励患者忍受一定的疼痛,坚持锻炼,才能获得良好的治疗效果。练习屈伸活动时,先被动活动1 次,使关节活动度尽量加大,然后进行主动活动。术后 2～4 天内主动活动次数不宜过多,4 天后逐渐增加次数和时间。伤口拆线后,配合理疗,如外洗药熏洗,超短波等。

五、出院指导

(1)讲究卫生,养成良好的卫生习惯。
(2)继续加强功能锻炼。避免患肢重复同一个可能诱发本病的动作。
(3)定期复查。

（于　乐）

第四节　肩　袖　损　伤

一、概述

肩袖为包绕于肩关节周围的冈上肌、冈下肌、小圆肌和肩胛下肌 4 块肌肉的总称,肩袖损伤指此 4 块肌肉损伤。肩袖的作用主要为参与肩关节外展、内收、上举等活动。肩袖损伤后,患者出现肩关节功能障碍,外展上举困难,出现疼痛弧。肩部疼痛或酸困不适,夜间疼痛尤甚,姿势不对时疼痛加重不能入睡,常放射至三角肌止点、大结节处及上臂中段外侧,肱二头肌肌间沟压痛。多发生于创伤后,并发有骨折或脱位。

二、治疗原则

(一)非手术治疗

肩袖不完全损伤,采用保守治疗,外展架或石膏固定于外展位,采用理疗,口服非类固醇消炎药、活血药等,1 个月后进行肩关节功能锻炼;关节镜治疗,关节镜治疗只对一些小撕裂、不全层撕裂有效。

(二)手术治疗

肩袖撕裂较重或肩袖全层断裂,或陈旧性肩袖损伤患者,采用手术切开肩袖修补术。

三、护理措施

(一)入院评估

患者入院后,认真观察患者疼痛性质、部位及肢体感觉、运动情况。

(二)心理护理

加强心理护理,了解心理所需,解除心理障碍。

(三)半卧位训练

入院后即给予患肢外展架固定,床头抬高半卧位训练,每天 2 次,1 次 30～120 分钟,以适应术后体位。

(四)中药熏洗

术前 4～7 天给予中药熏洗,将中药加水 2 000 mL 煮沸,煎 30 分钟后,取药汁放入中药熏洗机中,打开电源继续加热保持温度在 70 ℃左右。让患者仰卧在熏洗床上并充分暴露患肩,肩部用双层治疗巾覆盖,保持药液的蒸汽能充分蒸到患者的肩部。每次熏蒸30 分钟,每天 2 次。熏蒸 30 分钟后关闭电源停止加热,待药液温度在 40～45 ℃时,给患者洗患肩,在熏洗的过程中配合关节功能锻炼,活动肩关节,主动询问患者的适应程度,熏蒸时注意保持药液温度,不可过热防止烫伤皮肤,也不可过凉影响治疗效果。

(五)饮食护理

手术前尊重患者的生活习惯,建议进食高蛋白、高维生素、高纤维等易消化饮食,每天饮鲜牛奶 250～500 mL,手术当天根据麻醉方式选择进食时间,术前 4～6 小时禁食,术后第 2 天根据患者饮食习惯,宜食高维生素、清淡可口易消化食物,如新鲜蔬菜、香蕉、米粥、面条等;忌食生冷、辛辣、油腻、煎炸、腥发之食物,如辣椒、鱼、牛羊肉等。以后根据患者食欲及习惯进食高蛋白、高营养之饮食,如牛奶、鸡蛋、水果新鲜蔬菜等,中后期多食滋补肝肾之品,如动物肝脏、排骨汤、鸡汤等,注意饮食节制。

(六)体位护理

手术前 3 天指导患者进行抬肩练习,每天 2 次,每次 10～15 分钟,且可在患者平卧时于患肢下垫棉垫或软枕。手术后患者取半卧位,患肢置于外展 60°,前屈 30°,保持床铺清洁、平整,防止压伤(石膏固定者按石膏固定的护理措施)术后第 2 天下床时(石膏干后),先坐起 30 分钟,站立

2分钟,再活动,防止因手术后体质虚弱或直立性低血压而致晕倒。

(七)病情观察

手术及石膏、外展架固定后,如发现指端严重肿胀、发绀、麻木、剧痛、发凉、桡动脉搏动异常,及时报告医师处理。观察手术部位有无渗血情况,对于术后采用管型肩胸石膏固定的患者,观察石膏上血迹的范围是否扩大或渗血是否从石膏的边际流出。

四、功能锻炼

手术当天麻醉消失后,做伸屈手指、握拳及腕关节功能锻炼。术后第2天可做易筋功,主动收缩肱二头肌及前臂肌肉,做握拳、伸指、伸掌等活动。术后第3天开始,做掌屈背伸、上翘下钩、五指增力、左右摆掌等,活动要循序渐进,每天2~3次,每次5~10分钟。6~8周石膏及外展架固定拆除后,进行肩、肘关节全方位功能锻炼,加大活动强度,如屈肘耸肩,托手屈肘,肘关节的屈伸活动,也可做弯腰划圈、后伸探肩等,逐渐做提重物等活动。活动要循序渐进,逐渐增加次数,以不疲劳为度。必要时做后伸探背,手指爬墙,肩关节的外展、内收、上举。

五、出院指导

(1)嘱患者加强营养,增强机体抵抗力,多食胡桃、瘦肉、骨头汤、山芋肉、黑芝麻等补肝肾强筋骨之食品。

(2)肩袖损伤保守治疗外展架固定最少4周,术后固定最少6周,固定期间勿随意调节松紧、高度,勿随意拆除。

(3)继续进行手、腕、肘部功能锻炼,持之以恒,忌盲目粗暴活动。

(4)慎起居,避风寒,保持心情愉快,生活有规律,按时用药。

(5)出院1周后门诊复查,不适时来诊。

(6)3个月可恢复正常活动,并逐渐恢复工作。

(邱志华)

第五节　颈　椎　病

一、疾病概述

(一)概念

颈椎病指因颈椎间盘退行性变及其继发性改变,刺激或压迫相邻脊髓、神经、血管和食管组织,并引起相应症状和体征。颈椎病是50岁以上人群的常见病,男性居多,好发部位依次为 $C_{5~6}$,$C_{6~7}$。

(二)相关病理生理

颈椎病的发生和发展必须具备以下条件:一是以颈椎间盘为主的退行性变;二是退变的组织和结构必须对颈部脊髓或血管或神经或气管等器官或组织构成压迫或刺激,从而引起临床症状。椎间盘是无血运的组织,由于软骨板营养代谢的改变,致使髓核、纤维环发生退变。一方面退变的髓核后突,穿过破裂的纤维环直接压迫脊髓;另一方面髓核脱水使椎间隙高度降低,椎体间松动,刺激椎体后缘骨赘形成;而且椎节的松动还使钩椎关节、后方小关节突以及黄韧带增生。

从病理角度看,颈椎病是一个连续的病理反应过程,可将其分为 3 个阶段:椎间盘变性阶段、骨刺形成阶段和脊髓损害阶段。

(三)病因与分类

1.病因

(1)颈椎间盘退行性变:是颈椎病发生和发展的最基本原因。颈椎活动度大,随年龄增长,椎间盘逐渐发生退行性变,使椎间隙狭窄,关节囊、韧带松弛,脊柱活动时稳定性下降,进一步发展引起椎体、椎间关节及其周围韧带发生变性、增生、钙化,最后致相邻脊髓、神经、血管受到刺激或压迫。

(2)先天性颈椎管狭窄:颈椎管的矢状内径对颈椎病的发病有密切关系。椎管矢状内径<正常(14~16 mm)时,即使退行性变比较轻,也可产生临床症状和体征。

(3)损伤:急性损伤可使原已退变的椎体,椎间盘和椎间关节损害加重而诱发颈椎病;慢性损伤可加速其退行性变的过程。

2.分型

根据受压部位的临床表现不同,一般分为 4 类。但有些患者以某型为主,同时伴有其他型的部分表现,称为复合型颈椎病。

(1)神经根型颈椎病:在颈椎病中发病率占 50%~60%,是由于椎间盘向后外侧突出,致钩椎关节或椎间关节增生、肥大,刺激或压迫单侧或双侧神经根所致。

(2)脊髓型颈椎病:占颈椎病的 10%~15%。由于后突的髓核、椎体后缘的骨赘、增生肥厚的黄韧带及钙化的后纵韧带等压迫或刺激脊髓所致。

(3)椎动脉型颈椎病:由于颈椎横突孔增生狭窄、颈椎稳定性下降、椎间关节活动移位等直接压迫或刺激椎动脉,使椎动脉狭窄或痉挛,造成椎-基底动脉供血不足所致。

(4)交感神经型颈椎病:由于颈椎各种结构病变的刺激或压迫颈椎旁的交感神经节后纤维所致。

(四)临床表现

根据颈椎病的类型可有不同表现。

1.神经根型颈椎病

(1)症状:患者常先有颈痛及颈部僵硬,短期内加重并向肩部及上肢放射。用力咳嗽、打喷嚏及颈部活动时疼痛加剧。皮肤可有麻木、过敏等感觉改变;上肢肌力减退、肌萎缩,以大小鱼际肌和骨间肌最为明显,手指动作不灵活。

(2)体征:颈部肌痉挛,颈肩部有压痛,颈部和肩关节活动有不同程度受限。上肢肌腱反射减弱或消失,上肢牵拉试验阳性。

2.脊髓型颈椎病

(1)症状:手部麻木,运动不灵活,特别是精细活动失调、握力减退、下肢无力、步态不稳、有踩棉花样的感觉、躯干有紧束感等;后期出现大小便功能障碍,表现为尿频或排尿、排便困难。

(2)体征:肌力减退,四肢腱反射活跃或亢进,腹部反射、提睾反射和肛门反射减弱或消失。Hoffmann 征、髌阵挛及 Babinski 征等阳性。

3.椎动脉型颈椎病

(1)症状:①眩晕,最常见,多伴有复视、耳鸣、耳聋、恶心呕吐等症状,头颈部活动或姿势改变可诱发或加重眩晕。②猝倒,本型特有的症状,表现为四肢麻木、软弱无力而跌倒,多在头部突然活动后姿势改变时发生,倒地后再站立起来可继续正常活动。③头痛,表现为发作性胀痛,以枕部、顶部为主,发作时可有恶心、呕吐、出汗、流涎、心慌、憋气以及血压改变等自主神经功能紊乱症状。

(2)体征:颈部疼痛,活动受限。

4.交感神经型颈椎病

表现为一系列交感神经症状。①交感神经兴奋症状:如头痛或偏头痛、视物模糊、眼球胀痛、耳鸣、听力下降、心前区疼痛、心律失常、血压升高等。②交感神经抑制症状,如畏光、流泪、头晕、眼花、血压下降等。

(五)辅助检查

1.影像学检查

(1)X线检查:神经根型颈椎病患者和脊髓型颈椎病患者,X线正侧位摄片可显示颈椎生理前凸减小、消失或反常,椎间隙变窄,椎体后缘骨赘形成,椎间孔狭窄。

(2)脊髓造影、CT、MRI:可显示颈椎间盘突出,颈椎管矢状径变小,脊髓受压情况。

2.实验室检查

脑脊液动力学试验:脊髓型颈椎病患者显示椎管有梗阻现象。

(六)治疗原则

神经根型、椎动脉型和交感型颈椎病以非手术治疗为主;脊髓型颈椎病由于疾病自然史逐渐发展使症状加重,故确诊后应及时行手术治疗。

1.非手术治疗

原则是去除压迫因素,消炎止痛,恢复颈椎稳定性。

(1)颌枕带牵引:取坐位或卧位,头前屈10°左右,牵引重量2~6 kg,每天2次,每次1~1.5小时,也可作持续牵引,每天6~8小时,2周为1个疗程。脊髓型颈椎病一般不宜做此牵引。

(2)颈托或颈领:限制颈椎过度活动。如充气型颈托除可固定颈椎,还有牵张作用。

(3)推拿按摩:可减轻肌痉挛,改善局部血液循环。脊髓型颈椎病不宜采用此疗法。

(4)理疗:采用热疗、磁疗、超声疗法等,可改善颈部血液循环,促进局部水肿消退和肌肉松弛。

(5)药物治疗:目前无治疗颈椎病的特效药物,所用药物皆属对症治疗,如非甾体抗炎药、肌松弛剂及镇静剂等。

2.手术治疗

手术治疗适用于诊断明确,且出现以下情况时考虑手术。①保守治疗半年无效或影响正常生活和工作。②神经根性剧烈疼痛,保守治疗无效。③上肢某些肌肉尤其手内在肌无力、萎缩,经保守治疗4~6周后仍有发展趋势。

手术的目的是通过切除对脊髓、神经造成压迫的组织、骨赘、椎间盘和韧带,或椎管扩大成形,使脊髓和神经得到充分减压;或通过植骨,内固定行颈椎融合,获得颈椎稳定性。手术可分前路、前外侧和后路手术。常用的术式有颈椎间盘摘除、椎间植骨融合术、前路侧方减压术、颈椎半椎板切除减压或全椎板切除术、椎管成形术等。

二、护理评估

(一)术前评估

1.健康史

(1)一般情况:了解患者的性别、年龄、职业、营养状况、生活自理能力、大小便情况等。

(2)既往史:有无颈肩部急慢性损伤和肩部长期固定史,以往的治疗方法和效果。以往是否有高血压,以及病糖尿病等病史。

(3)家族史:家中有无类似病史。

2.生命体征(T、P、R、BP)

按护理常规监测生命体征。

3.患者主诉

有无颈肩痛,肢体麻木、无力,大、小便障碍等症状。

4.相关记录

疼痛部位及程度,疼痛与活动、体位有无明显关系,有无颈部活动受限,四肢感觉运动情况等。有无眩晕、头痛、视物模糊、耳鸣、心跳加速或猝倒等,导致症状加重或减轻的因素。

(二)身体评估

1.术前评估

(1)视诊:观察步态有无跛行、摇摆步态等;椎旁皮肤有无红肿、破损;脊柱有无畸形。

(2)触诊:棘突、椎旁有无压痛,评估患者躯干、四肢感觉功能。

(3)叩诊:局部有无叩击痛,肢体腱反射。

(4)动诊:颈椎及肢体活动度、肌力、肌张力情况,观察对比双侧有无差异。

(5)特殊试验:臂丛牵拉试验、压颈试验、椎间孔挤压、分离试验,病理征(Hoffmann 征,Babinski 征等)。

2.术后评估

(1)视诊:手术切口、步态。

(2)触诊:评估患者躯干、四肢感觉功能。

(3)叩诊:四肢腱反射。

(4)动诊:肢体肌力、肌张力情况。

(三)心理-社会评估

患者及家属对该病的认识、心理状态,有无焦虑及焦虑的原因,家庭及社会对患者的支持程度。

(四)辅助检查阳性结果评估

X 线片显示颈椎曲度改变、椎间隙变窄、椎间孔狭窄等。CT、MRI 显示椎间盘突出的部位、程度及与有无神经根受压。

(五)治疗效果的评估

1.非手术治疗评估要点

(1)病史评估:了解与患者相关的情况,例如职业、有无外伤、发病时间、治疗经过等。

(2)影像资料评估:查看 CT、MRI,了解椎管形态、观察颈椎间盘突出、颈椎管狭窄、脊髓受压情况。

2.手术治疗评估要点

(1)心理评估:向患者介绍与疾病相关的知识,说明手术的重要性,解释手术的方式、术前术后的配合事项及目的,耐心解答问题,消除不良心理,使其增加战胜疾病的信心,积极配合治疗。

(2)既往史:了解患者全身的情况,是否有心脏病、高血压、糖尿病等,如有异常积极治疗,减少术后并发症的发生。

(3)疼痛评估:评估患者疼痛诱发因素、部位、性质、程度和持续时间,并进行疼痛评分。

(4)神经功能评估:严密观察四肢感觉运动及会阴部神经功能情况,并进行术前术后对比,可了解神经受压症状有无改善或加重。

三、护理诊断(问题)

(一)低效型呼吸形态

其与颈髓水肿、植骨块脱落或术后颈部水肿有关。

(三)有受伤害的危险

其与肢体无力及眩晕有关。

(三)潜在并发症

术后出血、脊髓神经损伤。

(四)躯体活动障碍

其与颈肩痛及活动受限有关。

四、主要护理措施

(一)术前护理

1.心理护理

向患者解释病情,告知其治疗的周期较长,术后恢复可能需要数月甚至更长时间,让患者做好充分的思想准备。对患者焦虑的心情表示理解,向患者介绍治疗方案及手术的必要性、手术目的及优点、目前医院的医疗护理情况和技术水平,使其产生安全感,愉快地、充满信心的接受手术。重视社会支持系统的影响,尤其是亲人的关怀和鼓励。

2.术前训练

(1)呼吸功能训练:术前指导患者练习深呼吸、行吹气泡或吹气球等训练,以增加肺的通气功能。

(2)气管食管推移训练:适用于颈椎前路手术患者。指导患者用自己的 2~4 指插入切口侧的内脏鞘与血管神经鞘间隙处,持续将气管、食管向非手术侧推移。用力要缓和,如出现头晕、恶心、呕吐等不适,可休息后再继续。

(3)俯卧位训练:适用于后路手术的患者,以适应术中长时间俯卧位并预防呼吸受阻。开始每次 30~40 分钟,每天 3 次;以后逐渐增至每次 3~4 小时,每天 1 次。

3.安全护理

患者存在肌力下降致四肢无力时,应防烫伤和跌倒,指导患者不要自行倒开水,穿防滑鞋,在干燥地面、有人陪同的情况下行走。

(二)术后护理

1.密切监测生命体征

注意呼吸频率、深度的改变,脉搏节律、速率的改变,保持呼吸道通畅,低流量给氧。呼吸困难是前路手术最危急的并发症,多发生在术后1~3天内。因此,颈椎手术患者床旁应常规准备气管切开包。

2.体位护理

行内固定植骨融合的患者,加强颈部制动。患者取平卧位,颈部稍前屈,两侧颈肩部置沙袋以固定头部,侧卧位时枕与肩宽同高,在搬动或翻身时,保持头、颈和躯干在同一平面上,维持颈部相对稳定。下床活动时,需行头颈胸支架固定颈部。

3.并发症的观察与护理

(1)术后出血:注意观察生命体征、伤口敷料及引流液。如24小时出血量超过200 mL,检查是否有活动性出血;若引流量多且呈淡红色,考虑脑脊液漏发生,及时报告医师处理。注意观察颈部情况,检查颈部软组织张力。若发现患者颈部明显肿胀,并出现呼吸困难、烦躁、发绀等表现时,报告并协助医师剪开缝线、清除血肿。若血肿清除后,呼吸仍不改善应实施气管切开术。

(2)脊髓神经损伤:手术牵拉和周围血肿压迫均可损伤脊髓及神经,患者出现声嘶、四肢感觉运动障碍以及大小便功能障碍。手术牵拉所致的神经损伤为可逆的,一般在术后1~2天内明显好转或消失;血肿压迫所致的损伤为渐进的,术后应注意观察,以便及时发现问题并处理。

(3)植骨块脱落、移位:多发生在术后5~7天内,系颈椎活动不当时椎体与植骨块间产生界面间的剪切力使骨块移位、脱落。所以,颈椎术后应重视体位护理。

4.功能训练

指导肢体能活动的患者做主动运动,以增强肢体肌肉力量;肢体不能活动者,病情许可时,协助并指导其做各关节的被动运动,以防肌肉萎缩和关节僵硬。一般术后第1天,开始进行各关节的主被动功能锻炼;术后3~5天,引流管拔出后,可戴支架下地活动,坐位和站立位平稳训练及日常生活能力的训练。

(三)健康教育

1.纠正不良姿势

在日常生活、工作、休息时注意纠正不良姿势,保持颈部平直,以保护头、颈、肩部。

2.保持良好睡眠体位

理想的睡眠体位应该是使头颈部保持自然仰伸位、胸部及腰部保持自然曲度、双髋及双膝略呈屈曲,使全身肌肉、韧带及关节获得最大限度的放松和休息。

3.选择合适枕头

以中间低两端高、透气性好、长度超过肩宽10~16 cm、高度以颈部压下一拳头高为宜。

4.避免外伤

行走或劳动时注意避免损伤颈肩部。一旦发生损伤,尽早诊治。

5.加强功能锻炼

长期伏案工作者,宜定期远视,以缓解颈部肌肉的慢性劳损。

五、护理效果评估

(1)患者维持正常、有效的呼吸。

（2）患者安全,未发生眩晕和意外伤害、能陈述预防受伤的方法。

（3）患者术后未发生相关并发症,或并发症发生后得到及时的治疗处理。

（4）患者肢体感觉和活动能力逐渐恢复正常。

（邱志华）

第六节 急性腰扭伤

一、概述

急性腰扭伤是腰部肌肉、筋膜、韧带、椎间小关节及腰骶关节的急性损伤,多是突然遭受间接外力所致。俗称"闪腰""岔气",损伤可使腰部肌肉、筋膜、韧带、关节囊等组织,受到过度牵拉、扭转,甚至撕裂。急性腰扭伤临床常见于急性腰肌筋膜损伤、急性腰部韧带损伤和急性腰椎后关节紊乱等。其临床表现为受伤后腰部立即出现剧烈疼痛,疼痛为持续性,休息后可减轻但不能消除,咳嗽、喷嚏、用力大便时可使疼痛加剧,腰部不能挺直,行走不便;严重者卧床不起,辗转困难,压痛明显,压痛最明显的部位即多为损伤之处。

二、治疗原则

（一）其他治疗

手法治疗、针灸治疗、局部注射治疗。

（二）物理治疗

磁疗、TDP 照射、中药离子导入。

（三）药物治疗

活血化瘀、理气止痛、醋治疗、消炎止痛。

（四）康复治疗

加强腰背肌功能锻炼。

三、护理措施

（一）心理护理

协助患者做好各项生活所需,介绍本病的有关知识、治疗方法及康复的过程,解除思想顾虑,增加患者战胜疾病的信心。

（二）休息

绝对卧硬板床休息1～2周,以减轻疼痛,缓解肌肉痉挛,防止继续损伤。

（三）疼痛

观察患者疼痛的性质、部位、发作时间、发作规律,伴随症状及诱发因素评估疼痛程度,及时正确应用药物,观察用药的反应,消除患者疼痛。

（四）预防感染

局部封闭时,保持针眼处干燥清洁,防止感染。

(五)健康教育

患者掌握正确的劳动姿势,如扛、抬重物时,要尽量让胸部挺直,提重物时,应取半蹲位,使物体尽量贴近身体,在做扛、抬、搬、提等体力劳动时,应佩戴腰围。

(六)加强腰背肌功能锻炼

治疗2周后指导患者做功能锻炼。

1.燕飞式

取俯卧位两手后伸把上身和两腿同时后伸抬起,膝部不能弯曲,尽量在一种姿势下维持一段时间约半分钟,每天2次,每次5~10分钟,不疲劳为度。

2.拱桥式

取仰卧位,以头、双肘、双足为着力点,用力将躯干和下肢离开床面做过伸锻炼,维持1分钟,每天2~3次,每次5~10分钟。

四、出院指导

(1)掌握日常生活中扛、抬、搬、提的正确姿势,保护腰部,减少慢性腰部损伤的发生。

(2)佩戴腰围1个月。

(3)继续腰背肌锻炼。

(4)加强营养,增强机体抵抗力,根据患者不同体质进行饮食调护。一般患者可食核桃、山芋肉、黑芝麻等补肾之品;阳虚者嘱其多食温补之品,如羊肉、狗肉、鳝鱼、桂圆等;肝肾阴虚者可嘱其多食滋补肝肾之品,如山药、鸭肉、牛肉、百合、枸杞等。

(邱志华)

第七节　腰肌劳损

一、概述

腰肌劳损是指腰部肌肉、筋膜、韧带等软组织的慢性损伤,有人称为功能性腰痛,是由于长期下蹲,弯腰工作,腰背肌经常性的过度负重与疲劳,或工作时姿势不正确,并有腰部解剖特点缺陷等所致,可因腰部急性损伤治疗不及时或治疗不当,反复受伤后,遗留为慢性腰痛。临床表现为腰背疼痛,多为隐痛,时轻时重,反复发作休息后疼痛减轻,劳累后或阴雨天疼痛加重,喜用双手捶腰。

二、治疗原则

一般采用非手术疗法,手法治疗包括揉按,捏拿,理筋,从而达到舒筋活血,解痉止痛的目的。针灸配合艾灸、火罐、封闭疗法、穴位注射疗法、理疗、中药熏洗、药物治疗等。

三、护理措施

(一)休息

急性腰痛患者宜卧硬板床休息,平时可佩戴腰围保护。

(二)观察病情变化

深入病房,观察患者的疼痛性质、部位、规律,缓解或加重的原因,给予心理安慰,必要时口服活血化瘀或通络止痛的药物,观察药物作用及不良反应。

(三)推拿按摩

治疗时让患者排空大小便,稳定情绪,全身放松;在治疗过程中随时观察患者病情,如有不良反应,应停止治疗。

(四)理疗护理

(1)保持室内清洁、安静、空气流通,遮挡患者,保护隐私。

(2)加强巡视,注意倾听患者的主诉,观察患者面色、呼吸等。

(3)注意温热度,以患者舒适为宜,以防烫伤。

(4)根据个体的耐受能力,调节电流强度。

(5)使用电极者,应观察安放电极处皮肤的反应,有无接触性皮炎,治疗完毕后除去电极片,清洁皮肤。

(五)中药熏洗

中药熏洗时,按中药熏洗护理措施护理。

(六)加强腰背部肌锻炼

如拱桥式、燕飞式,每天2～3次,每次5～10分钟,以不疲劳为度。

四、出院指导

(1)继续腰背肌锻炼。

(2)慎起居避风寒,禁止吸烟。

(3)掌握正确搬重物的姿势,弯腰搬重物时,屈髋屈膝。

(4)工作中避免久坐,适当活动。工作一段时间后应站起来活动变换姿势。

(5)长时间站立时,避免将身体的重心放在一侧肢体上。

(6)专业体育运动者,每天剧烈运动前要做充分的准备活动,活动后不宜立即行冷水浴。

(7)睡眠姿势以侧卧为宜,让髋膝处于适当的屈曲位。使腰部肌肉,韧带处于松弛状态,床垫不宜过软。

(邱志华)

第八节 腰椎间盘突出症

一、疾病概述

(一)概念

腰椎间盘突出症是腰椎间盘变性,纤维环破裂,髓核突出刺激或压迫神经根、马尾神经所表现的一种综合征,是腰腿疼痛最常见的原因之一。腰椎间盘突出中以 $L_{4\sim5}$、$L_5\sim S_1$ 间隙发病率高,占90%～96%,多个椎间隙同时发病者占5%～22%。

(二)分型及病理

腰椎间盘突出症的分型方法较多,各有其根据及侧重面。从病理变化及 CT、MRI 发现,结合治疗方法可做如下分型。

1.膨隆型

纤维环有部分破裂,而表层完整,此时髓核因压力而向椎管局限性隆起,但表面光滑。这一类型经保守治疗大多数可缓解或治愈。

2.突出型

纤维环完全破裂,髓核突向椎管,但有后纵韧带或一层纤维膜覆盖,表面高低不平或呈菜花状。常需手术治疗。

3.脱垂游离型

破裂突出的椎间盘组织或碎块脱入椎管内或完全游离。此型不单可引起神经根症状,还易压迫马尾神经。非手术治疗往往无效。

4.Schmorl 结节及经骨突出型

前者是指髓核经上、下软骨终板的发育性或后天性裂隙突入椎体松质骨内;后者是髓核沿椎体软骨终板和椎体之间的血管通道向前纵韧带方向突出,形成椎体前缘的游离骨块。这两型临床上仅出现腰痛,而无神经根症状,无须手术治疗。

(三)病因

1.椎间盘退行性变

椎间盘退行性变是椎间盘突出的基本病因。随年龄增长,纤维环和髓核含水量逐渐减少,使髓核张力下降,椎间盘变薄。同时,透明质酸钠及角化硫酸盐减少,低分子量糖蛋白增加,原纤维变性及胶原纤维沉积增加,髓核失去弹性,椎间盘结构松弛、软骨板囊性变。

2.损伤

积累伤力是椎间盘变性的主要原因,也是椎间盘突出的诱因。积累伤力中,反复弯腰、扭转动作最易引起椎间盘损伤,故本症与某些职业、工种有密切关系,例如,驾驶员、举重运动员和从事重体力劳动者。

3.遗传因素

有色人种本症发病率较低;<20 岁的青少年患者中约 32% 有阳性家族史。

4.妊娠

妊娠期盆腔、下腰部组织充血明显,各种结构相对松弛,而腰骶部又承受较平时更大的重力,这样就增加了椎间盘损害的机会。

5.其他

如遗传、吸烟以及糖尿病等诸多因素。

上腰段椎间盘症少见,其发生多存在下列因素:①脊柱滑脱症。②病变间隙原有异常。③过去有脊柱骨折或脊柱融合术病史。

(四)临床表现

腰椎间盘突出症常见于 20~50 岁患者,男女之比为(4~6):1。20 岁以内占 6% 左右,老人发病率最低。患者多有弯腰劳动或长期坐位工作室,首次发病常是半弯腰持重或突然扭腰动作过程中,其症状、体征如下所述。

1.症状

(1)腰痛:是大多数本症患者最先出现的症状,发生率约91%。由于纤维环外层及后纵韧带受到突出髓核刺激,经窦椎神经而产生的下腰部感应痛,有时亦影响到臀部。

(2)坐骨神经痛:虽然高位腰椎间盘突出($L_{2\sim3}$,$L_{3\sim4}$)可引起股神经痛,但其发病率不足5%。绝大多数患者是$L_{4\sim5}$、$L_5\sim S_1$间隙突出,故坐骨神经痛最为多见,发生率达97%左右。典型坐骨神经痛是从下腰部向臀部、大腿后方、小腿外侧直到足部的放射痛。约60%患者在喷嚏或咳嗽时由于增加腹压而使疼痛加剧。早期为痛觉过敏,病情较重者出现感觉迟钝或麻木。少数患者可有双侧坐骨神经痛。

(3)马尾神经受压:向正后方突出的髓核或脱垂、游离椎间盘组织可压迫马尾神经,出现大小便障碍、鞍区感觉异常。发生率占0.8%~24.4%。

2.体征

(1)腰椎侧凸:是一种为减轻疼痛的姿势性代偿畸形,具有辅助诊断价值。如髓核突出在神经根外侧,上身向健侧弯曲,腰椎侧凸向患侧可松弛受压的神经根;当突出的髓核在神经根内侧时,上身向患侧弯曲,腰椎凸向健侧可缓解疼痛。如神经根与脱出的髓核已有粘连,则无论腰椎凸向何侧均不能缓解疼痛。

(2)腰部活动受限:几乎全部患者都有不同程度的腰部活动受限。其中以前屈受限最明显,是由于前屈位时进一步促使髓核向后移位并增加对受压神经根的牵张之故。

(3)压痛及骶棘肌痉挛:89%患者在病变间隙的棘突间有压痛,其旁侧1cm处压之有沿坐骨神经的放射痛。约1/3患者有腰部骶棘肌痉挛,使腰部固定于强迫体位。

(4)直腿抬高试验及加强试验:患者仰卧、伸膝、被动抬高患肢。正常人下肢抬高到60°~70°始感腘窝不适。本症患者神经根受压或粘连,下肢抬高在60°以内即可出现坐骨神经痛,成为直腿抬高试验阳性。其阳性率约90%。在直腿抬高试验阳性时,缓慢降低患肢高度,待放射痛消失,这时再被动背屈患肢踝关节以牵拉坐骨神经,如又出现放射痛成为加强试验阳性。有时因突出髓核较大,抬高健侧下肢也可因牵拉硬脊膜而累及患侧诱发患侧坐骨神经发生放射痛。

(五)辅助检查

1.X线平片

单纯X线平片不能直接反应是否存在椎间盘突出。片上所见脊柱侧凸,椎体边缘增生及椎间隙变窄等均提示退行性变。如发现腰骶椎结构异常(移行椎、椎弓根崩裂、脊椎滑脱等),说明相邻椎间盘将会由于应力增加而加快变性,增加突出的机会。

2.CT和MRI检查

CT可显示骨性椎管形态,黄韧带是否增厚及椎间盘突出的大小、方向等,对本病有较大诊断价值,目前已普遍采用。MRI可全面地观察各腰椎间盘是否病变,也可在矢状面上了解髓核突出的程度和位置,并鉴别是否存在椎管内其他占位性病变。

3.其他检查

电生理检查(肌电图、神经传导速度及诱发电位)可协助确定神经损害的范围及程度,观察治疗效果。

(六)治疗原则

1.非手术治疗

腰椎间盘突出症中多数患者可经非手术疗法缓解或治愈。其目的是使椎间盘突出部分和受到刺激的神经根的炎性水肿加速消退,从而减轻或解除对神经根的刺激或压迫。非手术治疗主要适用于:①年轻、初次发作或病程较短者。②休息后症状可自行缓解者。③X线检查无椎管狭窄。方法包括绝对卧床休息,持续牵引,理疗、推拿、按摩,封闭,髓核化学溶解法等。

2.经皮髓核切吸术

经皮髓核切吸术是通过椎间盘镜或特殊器械在X线监视下直接进入椎间隙,将部分髓核搅碎吸出,从而减轻了椎间盘内压力达到缓解症状的目的。主要适用于膨出或轻度突出型的患者,且不合并侧隐窝狭窄者。对明显突出或髓核已脱入椎管者仍不能回纳。与本方法原理和适应证类似的尚有髓核激光气化术。

3.手术治疗

已确诊的腰椎间盘突出症患者,经严格非手术治疗无效,马尾神经受压者或伴有椎管狭窄者可考虑行髓核摘除术。手术治疗有可能发生椎间盘感染、血管或神经根损伤,以及术后粘连症状复发等并发症,故应严格掌握手术指征及提高手术技巧。

近年来采用微创外科技术使手术损伤减小,取得良好效果。

(七)预防

由于腰椎间盘突出症是在退行性变基础上受到积累伤力所致,而积累伤又是加速退变的重要因素,故减少积累伤就显得非常重要。长期坐位工作者需注意桌、椅高度,定时改变姿势。职业工作中常弯腰劳动者,应定时伸腰、挺胸活动,并使用宽腰带。治疗后患者在一定期间内佩戴腰围,但应同时加强腰背肌训练,增加脊柱的内在稳定性。长期使用腰围而不锻炼腰背肌,反可因失用性肌萎缩带来不良后果。如需弯腰取物,最好采用屈髋、屈膝下蹲方式,减少对椎间盘后方的压力。

二、护理评估

(一)一般评估

1.健康史

(1)一般情况:了解患者的性别、年龄、职业、营养状况、生活自理能力等。

(2)既往史:是否有先天性的椎间盘疾病、既往有无腰部外伤、慢性损伤史,是否做过腰部手术。

(3)外伤史:评估患者有无急性腰扭伤或损伤史。询问受伤时患者的体位、外来撞击的着力点,受伤后的症状和腰痛的特点和程度、致腰痛加剧或减轻的相关因素、有无采取制动和治疗措施。

(4)家族史:家中有无类似病史。

2.生命体征(T、P、R、BP)

按护理常规监测生命体征。

3.患者主诉

有无腰背痛、下肢痛、麻木、大小便障碍等症状。

4.相关记录

疼痛部位及程度,疼痛与腹压、活动、体位有无明显关系,有无跛行、脊柱畸形及活动受限,有无压痛、反射痛,双下肢肢体感觉运动情况等。

(二)身体评估

1.术前评估

(1)视诊:观察步态有无跛行、摇摆步态等;椎旁皮肤有无破损,肢体有无肿胀或肌萎缩;脊柱有无畸形。

(2)触诊:棘突、椎旁有无压痛,下肢、肛周感觉有无减退,肛门括约肌功能等。

(3)动诊:腰椎活动范围,腰部有无叩击痛,双下肢的运动功能、肌力、肌张力的变化,对比双侧有无差异等。

(4)量诊:肢体长度测量、肢体周径测量及腰椎活动度测量。

(5)特殊检查试验:直腿抬高试验、股神经牵拉试验、肛门反射等。

2.术后评估

(1)视诊:患者手术切口、步态、肢体有无肿胀或肌萎缩等。

(2)触诊:切口周围皮温有无增高,下肢有无肌肉萎缩,下肢、肛周感觉情况。

(3)动诊:双下肢的运动功能、肌力的变化,双侧有无差异,腰椎活动范围。

(4)量诊:肢体长度测量、肢体周径测量。

(5)特殊检查试验:直腿抬高试验、股神经牵拉试验、肛门反射等。

(三)心理-社会评估

观察患者的情绪变化,了解其对疾病的认知程度及对手术的了解程度,有无紧张、恐惧心理;评估患者的家庭及支持系统对患者的支持帮助能力等。

(四)辅助检查阳性结果评估

X线片显示腰椎生理曲度消失,侧突畸形、椎间隙变窄及椎体边缘骨质增生等。CT、MRI显示椎间盘突出的部位、程度及与有无神经根受压。

(五)治疗效果的评估

1.非手术治疗评估要点

(1)病史评估:了解与患者相关的情况,例如职业、有无外伤、发病时间、治疗经过等。

(2)影像资料评估:查看CT、MRI,了解椎管形态、观察腰椎间盘髓核突出的程度和位置等,分析是否需要手术治疗。

2.手术治疗评估要点

(1)心理评估:向患者介绍与疾病相关的知识,说明手术的重要性,解释手术的方式、术前术后的配合事项及目的,耐心解答问题,消除不良心理,使其增加战胜疾病的信心,积极配合治疗。

(2)既往史:了解患者全身的情况,是否有心脏病、高血压、糖尿病等,如有异常,积极治疗,减少术后并发症的发生。

(3)疼痛评估:评估患者疼痛诱发因素、部位、性质、程度和持续时间,并进行疼痛评分。

(4)神经功能评估:严密观察双下肢感觉运动及会阴部神经功能情况,并进行术前术后对比,可了解神经受压症状有无改善或加重。

三、护理诊断(问题)

(一)疼痛
其与髓核受压水肿、神经根受压及肌痉挛有关。

(二)躯体移动障碍
其与椎间盘突出或手术有关。

(三)便秘
其与马尾神经受压或长期卧床有关。

(四)知识缺乏
其与对疾病的认识有关。

(五)潜在并发症
脑脊液漏、椎间隙感染。

四、主要护理措施

(一)减轻疼痛
1.休息

长时间站立或坐立使腰椎负荷增加,神经根受压症状加重,故减轻腰椎负荷的方法就是卧床休息,卧硬板床,采取舒适、腰背肌放松体位。翻身时保持脊柱成一直线。

2.心理护理

指导患者放松心情,可让患者听音乐、看电视或与人聊天,分散其注意力。

3.药物镇痛

根据医嘱使用镇痛药或非类固醇消炎止痛药。

(二)患者活动能力改善、舒适度增加
(1)体位护理:术后平卧2小时后即可协助患者轴线翻身,四肢成舒适体位摆放。

(2)按摩受压部位,避免压力性损伤发生,更换床单时避免拖、拉、推等动作。指导患者进行功能锻炼。

(3)协助患者做好生活护理。

(三)预防便秘
1.排便训练

多数患者不习惯床上排便而导致便秘,应指导患者床上使用便盆,指导床上排便。

2.饮食指导

指导患者多饮水,给予富含膳食纤维的易消化饮食,多食新鲜蔬菜、水果。

3.药物通便

根据医嘱使用开塞露、麻仁软胶囊等通便药物。

4.适宜环境及心理疏导

可在患者排便时挡上屏风,尽可能减少病房人员,并给患者予心理支持,给其提供适宜的环境和时间。

(四)功能锻炼
向患者说明术后功能锻炼对预防深静脉血栓、防止神经根粘连及恢复腰背肌功能的重要性。

功能锻炼的原则:幅度由小到大、次数由少到多,以身体无明显不适为宜。

1.术后第1天

(1)踝泵运动:全范围地伸屈踝关节或360°旋转踝关节,在能承受的范围内尽可能多做,200~300次/天,以促进血液循环,防止深静脉血栓的形成。

(2)股四头肌舒缩运动:主动收缩和放松大腿肌肉,每次持续5~10秒,如此反复进行,100~200次/天,锻炼下肢肌力。

2.术后第2天

(1)直腿抬高运动:患者平卧于床上,伸直膝关节并收缩股四头肌后抬高患肢,抬到最高点时停留10~15秒,再缓慢放下,双下肢交替进行,每天3~4次,每次20分钟。

(2)屈膝屈髋运动:患者平卧于床上,下肢屈曲,双手抱住膝关节,使其尽可能向胸前靠近。

3.术后1周

腰背肌锻炼:采用5点支撑法,患者仰卧,屈肘伸肩,然后屈膝伸髋,以双脚双肘及头部为支点,使腰部离开床面,每天坚持数十次。

(五)并发症的护理

1.脑脊液漏

表现为恶心、呕吐和头痛等,伤口引流量大、色淡。给予去枕平卧、头低脚高位,伤口局部用沙袋压迫,同时放松引流负压,将引流瓶放置于床沿水平,遵医嘱补充大量液体。必要时探查伤口,行裂口缝合或修补硬膜。

2.椎间隙感染

椎间隙感染是椎节深部的感染,表现为腰背部疼痛和肌肉痉挛,并伴有体温升高。一般采用抗生素治疗。

(六)用药护理

遵医嘱按时、按量口服止痛药、神经营养药物。

(七)健康教育

1.起卧方法

术后坐位或下床时需戴腰围,起床时先平卧戴好腰围,然后侧卧,用双上肢慢慢撑起身体坐立。禁止平卧位突然起床的动作。由坐位改为卧位时先双手支撑慢慢侧卧,然后平卧,松开腰围。

2.维持正常体重

因肥胖会加重腰椎的负荷,超重或肥胖者必要时应控制饮食和减轻体重。

3.休息

术后注意劳逸结合,避免长时间坐位或站立,三个月内避免弯腰负重、提重物等活动,戴腰围6~8周。

五、护理效果评估

(1)患者舒适度增加,疼痛症状减轻或消失。

(2)患者躯体活动能力改善。

（3）患者下肢肌力增强。

（4）患者无并发症发生,或发生后得到及时处理。

（邱志华）

第九节　腰椎椎管狭窄症

一、概述

凡造成腰椎椎管、神经根管及椎间孔变形或狭窄而引起马尾神经或神经根受压、并产生相应的临床症状者,称为腰椎椎管狭窄症。它是由先天性或后天性等各种原因使椎管前后、左右内径缩小或断面形状异常,而使腰椎椎管狭窄。这种狭窄可能使骨的变化,如腰椎骨质增生,小关节突肥大等,也可能是软组织的改变,如腰椎间盘后突,黄韧带肥厚所引起。患者的主要症状是腰、腿疼痛和间歇性跛行,腰痛的特点多显于站立位或走路过久时,若躺下或蹲位以及骑自行车时,疼痛多能缓解或自行消失,腿疼是一侧、双侧或双下肢交替出现,鞍区麻木、肢体感觉减退。X线、CT、MRI检查能进一步确定并定性。

二、治疗原则

（一）非手术治疗

骨盆牵引,推拿按摩,手法复位,骶管注射。

（二）手术治疗

全椎板切除术、椎管扩大成形术及植骨内固定术。

三、护理措施

（一）心理护理

患者病情重,病程长,容易出现焦虑悲观情绪,多与患者交谈,给患者以安慰和必要的解释。介绍治疗成功的病例,增强其战胜疾病的信心。

（二）牵引护理

嘱患者仰卧于硬板床上行胸腰对抗牵引,牵引带松紧适宜,以不影响患者呼吸为度,髋部的牵引带应在髂前上棘稍上的位置,以患者能忍受不滑脱为度,牵引过程中要加强巡视,保持有效牵引,询问患者有无疼痛加重,给予及时处理,牵引后嘱患者卧床休息10～20分钟。

（三）骶管注射护理

简单介绍骶疗的过程,解除紧张不安心理,血糖控制在正常范围内。骶管注射过程询问患者有无特殊不适,如双下肢感觉、运动等情况。骶管注射后嘱患者卧床休息30～60分钟,观察小便及双下肢感觉运动,针眼处保持干燥清洁,避免感染。

（四）腰部中药熏蒸护理

熏蒸时应巡视患者情况,调节适宜的温度,防止烫伤。如年老患者合并心脏病、高血压病,熏蒸时有头晕、心慌、乏力等不适,应及时处理。熏蒸完毕,用干毛巾擦干,并用衣物围腰,局部保暖,防止受凉感冒,忌用凉水或凉性药物外洗及外敷。

(五)手法复位前后患者护理

(1)复位前嘱患者在床上练习大小便。

(2)腰椎复位后,嘱其绝对卧床制动 72 小时,协助其直线翻身,平卧时腰部加垫厚约 2 cm。

(3)观察大小便及双下肢感觉运动情况。

(4)做好皮肤护理,防止压伤。

(5)指导行双下肢肌肉等长收缩锻炼,每天 2 次,每次 10~20 分钟。

(6)初次由医护人员指导佩戴腰围下床,观察是否有头晕等不适,并及时处理。

(六)术前训练

指导患者床上练习大小便,进行四肢的各项锻炼及俯卧位训练,坚持每次 30 分钟,循序渐进至俯卧位 2 小时,使其适应手术。

(七)饮食护理

手术前,尊重患者的饮食习惯,进食高蛋白,高维生素,高纤维素易消化的食物,每天饮鲜牛奶 250~500 mL。准备手术的患者应在麻醉前 6~8 小时禁食,4~6 小时禁水。手术当天根据麻醉方式选择进食的时间,硬膜外麻醉禁食 4~6 小时后进流食,全麻手术 6 小时后无胃肠道反应者可先进流食,逐渐改为半流食或普食。术后第 2 天可根据患者的食欲习惯,宜食清淡高维生素的易消化食物,如新鲜蔬菜,香蕉,稀饭,面条等;忌食生冷、辛辣、油腻、煎炸食物。以后可指导其进食高蛋白,高营养的食物,如牛奶、鸡蛋、瘦肉、骨头汤等,节制饮食,鼓励少食多餐,防止腹胀、便秘。

(八)体位护理

手术后患处制动,搬动时平抬平放,保持脊柱平直,避免腰部扭曲。指导正确的翻身方法,防止发生畸形或进一步损伤,滚动式翻身,每 2 小时翻身 1 次。

(九)病情观察

手术后,严密观察患者的肢体感觉运动情况,注意大小便情况,并与术前相比较,发现异常,通知医师处理。观察伤口渗血情况,引流管是否通畅以及引流量和颜色,如果刀口处渗血较多,通知医师及时更换敷料,若 24 小时引流量超过 300 mL 且色淡呈血清样,伴有恶心,呕吐,可能有脑脊液漏,应报告医师关闭或拔除引流管,抬高床尾,俯卧与侧卧位交替,局部加压,并注意观察神志、瞳孔、生命体征及是否有颈项强直等症状出现。

(十)预防并发症

1.尿潴留

尿潴留者给予局部热敷、刺激、按摩、诱导,必要时留置导尿管,引流袋不能高于膀胱水平,勿用力挤压,同时注意关闭开关,定时放尿,引流袋应放置妥当,固定牢靠,避免引流管弯曲受压,保持通畅。保持会阴部清洁干燥,尿道外口及接近尿道口段的导尿管应每天用0.5%碘伏擦拭消毒2遍;若有大便污染或女性月经期时,应及时清洗消毒,保持干燥;告知患者禁饮浓茶和咖啡等,多饮水,每天2 500~3 000 mL,以便有足够的尿液自然冲洗尿道。

2.坠积性肺炎

卧床患者协助进行翻身拍背,鼓励主动排痰,咳嗽,指导进行深呼吸和吹气球锻炼,鼓励患者早期进行主动活动,经常改变体位,病房内定时通风。

3.血栓性静脉炎

术后 6 小时协助患者做下肢伸屈运动,改善肢体及足趾的血运,协助患者翻身,鼓励在床上做肢体活动;活动不便者,应做肢体被动活动或按摩;对于手术大、时间长,或有下肢静脉曲张者,应密切观察病情,早发现及时治疗;如发生血栓性静脉炎时,应绝对卧床休息,避免肢体活动忌按摩,保持患肢抬高,以利于静脉回流。

4.压力性损伤

卧床患者保持床铺平整、松软、清洁、干燥,保持皮肤的清洁;条件允许的情况下,最好每天用温水擦浴,使局部皮肤血液循环得到改善,定时翻身,防止局部长期受压。在为患者翻身、按摩、床上使用大小便器时,应注意不要推、拉、拖,以免损伤局部皮肤,增加营养,多食富含高蛋白,脂肪,维生素等营养食物,增强机体抵抗能力。必要时卧气垫床。

5.便秘

术后应指导患者保证足够的饮水量,注意饮食搭配,在保证营养摄入的基础上,进食新鲜的水果和富含纤维素的蔬菜,如芹菜,韭菜,青菜等;还可嘱患者可服适量的蜂蜜,养成定时排便的习惯,在不影响病情的条件下,改变体位,以利通便。卧床时间较长的患者,进行腹部按摩,以一手示、中、无名指放于患者右下腹,另一手三指重叠于上,按顺时针方向,沿升结肠、横结肠、降结肠方向依次按摩,促进肠管蠕动,必要时可使用药物或灌肠等方法解除便秘。

四、功能锻炼

手术当天做踝关节的背伸跖屈旋转,上肢的伸屈外展、抓举等活动,术后第 1 天主动加被动直腿抬高以及双下肢各关节活动,每天 2～3 次,每次 5～10 分钟,以后逐渐增加次数,以不疲劳为度。根据病情术后 2～3 周,指导进行腰背肌功能锻炼,每天 2～3 次,每次 5～10 分钟,逐渐增加次数,以不疲劳为度,坚持 1 年以上。

五、出院指导

(1)慎起居,避风寒,腰部注意保暖。保持日常生活的正确站姿、坐姿及行走姿势,避免久坐久站,弯腰扭腰。

(2)加强营养,增加机体抵抗能力,根据不同体质进行饮食调护,如肾阳虚者多食温补之品,如羊肉,猪肉,桂圆等;肝肾阴虚者,多食清补之品,如山药、鸭肉、牛肉、百合、枸杞等;一般患者可食胡桃、瘦肉、骨头汤、黑芝麻等补肝肾强筋骨的食物。

(3)继续佩戴腰围 1～3 个月。

(4)继续进行双下肢及腰背肌功能锻炼,进行倒走锻炼,3 个月内避免弯腰,拾取低处物品应先下蹲,6 个月内避免挑抬重物。宜多躺,不宜久坐,经常变换姿势,适当卧床休息。保持正确的站姿,坐姿及行走姿势。

(5)定期复查。

(邱志华)

第十节 半月板损伤

一、概述

半月板是位于股骨胫骨内髁及股骨胫骨外髁之间的一种纤维软骨组织,其横断面呈半月形,外侧呈"O"形,内侧呈"C"形。半月板主要功能是传导载荷,维持关节稳定。半月板损伤是指半月板组织的连续性或完整性的破坏和中断。半月板损伤主要症状、体征:膝关节疼痛、打软腿、关节绞索或弹响、股四头肌萎缩,急性期可有关节肿胀。

二、治疗原则

(一)非手术治疗
石膏固定、手法复位、针灸推拿治疗、药物治疗。

(二)手术治疗
半月板修补、半月板成形、半月板切除、关节镜微创治疗。

三、护理措施

(一)休息
卧床休息,下床时指导其正确扶拐,避免关节活动时出现绞索,造成摔倒。

(二)石膏固定的护理
适用于 14 岁以下急性稳定性半月板撕裂,保持膝关节伸直位固定,石膏固定常规护理,观察石膏松紧度和患肢血液循环活动。卧床制动 4～6 周。

(三)关节绞索复位时注意事项
关节绞索时,手法复位动作应轻,避免暴力,以免加重损伤。

(四)术前准备
手术治疗时,协助做好术前准备及各项检查,指导患者练习床上大小便,掌握股四头肌锻炼方法。

(五)术后病情观察
密切观察生命体征,并做好记录。抬高患肢,观察伤口渗血及关节肿胀情况;伤口包扎松紧适宜,防止过紧影响血液循环或过松出现滑脱。

四、功能锻炼

根据筋骨并用原则,早期指导患者加强足踝部的屈伸活动和股四头肌的收缩锻炼,防止髌股关节粘连,每天 2 次,每次 5～10 分钟。

五、出院指导

(1)告知患者坚持锻炼的重要性,并能按要求循序渐进功能锻炼。

（2）保护膝关节。6个月内,不做跑步、下蹲、剧烈活动。

（3）关节镜下半月板部分切除术后患者,2周后可骑自行车、游泳、散步等活动。缝合术后患者,4周可带限制型支具屈伸活动,6周后去掉支具进行膝关节康复锻炼。

（于 乐）

第十一节 膝关节交叉韧带损伤

一、概述

交叉韧带位于膝关节内,分为前交叉韧带和后交叉韧带。与内外侧副韧带和关节囊韧带共同构成关节囊网,成为维持关节稳定的基本结构。前交叉韧带自胫骨前窝斜向外后上方,止于股骨外髁内侧面的后部。后交叉韧带自胫骨髁间后窝斜向内前上方,止于股骨内髁的外侧面,交叉韧带损伤是指交叉韧带的连续性、完整性的破坏和中断。

二、治疗原则

（一）非手术治疗

适用于交叉韧带部分断裂、超限拉长的患者,主要采取石膏固定,肌力练习。

（二）手术治疗

手术治疗包括交叉韧带修补缝合、紧缩、重建和移植。

三、护理措施

（一）体位

协助患者取舒适卧位。

（二）入院评估

了解生活习惯,详细询问病史,做好记录。

（三）石膏固定者的病情观察

单纯石膏固定者,固定膝关节于伸直位置后,密切观察伤肢末梢血液循环、活动、感觉、运动。观察石膏的松紧度是否合适,遇有伤肢末梢发凉,颜色发紫以及足部肿胀明显时,报告医师,做好处理。

（四）加压包扎者的病情观察

行手术治疗患者,指导其练习床上大小便。抬高患肢,密切观察患肢的血液循环、活动、感觉情况。观察伤口渗血以及引流管通畅情况。加压包扎者观察包扎伤口绷带的松紧度是否合适,避免过紧时引起下肢肿胀,影响血液循环,或造成腓总神经损伤。

四、功能锻炼

石膏固定者,石膏干燥后即指导其行股四头肌的收缩锻炼和踝关节的屈伸锻炼。主动股四头肌、腘绳肌的收缩锻炼,每天2次,每次5～10分钟。伤口愈合后,被动做患肢髌骨的推移训练,每天 2 次,每次 5～10 分钟。膝关节活动度在 2 周内逐渐达 60°～90°。

五、出院指导

(1)告知功能锻炼的重要性,取得患者配合,积极坚持行被动屈伸练习。
(2)指导患者正确的步态,正确的扶拐,扶单拐时,健侧扶拐。
(3)石膏、支具固定的患者应根据医嘱,复查调整。
(4)整个锻炼过程应循序渐进,不可过度。

(于　乐)

第十二节　跟 腱 断 裂

一、概述

跟腱是由腓肠肌肌腱和比目鱼肌肌腱混合而成,又称小腿三头肌肌腱,是人体中最坚强、肥大的肌腱。起于小腿中下 1/3 交界处,止于跟骨后结节中点,止点位于皮下,跟腱的功能是使足踝跖屈,后提足跟。跟腱断裂常发生于踝关节背伸位,突然用力跳跃的一瞬间。跟腱断裂是临床中常见的一种损伤,多发生于体育及文艺工作者。分为开放性和闭合性两种,开放性跟腱断裂多为锐器直接切割所造成。跟腱断裂后不能活动,继而肿胀、压痛,皮下瘀血斑。

二、治疗原则

(一)非手术治疗

石膏外固定,适用于不完全性跟腱断裂;夹板固定法,治疗闭合性跟腱断裂。

(二)手术治疗

跟腱缝合术,适应于新鲜的开放性或闭合性跟腱断裂。筋膜修补术,适应于陈旧性跟腱断裂。膜瓣修补术,适应于陈旧性跟腱断裂。

三、护理措施

(一)密切观察病情变化

石膏固定后的患者需床头交接班,倾听患者主诉,严密观察肢体血液循环及感觉运动情况,若患者主诉局部有固定性压迫疼痛感或其他异常时,及时报告医师。

(二)患者制动

尽量不要搬动患者,若需变换体位,需用手掌托扶患肢,不可用手指抓捏,以免在石膏上形成凹陷,引起肢体压力性损伤。

(三)石膏干固后的护理

石膏干固后脆性增加,容易断裂,翻身或改变体位时要平托石膏,力量要轻柔均匀,避免折断。术后石膏外固定者,应注意石膏内有无伤口渗血情况,如石膏内有血迹渗出并逐渐扩大,为持续出血征象,报告医师,及时处理。

(四)体位护理

前后石膏托或短腿石膏靴将患肢固定于膝关节屈曲,踝关节重力跖屈位(即自然垂足位),患肢制动6周左右,限制踝关节的背伸活动,股四头肌等长收缩,足趾背伸和跖屈活动,每天 2～3 次,每次 5～10 分钟。

四、功能锻炼

患肢固定 6 周后去除石膏,进行踝关节背伸、跖屈和膝关节的伸屈功能锻炼,并加强股四头肌等长收缩锻炼,每天 3 次,每次 15～30 分钟;8 周后可下地行走。

五、出院指导

(1)根据医嘱告知患者复诊时间,适时解除外固定。

(2)告知患者坚持锻炼的重要性,使其能主动循序渐进行伤肢功能锻炼。患肢固定 4 周后去除膝关节石膏进行膝关节屈的锻炼,继续加强股四头肌的等长舒缩,足趾背伸和跖屈活动,每天 3 次,每次 15～30 分钟。患肢固定 6 周后去除踝关节石膏,进行踝关节的背伸、跖屈锻炼,每天 3 次,每次 15～30 分钟。被动锻炼踝关节关节时,力度适宜禁用暴力,强度以患者能够承受为准。循序渐进,不可以操之过急。8 周后可下地行走,9 个月内禁止弹跳等剧烈活动。后期可配合中药熏洗,按摩舒筋,穿高跟鞋等促其功能恢复。

(3)根据病情,做好随访,遇有不适及时复诊。

(于　乐)

第十三节　脊　柱　骨　折

一、疾病概述

(一)概念

脊柱骨折又称脊椎骨折,占全身各类骨折的 $5\%～6\%$。脊柱骨折可以并发脊髓或马尾神经损伤,特别是颈椎骨折-脱位合并有脊髓损伤时能严重致残甚至丧失生命。

(二)相关病理生理

脊柱分为前、中、后 3 柱。中柱和后柱包裹了脊髓和马尾神经,该区的损伤可以累及神经系统,特别是中柱损伤,碎骨片和髓核组织可以突入椎管的前半部而损伤脊髓。胸腰段脊柱 $(T_{10}～L_2)$ 处于两个生理弧度的交汇处,是应力集中之处,也是常见骨折之处。

(三)病因与诱因

主要原因是暴力,多数由间接暴力引起,少数因直接暴力所致。当从高处坠落时,头、肩、臀部或足部着地,地面对身体的阻挡,使身体猛烈屈曲,所产生的垂直分力可导致椎体压缩性骨折,水平分力较大时则可同时发生脊椎脱位。直接暴力所致的脊椎骨折,多见于战伤、爆炸伤、直接撞伤等。

1.病理和分类

暴力的方向可以通过 X、Y、Z 轴,牵拉和旋转;在 X 轴上有屈、伸和侧方移动;在 Z 轴上则有侧屈和前后方向移动。因此,胸腰椎骨折和颈椎骨折分别可以有六种类型损伤。

2.胸、腰椎骨折的分类

(1)单纯性楔形压缩性骨折:脊柱前柱损伤,椎体成楔形,脊柱仍保持稳定。

(2)稳定性爆破型:前柱、中柱损伤。通常是高处坠落时,脊柱保持正直,胸腰段脊柱的椎体因受力、挤压而破碎;后柱不损伤,脊柱稳定。但破碎的椎体与椎间盘可突出于椎管前方,损伤脊髓而产生神经症状。

(3)不稳定性爆破型:前柱、中柱、后柱同时损伤。由于脊柱不稳定,可出现创作后脊柱后突和进行性神经症状。

(4)Chance 骨折:椎体水平状撕裂性损伤。如从高空仰面落下,背部被物体阻挡,脊柱过伸,椎体横形裂开;脊柱不稳定。

(5)屈曲-牵拉型:前柱部分因受压缩力而损伤,而中柱、后柱同时因牵拉的引力而损伤,造成后纵韧带断裂,脊椎关节囊破裂,关节突脱位,半脱位或骨折;是潜在性不稳定型骨折。

(6)脊柱骨折-脱位:又名移动性损伤。脊柱沿横面移位,脱位程度重于骨折。此类损伤较严重,伴脊髓损伤,预后差。

3.颈椎骨折的分类

(1)屈曲型损伤:前柱因受压缩力而损伤,而后柱因牵拉的张力而损伤。①前方半脱位(过屈型扭伤):后柱韧带完全或不完全性破裂。完全性者可有棘突上韧带、棘间韧带、脊椎关节囊破裂和横韧带撕裂。不完全性者仅有棘上韧带和部分棘间韧带撕裂。②双侧脊椎间关节脱位:因过度屈曲,中后柱韧带断裂,脱位的关节突超越至下一个节段小关节的前方与上方。大多数患者伴有脊髓损伤。③单纯椎体楔形(压缩性)骨折:较常见,除椎体压缩性骨折外,还不同程度的后方韧带结构破裂。

(2)垂直压缩损伤:多数发生在高空坠落或高台跳水者。①第一颈椎双侧前、后弓骨折:也称 Jefferson 骨折。②爆破型骨折:颈椎椎体粉碎骨折,多见于第 5、6 颈椎椎体。破碎的骨折片可凸向椎管内,瘫痪发生率高达 80%。

(3)过伸损伤。①过伸性脱位:前纵韧带破裂,椎体横行裂开,椎体向后脱位。②损伤性枢椎椎弓骨折:暴力来自颏部,使颈椎过度仰伸,枢椎椎弓垂直状骨折。

(4)齿状突骨折:机制不清,暴力可能来自水平方向,从前向后经颅骨至齿状突。

(四)临床表现

有严重的外伤史,如高空坠落、重物撞击腰背部、塌方事件被泥土、矿石掩埋等。

胸腰椎损伤后,主要症状为局部疼痛,站立及翻身困难。腹膜后血肿刺激了腹腔神经节,合并肠蠕动减慢,常出现腹痛、腹胀甚至肠麻痹症状。

检查时要详细询问病史、受伤方式、受伤时姿势、伤后有无感觉及运动障碍。

注意多发伤:多发伤患者往往合并有颅脑、胸、腹脏器的损伤。要先处理紧急情况,抢救生命。

检查脊柱时暴露面应足够,必须用手指从上至下逐个按压棘突,如发现位于中线部位局部肿胀和明显的局部压痛,提示后柱已有损伤;胸腰段脊柱骨折常可摸到后凸畸形。

(五)辅助检查

1.影像学检查

(1)X线检查:有助于明确脊椎骨折的部位、类型和移位情况。

(2)CT检查:用于检查椎体的骨折情况,椎管内有无出血及碎骨片。

(3)MRI检查:有助于观察及确定脊髓损伤的程度和范围。

2.肌电图

测量肌的电传导情况,鉴别脊髓完整性的水平。

3.实验室检查

除常规检查外,血气分析检查可判断有通气不足危险患者的呼吸状况。

(六)治疗原则

1.抢救生命

脊柱损伤患者伴有颅脑、胸、腹脏器损伤或并发休克时,首先处理紧急问题,抢救生命。

2.卧硬板床

胸腰椎骨折和脱位,单纯压缩骨折椎体压缩不超过1/3者,可仰卧于木板床,在骨折部加枕垫,使脊柱过伸。

3.复位固定

较轻的颈椎骨折和脱位者用枕颌带做卧位牵引复位;明显压缩移位者做持续颅骨牵引复位。牵引重量3~5 kg,复位后用头颈胸支具固定3个月。胸腰椎复位后用腰围支具固定。也可用两桌法或双踝悬吊法复位,复位后不稳定或关节交锁者,可手术治疗,做植骨和内固定。

4.腰背肌锻炼

胸腰椎单纯压缩骨折,椎体压缩不超过1/3者,在受伤后1~2天开始进行,利用背伸肌的肌力及背伸姿势,使脊柱过伸,借椎体前方的前纵韧带和椎间盘纤维环的张力,使压缩的椎体自行复位,恢复原形状。严重的胸、腰椎骨折和骨折脱位,可通过腰背肌功能锻炼,使骨折获一定程度的复位。

二、护理评估

(一)一般评估

1.健康史

(1)一般情况:了解患者的年龄、职业特点、运动爱好、日常饮食结构、有无酗酒等。

(2)受伤情况:了解患者受伤的原因、部位和时间,受伤时的体位、症状和体征,搬运方式、现场及急诊室急救情况,有无昏迷史和其他部位复合伤等。

(3)既往史与服药史:有无脊柱受伤或手术史。

2.生命体征(T、P、R、BP)与意识

评估患者的呼吸、血压、脉搏、体温及意识情况。其包括呼吸形态、节律、频率、深浅、呼吸道是否通畅、患者能否有效咳嗽和排除分泌物;有无心动过缓和低血压;有无出汗,患者皮肤的颜色、温度;有无体温调节障碍。对伴有颅脑损伤的患者,可用格拉斯昏迷量表评估患者的意识情况。排尿和排便情况:患者有无尿潴留或充盈性尿失禁;尿液颜色、量和比重;有无便秘或大便失禁。

3.患者主诉

受伤的时间、原因和部位,受伤时的体位、症状和体征,搬运方式,现场及急诊室急救的情况,有无昏迷史和其他部位的合并伤。患者既往健康情况,有无脊柱受伤或手术史,近期有无因其他疾病而服用药物,应用剂量、时间和疗程。

4.相关记录

疼痛评分、全身皮肤及其他外伤情况。

(二)身体评估

1.视诊

受伤部位有无皮肤组织破损,局部肤色和温度,有无活动性出血及其他复合性损伤的迹象。

2.触诊

评估感觉和运动情况:患者的痛、温、触及位置觉的丧失平面及程度。

3.叩诊

患肢神经反射是否正常。

4.动诊

肢体感觉,活动和肌力的变化,双侧有无差异,有无腹胀和麻痹性肠梗阻征象。

(三)心理-社会评估

评估患者有无恐惧、紧张心理;评估患者和亲属对疾病的心理承受能力和对相关康复知识的认知程度,家庭及社会支持情况。

(四)辅助检查阳性结果评估

评估患者的影像学检查和实验室检查结果有无异常,以帮助判断病情和预后。

(五)治疗效果的评估

手术治疗评估要点。

1.术前评估要点

(1)术前实验室检查结果评估:血常规及血生化、腰椎片、心电图等。

(2)术前术区皮肤、饮食、肠道、用药准备情况。

(3)患者准备:评估患者对手术过程的了解程度,有无过度焦虑或者担忧;对预后的期望值等。

2.术后评估要点

(1)生命体征的评估:术后 24 小时内,密切观察生命体征的变化,进行床边心电监护,每 30 分钟~1 小时记录 1 次,观察有无因术中出血、麻醉等引起血压下降。

(2)体位评估:是否采取正确的体位,以保持脊柱功能位及舒适为标准。

(3)术后感觉,运动和各项功能恢复情况。

(4)功能锻炼情况,如患者是否按计划进行功能锻炼及有无活动障碍引起的并发症出现。

三、护理诊断(问题)

(一)有皮肤完整性受损的危险

这与活动障碍和长期卧床有关。

(二)潜在并发症

脊髓损伤。

(三)有失用综合征的危险

这与脊柱骨折长期卧床有关。

四、主要护理措施

(一)病情观察与并发症预防

1.脊髓损伤的观察和预防

观察患者肢体感觉、运动、反射和括约肌功能是否随着病情发展而变化,及时发现脊髓损伤征象,报告医师并协助处理。尽量减少搬动患者,搬运时保持患者的脊柱中立位,以免造成或加重脊髓损伤。对已发生脊髓损伤者做好相应护理。

2.疼痛护理

及时评估患者疼痛程度,遵医嘱给予止痛药物。

3.预防压力性损伤

(1)定时翻身:间歇性解除压迫是有效预防压力性损伤的关键,故在卧床期间应每2~3小时翻身1次。翻身时采用轴线翻身法:胸腰段骨折者双臂交叉放于胸前,两护士分别托扶患者肩背部和腰腿部翻至侧卧位;颈段骨折者还需一人托扶头部,使其与肩同时翻动。患者自行翻身时,应先挺直腰背部再翻身,以利用绷紧的躯干肌肉形成天然内固定夹板。侧卧时,患者背后从肩到臀用枕头抵住以免腰胸部脊柱扭转,上腿屈髋屈膝而下腿伸直。两腿间垫枕以防髋内收。颈椎骨折患者不可随意低头、抬头或转动颈部,遵医嘱决定是否垫枕及枕头放置位置。避免在床上拖拽患者,以减少局部皮肤剪切力。

(2)合适的床铺:床单清洁干燥和舒适,有条件的可使用特制翻身床、明胶床垫、充气床垫、波纹气垫等。注意保护骨突出部位,使用气垫或棉圈等使骨突部位悬空,定时对受压的骨突部位进行按摩。保持个人清洁卫生和床单清洁干燥。

(3)增加营养:保证足够的营养素摄入,提高机体抵抗力。

4.牵引护理

(1)颅骨牵引时,每班检查牵引,并拧紧螺母,防止牵引弓脱落。

(2)牵引重锤保持悬空,不可随意增减或移去牵引重量,定期测量下肢的长度和力线,以免造成过度牵引和骨端旋转。

(3)注意牵引针是否有移位,若有移位应消毒后调整。

(4)保持对抗牵引力:颅骨牵引时,应抬高床头,若身体移位,抵住了床头,及时调整,以免失去反牵引作用。

(5)告知患者和家属牵引期间牵引方向与肢体方向应成直线,以达到有效牵引。

(二)饮食

给予患者高热量、高蛋白、高纤维素、高钙、富含维生素及果胶成分饮食。如牛奶、鸡蛋、海米、虾皮、鱼汤、骨头汤、新鲜蔬菜和水果等。

(三)用药护理

了解药物不良反应,对症处理用药时观察其用药后效果。根据疼痛程度使用止痛药,并评估不良反应。

(四)心理护理

向患者和家属解释骨折的愈合是一个循序渐进的过程,充分固定能为骨折断端连接提供良好的条件。正确的功能锻炼可以促进断端生长愈合和患肢功能恢复。鼓励患者表达自己的思想,减轻患者及其家属的心理负担。

(五)健康教育

1.指导功能锻炼

脊柱损伤后长期卧床可导致失用综合征,故应根据骨折部位、程度和康复治疗计划,指导和鼓励患者早期活动和功能锻炼。单纯压缩骨折患者卧床 3 天后开始腰背部肌肉锻炼,开始臀部左右活动,然后要求做背伸动作,使臀部离开床面,随着腰背肌力量的增加,臀部离开床面的高度也逐渐增高。2 个月后骨折基本愈合,第 3 个月可以下地少量活动,但仍以卧床休息为主。3 个月后逐渐增加下地活动时间。除了腰背肌锻炼,还应定时进行全身各个关节的全范围被动或主动活动,每天数次,以促进血液循环,预防关节僵硬和肌萎缩。鼓励患者适当进行日常活动能力的训练,以满足其生活需要。

2.复查

告知患者及家属局部疼痛明显加重,或不能活动,应立即到医院复查并评估功能恢复情况。

3.安全指导

指导患者及家属评估家庭环境的安全性,妥善放置可能影响患者活动的障碍物。

五、护理效果评估

(1)患者是否主诉骨折部位疼痛减轻或消失,感觉舒适。

(2)患者皮肤是否保持完整,能否避免压力性损伤发生。

(3)能否避免脊髓损伤等并发症的发生,一旦发生,能否及时发现和处理。

(4)患者在指导下能否按计划进行有效的功能锻炼,能否避免失用综合征的发生。

(邱志华)

第十四节 骨盆骨折

一、疾病概述

(一)概念

骨盆骨折多由直接暴力挤压骨盆所致,多伴有合并症和多发伤。

(二)相关病理生理

骨盆的血管及静脉丛丰富,内有重要脏器和血管,骨折常合并静脉丛、动脉出血及盆腔内脏器损伤并导致相应的病理生理变化。

(三)病因

常见原因有交通事故、意外摔倒或高处坠落等。年轻人骨盆骨折主要是由于交通事故和高处坠落引起。老年人骨盆骨折最常见的原因是摔倒。

(四)分类

目前国际上常用的骨盆骨折分类为 Young&Burgess 分类,共 4 种类型。

1.分离型(APC)

由前后挤压伤所致,常见耻骨联合分离,严重时造成骶髂前后韧带损伤;根据骨折严重程度不同又分为Ⅰ、Ⅱ、Ⅲ 3 个亚型。

2.压缩型(LC)

由侧方挤压伤所致,常造成骶骨骨折(侧后方挤压)及半侧骨盆内旋(侧前方挤压);也根据骨折严重程度不同又分为Ⅰ、Ⅱ、Ⅲ 3 个亚型。

3.垂直型(VS)

剪切外力损伤,由垂直或斜行外力所致,常导致垂直或旋转方向不稳定。

4.混合外力(CM)

侧方挤压伤及剪切外力损伤,导致骨盆前环及前后韧带的损伤占骨盆骨折的 14%。

该分类的优点是有助于损伤程度的判断及对合并损伤的估计可以指导抢救判断预后,根据文献统计,分离型骨折合并损伤最严重,死亡率也最高,压缩型次之,垂直型较低;而在出血量上的排序依次是分离型、垂直型、混合型、压缩型。

Tiles/AO 分类分为以下类型。

A 型:稳定,轻度移位。

B 型:纵向稳定,旋转不稳定,后方及盆底结构完整。

B_1:前后挤压伤,外旋,耻骨联合>2.5 cm,骶髂前韧带和骶棘韧带损伤。

B_2:侧方挤压伤,内旋。

$B_{2.1}$:侧方挤压伤,同侧型。

$B_{2.2}$:侧方挤压伤,对侧型。

B_3:双侧 B 型损伤。

C 型:旋转及纵向均不稳定(纵向剪力伤)。

C_1:单侧骨盆。

$C_{1.1}$:髂骨骨折。

$C_{1.2}$:骶髂关节脱位。

$C_{1.3}$:骶骨骨折。

C_2:双侧骨盆。

C_3:合并髋臼骨折。

(五)临床表现

1.症状

患者髋部肿胀、疼痛,不敢坐起或站立。有畸形、疼痛、肿胀、瘀斑、活动障碍、休克、后腹膜后血肿、直肠肛管及女性生殖道损伤、尿道膀胱损伤、神经损伤、脏器损伤。

2.体征

(1)骨盆分离试验与挤压试验阳性:检查者双手交叉撑开患者的两髂嵴,使两骶髂关节的关节面更紧贴,而骨折的骨盆前环产生分离,如出现疼痛即为骨盆分离试验阳性。双手挤压患者的两髂嵴,伤处仍出现疼痛为骨盆挤压试验阳性。

(2)肢体长度不对称:用皮尺测量胸骨剑突与两髂前上棘之间的距离,骨盆骨折向上移位的一侧长度较短。也可测量脐孔与两侧内踝尖端的距离。

（3）会阴部瘀斑：是耻骨和坐骨骨折的特有体征。

（六）辅助检查

X线和CT检查能直接反映是否存在骨盆骨折及其类型。

1.X线检查

（1）骨盆正位片：常规、必需的基本检查，90％的骨盆骨折可经正位片检查发现。

（2）骨盆入口位片：拍摄时球管向头端倾斜40°，可以更好地观察骶骨翼骨折、骶髂关节脱位、骨盆前后及旋转移位、耻骨支骨折、耻骨联合分离等。

（3）骨盆出口位片：拍摄时球管向尾端倾斜40°，可以观察骶骨、骶孔是否有骨折，骨盆是否有垂直移位。

2.CT是对于骨盆骨折最准确的检查方法

一旦患者的病情平稳，应尽早行CT检查。对于骨盆后方的损伤尤其是骶骨骨折及骶髂关节损伤，CT检查更为准确，伴有髋臼骨折时也应行CT检查，CT三维重建可以更真实的显示骨盆的解剖结构及骨折之间的位置关系，形成清晰逼真的三维立体图像，对于判断骨盆骨折的类型和决定治疗方案均有较高价值。CT还可以同时显示腹膜后及腹腔内出血的情况。

（七）治疗原则

首先处理休克和各种危及生命的合并症，再处理骨折。

1.非手术治疗

（1）卧床休息：骨盆边缘性骨折、骶尾骨骨折应根据损伤程度卧硬板床休息3～4周，以保持骨盆的稳定。髂前上棘骨折患者置于屈髋位；坐骨结节骨折置于伸髋位。

（2）复位与固定：不稳定骨折可用骨盆兜带悬吊牵引、髋人字石膏、骨牵引等方法达到复位与固定的目的。

2.手术治疗

（1）骨外固定架固定术：适用于骨盆环双处骨折患者。

（2）切开复位钢板内固定术：适用于骨盆环两处以上骨折患者，以保持骨盆的稳定。

二、护理评估

（一）一般评估

1.健康史

（1）一般情况：了解患者的年龄、职业特点、运动爱好、日常饮食结构、有无酗酒等。

（2）受伤情况：了解患者受伤的原因、部位和时间，受伤时的体位和环境，外力作用的方式、方向与性质等。

（3）既往史：有无药物滥用、服用特殊药物及药物过敏史，有无手术史等。

2.生命体征（T、P、R、BP）

每1小时监测体温、脉搏、呼吸、血压1次，详细记录，特别是血压情况，以防发生低血容量休克，为抢救提供有力的依据。

3.患者主诉

有无疼痛、排尿、排便等情况。

4.相关记录

皮肤完整性、排尿及排便情况、双下肢感觉、运动、末梢血运、肿胀、畸形等情况。

(二)身体评估

1.术前评估

(1)视诊:有无活动受限。会阴部、腹股沟、臀部有无瘀血、瘀斑。有无骨盆变形、肢体不等长等现象。

(2)触诊:有无按压痛。有无异常活动及骨擦音等。

(3)叩诊:有无叩击痛。

(4)动诊:骨盆分离试验与挤压试验。

(5)量诊:肢体长度是否对称。用皮尺测量胸骨剑突与两髂前上棘之间的距离。向上移位的一侧长度较短。也可测量脐孔与两侧内踝尖端之间的距离。

2.术后评估

(1)视诊:观察患者神志,局部伤口有无红肿热痛、有无渗血、渗液情况,引流液的颜色、量、性质。

(2)触诊:足背及股动脉搏动情况、肢端皮温、颜色、毛细血管充盈情况。

(3)动诊:进行相应的感觉运动检查,有无麻木异样感、部位、程度;观察踝关节及足趾的活动情况。

(4)量诊:肢体长度是否对称。

(三)心理-社会评估

患者在疾病治疗过程中的心理反应与需求,家庭及社会支持情况,引导患者正确配合疾病的治疗与护理。

(四)辅助检查阳性结果评估

(1)骨盆 X 片、CT 等可显示骨折的损伤机制。

(2)血常规检验提示有无血容量不足、肝肾功能、电解质等。

(五)治疗效果的评估

1.非手术治疗评估要点

复位固定好,疼痛减轻,骨折端愈合良好。

2.手术治疗评估要点

对旋转不稳定骨折提供足够的稳定,以促使骨折愈合,并为早期负重提供所需的稳定。

三、护理诊断(问题)

(一)组织灌注量不足

这与骨盆损伤、出血等有关。

(三)排尿和排便形态异常

这与膀胱、尿道、腹内脏器或直肠损伤有关。

(三)有皮肤完整性受损的危险

这与骨盆骨折和活动障碍有关。

(四)躯体活动障碍

这与骨盆骨折有关。

(五)疼痛

这与骨折、软组织创伤等有关。

(六)潜在并发症

(1)术后感染:与损伤机制及手术有关。

(2)深静脉血栓:与盆腔静脉的损伤及制动有关。

(3)神经损伤:与骶髂关节脱位时的骶神经受牵拉和骶骨骨折时嵌压损伤有关。

(4)肺部感染:与长期卧床、无法改变体位有关。

(5)泌尿系统感染:与长期卧床、泌尿系统损伤有关。

四、主要护理措施

(一)术前护理

1.急救护理

有危及生命时应先抢救生命,对休克患者进行抗休克治疗,然后处理骨折。

(1)观察生命体征:骨盆骨折常合并静脉丛及动脉出血,出现低血容量休克。应注意观察患者的意识、脉搏、血压和尿量,及时发现和处理血容量不足。

(2)建立静脉输液通路:及时按医嘱输血和补液,纠正血容量不足。

(3)及时止血和处理腹腔内脏器官损伤:若经抗休克治疗和护理仍不能维持血压,应及时通知医师,并协助做好手术准备。

2.维持排尿、排便通畅

(1)观察:患者有无排尿困难、尿量及色泽;有无腹胀和便秘。

(2)导尿护理:对于尿道损伤致排尿困难者,予以导尿或留置导尿,并加强尿道口和导尿管的护理;保持导尿管通畅。

3.饮食护理

术前加强饮食营养,宜高蛋白、高维生素、高钙、高铁、粗纤维食物,以补充失血过多导致的营养失调。食物应易消化,且根据受伤程度决定膳食种类,若合并直肠损伤或有腹胀腹痛,则应酌情禁食。必要时静脉高营养治疗。

4.卧位

不影响骨盆环完整的骨折,可取仰卧与侧卧交替,侧卧时健侧在下,严禁坐立,伤后应平卧硬板床,且应减少搬动。必须搬动时则由多人平托,以免引起疼痛,增加出血。

(二)术后护理

1.病情观察

(1)生命体征:术后严密观察生命体征及神志,与麻醉科医师交班,了解患者术中情况,心电监护;留置导尿管,准确记录尿量。

(2)切口护理:观察切口敷料情况及切口愈合情况,有无红肿热痛、渗液。若切口感染者,协助做好分泌物培养,加强换药。

(3)切口引流管护理:妥善固定,变换体位时注意牵拉,保持通畅;观察引流液的量、色、性质。及时记录。

(4)导尿管的护理:观察尿液的量、色、性状。如无膀胱尿道损伤应间歇夹尿管,训练膀胱功能,尽早停尿管。如有膀胱尿道损伤,术后需持续开放尿管,根据医嘱停尿管。留置导尿管者一天 2 次会阴护理,鼓励患者每天饮水 1 500 mL 以上。

2.皮肤护理

(1)保持个人卫生清洁:注意卧床患者的皮肤护理,保持皮肤清洁、健康和床单平整干燥;按时按摩受压部位;防止发生压力性损伤。

(2)体位:协助患者更换体位,绝对卧床,根据医嘱决定是否可以抬高床头或下床。可适当翻身,骨折愈合后方可向患侧卧位。

3.协助指导患者合理活动

根据骨折的稳定性和治疗方案,与患者一起制订适宜的锻炼计划并指导其实施。部分患者在手术后几天内即可完全负重,行牵引的患者需 12 周以后才能负重。长时间卧床的患者须练习深呼吸、进行肢体肌的等长舒缩;每天多次,每次 5～20 分钟。允许下床后,可使用助行器或拐杖,以使上下肢共同分担体重。

4.疼痛护理

(1)有效控制疼痛,保证足够的睡眠。

(2)宣教疼痛的评分方法,疼痛引起的原因及减轻疼痛的方法,如正确翻身、放松疗法、转移注意力、药物控制,提高患者疼痛阈值,减轻心理负担。

(3)疼痛＞5 分,分析疼痛原因,针对疼痛引起的原因,给予相应的处理。如调整体位,解除局部皮肤卡压。

(4)疼痛原因明确按医嘱尽早给予止痛药,30 分钟后观察止痛效果。

5.饮食护理

术后 6 小时可进食,多饮水、多吃水果、蔬菜;高蛋白饮食,保持大便通畅。

6.功能锻炼

(1)不影响骨盆环完整的骨折:①单纯一处骨折,无合并伤,又不需复位者,卧床休息,仰卧与侧卧交替(健侧在下)。早期在床上做上肢伸展运动、下肢肌肉收缩以及足踝活动。②伤后 1 周后半卧及坐位练习,并作髋关节、膝关节的伸屈运动。③伤后 2～3 周,如全身情况尚好,可下床站立并缓慢行走,逐渐加大活动量。④伤后 3～4 周,不限制活动,练习正常行走及下蹲。

(2)影响骨盆环完整的骨折:①伤后无合并症者,卧硬板床休息,并进行上肢活动。②伤后第 2 周开始半坐位,进行下肢肌肉收缩锻炼,如股四头肌收缩、踝关节背伸和跖屈、足趾伸屈等活动。③伤后第 3 周在床上进行髋、膝关节的活动,先被动,后主动。④伤后第 6～8 周(即骨折临床愈合),拆除牵引固定,扶拐行走。⑤伤后第 12 周逐渐锻炼,并弃拐负重步行。

(三)术后并发症的观察及护理

1.神经损伤

了解有无神经损伤,并观察各神经支配的感觉运动的进展情况。骶骨管骨折脱位可损伤支配括约肌及会阴部的马尾神经。骶骨孔部骨折可损伤坐骨神经根,骶 1 侧翼骨折可损伤腰 5 神经,坐骨大切迹部或坐骨骨折可伤及坐骨神经,耻骨支骨折偶可损伤闭孔神经或股神经。髂前上棘撕脱骨折可伤及骨外皮神经。

2.感染

观察生命体征、血象,观察创面有无红肿热痛、渗液,有局部引流时,观察引流液的量、色、性状,保持局部引流通畅。及早发现处理合并伤,合理适用抗生素。直肠肛管损伤常常是盆腔感染的主要来源,可形成化脓性骨髓炎、骨盆周围脓肿、包括髋关节在内的一侧骨盆、臀部、腹股沟的严重化脓感染;阴道破裂与骨折相同,可引起深部感染。

3.肺栓塞

观察神志、生命体征、氧饱和度、胸闷、胸痛情况。其典型表现为咳嗽、胸痛、呼吸困难、低氧血症、意识改变。但大部分患者缺乏典型症状或以一种症状为主或无症状,不注意时易被忽略。小心搬运,患肢抬高放置,预防感染和防治休克,纠正酸中毒,给氧。如有严重骨折创伤、明显低血氧,又不能用其他原因解释者,有明显的诊断次要指标(如贫血、血小板计数减少等)可以初步诊断,应及时通知医师,密切观察,立即展开治疗。

4.下肢深静脉血栓形成

观察下肢有无疼痛、肿胀、静脉扩张、腓肠肌压痛等。加强小腿肌肉静态收缩和踝关节的活动、理疗、预防性抗凝治疗。血栓形成后,避免患肢活动,忌做按摩、理疗等,按医嘱予抗凝溶栓治疗,注意观察抗凝药的不良反应。

5.肌肉萎缩、关节僵硬

早期进行肌肉收缩锻炼。根据患者的活动能力,尽早进行股四头肌收缩和踝关节伸屈等活动。

6.压力性损伤

观察患者疼痛的部位,皮牵引或石膏支具对皮肤的卡压情况,注意牵引部位或边缘皮肤有无破损或出现水疱。注意尾骶部皮肤情况。卧床患者定时翻身、抬臀,及时调整皮牵引,皮牵引时可在足跟部预防性贴水胶体敷料。

7.便秘

评估患者的饮食结构、排便习惯、目前的排便情况、活动情况。很多患者不习惯床上排便,怕造成别人麻烦,应消除患者的心理顾虑,宣教便秘及便秘防治的相关知识,宣教保持大便通畅的重要性;多吃含粗纤维多的蔬菜、水果,多饮水;予手法按摩腹部;必要时给予药物治疗。

(四)心理护理

(1)术前了解患者家庭支持情况,心理、社会、精神状况;患者对疾病的认知程度;患者伤势较重,易产生恐惧心理。应以娴熟的抢救技术控制病情发展,减少患者的恐惧。病情稳定后,可让患者和家属与同种手术成功的患者交谈,从心理上认清接受手术治疗的必要性,对手术要达到的目的及可能发生的并发症与意外事项,有一定的心理准备。

(2)术后心理支持,鼓励患者保持良好的心态,正确对待疾病。

(五)健康教育

(1)体位与活动:卧床,按医嘱循序渐进功能锻炼。不同部位的骨折,愈合时间不同,须严格按医嘱,不能自行过早负重。

(2)饮食:鼓励进高热量、高蛋白、富含维生素易消化的饮食。

(3)心理支持:鼓励患者保持良好精神状态。

(4)劝导戒烟。

(5)介绍药物的名称、剂量、用法、作用和不良反应。

(6)出院后继续功能锻炼。

(7)指导患者定时门诊复查,并说明复查的重要性。如出现病情变化,及时来医院就诊。

五、护理效果评估

(1)生命体征平稳,疼痛缓解。

(2)牵引复位或手术固定有效。

(3)合并腹膜后血肿和腹内脏器损伤得到有效处理,无相关并发症出现。

(4)根据指导适当有效的功能锻炼。

(邱志华)

第十五节 锁 骨 骨 折

一、基础知识

(一)解剖生理

锁骨又名"锁子骨""缺盆骨",位于胸廓前上部两侧,全骨浅居皮下,桥架于胸骨与肩峰之间,是联系肩胛带与躯干的唯一支架。其骨干较细,内侧2/3呈三棱棒形,凸向前,有胸锁乳突肌和胸大肌附着,中外1/3交界处是骨折的好发部位。锁骨的功能是支持肩胛骨,使上肢骨与胸廓之间保持一定的距离,从而保证上肢的灵活运动。骨折后,近折端受胸锁乳突肌的牵拉而向上向后移位,远折端因上肢本身重量牵拉而向下移位,又因胸大肌、斜方肌、背阔肌的牵拉而向前向内移位,造成断端重叠(图6-1)。锁骨骨折可发生于各种年龄,但多见于儿童及青壮年,约有2/3为儿童患者,又以幼儿多见。

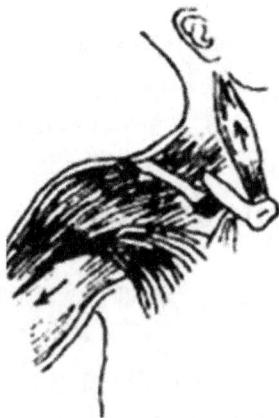

图 6-1 锁骨骨折

(二)病因

直接暴力和间接暴力均可造成锁骨骨折,但多为间接暴力所致。

(三)分类

1.横断骨折

跌倒时肩部外侧或手掌先着地,向上传导的外力经肩锁关节传至锁骨而发生骨折,以斜形或横断骨折为多。除有重叠移位,内侧段因胸锁乳突肌的牵拉向后上方移位,外侧段则由于上肢的重力和胸大肌、斜方肌、三角肌的牵拉而向前下方移位。

2.青枝骨折

幼儿骨质柔嫩而富有韧性,多发生青枝骨折。

3.粉碎骨折

直接暴力所致者,多因棒打、撞击等外力直接作用于锁骨而造成横断或粉碎骨折。粉碎骨折若严重移位,骨折片向下、向内移位时刺破胸膜或肺尖,可造成气胸、血胸。

(四)临床表现

骨折后局部疼痛、肿胀明显,锁骨上、下窝变浅或消失,骨折处异常隆起,出现功能障碍,患肩下垂并向前、内倾斜。患者常以健手托着患侧肘部,以减轻上肢重力牵拉而引起的疼痛。幼儿如不愿活动上肢,穿衣伸袖时哭闹,提示有锁骨骨折。X线检查,可了解骨折和移位情况。

二、治疗原则

(1)幼儿青枝骨折用三角巾悬吊即可,有移位骨折用"8"字绷带固定1～2周。

(2)少年或成年人有移位骨折,手法复位"8"字石膏固定。手法复位可在局麻下进行。患者坐在木凳上,双手叉腰,肩部外旋后伸挺胸,医师站于背后,一脚踏在凳上,顶在患者肩胛间区,双手握住两肩向后、向外、向上牵拉纠正移位。复位后用纱布棉垫保护腋窝,用绷带缠绕两肩在背后交叉呈"8"字形,然后用石膏绷带同样固定,使两肩固定在高度后伸、外旋和轻度外展位置。固定后即可练习握拳、伸屈肘关节及双手叉腰后伸,卧木板床休息,肩胛区可稍垫高,保持肩部后伸。3～4周后拆除。锁骨骨折复位并不难,但不易保持位置,愈合后上肢功能无影响,所以临床不强求解剖复位。

(3)锁骨骨折合并神经、血管压迫症状,畸形愈合影响功能,不愈合或少数要求解剖复位者,可切开复位内固定。

三、护理

(一)护理要点

(1)手法复位固定患者,要经常检查固定情况,既保持有效固定,又不能压迫腋窝。若发现患肢有麻木、发凉、运动障碍时,说明固定过紧,压迫血管神经,应及时调整固定。

(2)对粉碎性骨折,不必强行按压碎片使之复位,以防其刺伤肺尖及臂丛神经。对此种类型患者要严密观察呼吸及患肢运动情况,以便及时发现有无气、血胸及神经症状。

(3)术后患者要严密观察伤口渗血及末梢血循、感觉、运动情况,发现问题及时记录并处理。

(4)保持正常固定姿势。复位后,站立时保持挺胸提肩,卧位时应去枕仰卧于硬板床上。两肩胛间垫一窄枕,以使两肩后伸、外展,维持良好的复位位置。局部未加固定的患者,不可随便更换卧位。

(二)护理问题

有肩关节强直的可能。

(三)护理措施

(1)向患者解释功能锻炼的目的是促进气血运行,防止患肢肿胀,避免肩关节僵直,以取得患者配合。

（2）正确适时指导患者功能锻炼。

（四）出院指导

（1）锁骨骨折复位固定后，极少发生骨折不愈合，即使复位稍差，骨折畸形愈合，也不影响上肢功能，应先向患者及家属说明情况。

（2）复位固定后即出院的患者，应告诉其保持正确姿势，早期禁止做肩前屈动作，防止骨折移位；解除外固定出院的患者，应告诉其全面练习肩关节活动的要求：首先分别练习肩关节每个方向的动作，重点练习薄弱方面如肩前屈，活动范围由小到大，次数由少到多，然后进行各方面动作的综合练习，如肩关节环转活动，两臂做"箭步云手"等。不可过于急躁，活动幅度不可过大，力量不可过猛，以免造成软组织损伤。

（3）按时用药，患者出院时将药的名称、剂量、时间、用法、注意事项，向患者介绍清楚。

（4）饮食调养，骨折早期宜进清淡可口、易消化的半流食或软食；骨折中后期，饮食宜富有营养，增加钙质、胶质和滋补肝肾食品。

（5）注意休息，保持心情愉快，勿急躁。

（邱志华）

第十六节　肱骨干骨折

一、疾病概述

（一）概念

肱骨干骨折是发生在肱骨外髁颈下 1～2 cm 至肱骨髁上 2 cm 段内的骨折。在肱骨干中下 1/3 段后外侧有桡神经沟，此处骨折最容易发生桡神经损伤。

（二）相关病理生理

骨折的愈合过程。①血肿炎症极化期：在伤后 48～72 小时，血肿在骨折部位形成。由于创伤后，骨骼的血液供应减少，可引起骨坏死。死亡细胞促进成纤维细胞和成骨细胞向骨折部位移行，迅速形成纤维软骨，形成骨的纤维愈合。②原始骨痂形成期：由于血管和细胞的增殖，骨折后的 2～3 周骨折断端的周围形成骨痂。随着愈合的继续，骨痂被塑造成疏松的纤维组织，伸向骨内。常发生在骨折后 3 周至 6 个月内。③骨板形成塑形期：在骨愈合的最后阶段，过多的骨痂被吸收，骨连接完成。随着肢体的负重，骨痂不断得到加强，损伤的骨组织逐渐恢复到损伤前的结构强度和形状。这个过程最早发生在骨折后 6 周，可持续一年。

影响愈合的因素。①全身因素：如年龄、营养和代谢因素、健康状况；②局部因素：如骨折的类型和数量、骨折部位的血液供应、软组织损伤程度、软组织嵌入以及感染等；③治疗方法：如反复多次的手法复位、骨折固定不牢固、过早和不恰当的功能锻炼、治疗操作不当等。

（三）病因与诱因

肱骨干骨折可由直接暴力或间接暴力引起。直接暴力常由外侧打击肱骨干中部，致横形或粉碎性骨折。间接暴力常由于手部或肘部着地，外力向上传导，加上身体倾斜所产生的剪式应力，多导致中下1/3骨折。

(四)临床表现

1.症状

患侧上臂出现疼痛、肿胀、皮下瘀斑,上肢活动障碍。

2.体征

患侧上臂可见畸形、反常活动、骨摩擦感、骨擦音。若合并桡神经损伤,可出现患侧垂腕畸形、各手指关节不能背伸、拇指不能伸直、前臂旋后障碍、手背桡侧皮肤感觉减退或消失。

(五)辅助检查

X线拍片可确定骨折类型、移位方向。

(六)治疗原则

1.手法复位外固定

在止痛、持续牵引和肌肉放松的情况下复位,复位后可选择石膏或小夹板固定。复位后比较稳定的骨折,可用 U 形石膏固定。中、下段长斜形或长螺旋形骨折因手法复位后不稳定,可采用上肢悬垂石膏固定,宜采用轻质石膏,以免因重量太大导致骨折端分离。选择小夹板固定者可屈肘 90°角位,用三角巾悬吊,成人固定 6~8 周,儿童固定 4~6 周。

2.切开复位内固定

在切开直视下复位后用加压钢板螺钉内固定或带锁髓内针固定。内固定可在半年以后取出,若无不适也可不取。

二、护理评估

(一)一般评估

1.健康史

(1)一般情况:了解患者的年龄、职业特点、运动爱好、日常饮食结构、有无酗酒等。

(2)受伤情况:了解患者受伤的原因、部位和时间,受伤时的体位和环境,外力作用的方式、方向与性质,骨折轻重程度及有无合并桡神经损伤,急救处理的过程等。

(3)既往史:重点了解与骨折愈合有关的因素,如患者有无骨折史,有无药物滥用、服用特殊药物及药物过敏史,有无手术史等。

2.生命体征(T、P、R、BP)

按护理常规监测生命体征。

3.患者主诉

受伤的原因、时间、外力方式与性质、骨折轻重程度及有无合并桡神经损伤、受伤时的体位和环境、急救处理的过程等。

4.相关记录

外伤情况及既往史;X线拍片及实验室检查等结果记录。

(二)身体评估

1.术前评估

(1)视诊:患侧上臂出现疼痛、肿胀、皮下瘀斑,可见畸形,若合并桡神经损伤,可出现患侧垂腕畸形。

(2)触诊:患侧有触痛,骨摩擦感或骨擦音,若合并桡神经损伤,手背桡侧皮肤感觉减退或消失。

(3)动诊：可见反常活动,若合并桡神经损伤,各手指关节不能背伸,拇指不能伸直,前臂旋后障碍。

(4)量诊：患肢有无短缩、双侧上肢周径大小、关节活动度。

2.术后评估

(1)视诊：患侧上臂出现肿胀、皮下瘀斑减轻或消退;外固定清洁、干燥,保持有效固定。

(2)触诊：患侧触痛减轻或消退;若合并桡神经损伤者,手背桡侧皮肤感觉改善或恢复正常。

(3)动诊：反常活动消失;若合并桡神经损伤者,各手指关节能背伸,拇指能伸直,前臂旋后正常。

(4)量诊：患肢无短缩、双侧上肢周径大小相等、关节活动度无差异。

(三)心理-社会评估

患者突然受伤骨折,患侧肢体活动障碍,生活自理能力下降,疼痛刺激以及外固定的使用,易产生焦虑、紧张及自身形象紊乱等心理变化。

(四)辅助检查阳性结果评估

X线拍片结果确定骨折类型、移位方向。

(五)治疗效果的评估

(1)局部无压痛及纵向叩击痛。

(2)局部无反常活动。

(3)X线拍片显示骨折处有连续骨痂通过,骨折线已模糊。

(4)拆除外固定后,成人上肢能胸前平举1 kg重物持续达1分钟。

(5)连续观察2周骨折处不变形。

三、主要护理诊断(问题)

(一)疼痛

疼痛与骨折、软组织损伤、肌痉挛和水肿有关。

(二)潜在并发症

肌萎缩、关节僵硬。

四、主要护理措施

(一)病情观察与体位护理

1.疼痛护理

及时评估患者疼痛程度,遵医嘱给予止痛药物。

2.体位

用吊带或三角巾将患肢托起,以促进静脉回流,减轻肢体肿胀、疼痛。

(二)饮食护理

指导患者进食高蛋白、高维生素、高热量、高钙和高铁的食物。

(三)生活护理

指导患者进行力所能及的活动,必要时为其帮助。

(四)心理护理

向患者和家属解释骨折的愈合是一个循序渐进的过程,充分固定能为骨折断端连接提供良好的条件。正确的功能锻炼可以促进断端生长愈合和患肢功能恢复。

(五)健康教育

1.指导功能锻炼

复位固定后尽早开始手指屈伸活动,并进行上臂肌肉的主动舒缩运动,但禁止做上臂旋转运动。2～3周后,开始主动的腕、肘关节屈伸活动和肩关节的外展、内收活动,逐渐增加活动量和活动频率。6～8周后加大活动量,并作肩关节旋转活动,以防肩关节僵硬或萎缩。

2.复查

告知患者若骨折远端肢体肿胀或疼痛明显加重,肢体感觉麻木、肢端发凉,夹板或外固定松动,应立即到医院复查并评估功能恢复情况。

3.安全指导

指导患者及家属评估家庭环境的安全性,妥善放置可能影响患者活动的障碍物。

五、护理效果评估

(1)患者是否主诉骨折部位疼痛减轻或消失,感觉舒适。

(2)患侧肢端能否维持正常的组织灌注,皮肤温度和颜色正常,末梢动脉搏动有力。

(3)能否避免出现肌萎缩、关节僵硬等并发症发生。一旦发生,能否及时发现和处理。

(4)患者在指导下能否按计划进行有效的功能锻炼,患肢功能恢复情况及有无活动障碍。

(邱志华)

第十七节　肱骨髁上骨折

一、疾病概述

(一)概念

肱骨髁上骨折是指肱骨干与肱骨髁交接处发生的骨折。在肱骨干中下 1/3 段后外侧有桡神经沟,此处骨折最容易发生桡神经损伤。肱骨髁上骨折多发生于 10 岁以下儿童,占小儿肘部骨折的 30％～40％。

(二)相关病理生理

在肱骨髁内、前方有肱动脉和正中神经,肱骨髁的内侧和外侧分别有尺神经和桡神经,骨折断端向前移位或侧方移位可损伤相应神经血管。在儿童期,肱骨下端有骨骺,若骨折线穿过骺板,有可能影响骨骺发育,导致肘内翻或外翻畸形。

骨筋膜室综合征:骨筋膜室是由骨、骨间膜、肌间膜和深筋膜形成的密闭腔隙。骨折时,骨折部位骨筋膜室内的压力增高,导致肌肉和神经因急性缺血而产生一系列早期综合征,主要表现为"5P"征:疼痛、苍白、感觉异常、麻痹及脉搏消失。

(三)病因和诱因

肱骨髁上骨折多为间接暴力引起。根据暴力类型和骨折移位方向,可分为屈曲型和伸直型。

(四)临床表现

1.症状

受伤后肘部出现疼痛、肿胀和功能障碍,肘后凸起,患肢处于半屈曲位,可有皮下瘀斑。

2.体征

局部明显压痛和肿胀,有骨擦音及反常活动,肘部可扪到骨折断端,肘后三角关系正常。

(五)辅助检查

肘部正、侧位 X 线拍片能够确定骨折的存在以及骨折移位情况。

(六)治疗原则

1.手法复位外固定

对受伤时间短,局部肿胀轻,没有血液循环障碍者,可进行手法复位外固定。复位后用后侧石膏托在屈肘位固定 4～5 周,屈肘角度以能清晰地扪到桡动脉搏动,无感觉运动障碍为宜。伤后时间较长,局部组织损伤严重,出现骨折部严重肿胀时,应卧床休息,抬高患肢,或用尺骨鹰嘴悬吊牵引,牵引重量 1～2 kg,同时加强手指活动,待 3～5 天肿胀消退后进行手法复位。

2.切开复位内固定

手法复位失败或有神经血管损伤者,在切开直视下复位后内固定。

二、护理评估

(一)一般评估

1.健康史

(1)一般情况:了解患者的年龄、运动爱好、日常饮食结构等。

(2)受伤情况:了解患者受伤的原因、部位和时间,受伤时的体位和环境,外力作用的方式、方向与性质,骨折轻重程度及有无合并神经血管损伤,急救处理的过程等。

(3)既往史:重点了解与骨折愈合有关的因素,如患者有无骨折史,有无药物过敏史,有无手术史等。

2.生命体征(T、P、R、BP)

按护理常规监测生命体征。

3.患者主诉

受伤的原因、时间、外力方式与性质,骨折轻重程度及有无合并桡神经损伤、受伤时的体位和环境、急救处理的过程等。

4.相关记录

外伤情况及既往史;X 线拍片及实验室检查等结果记录。

(二)身体评估

1.术前评估

(1)视诊:受伤后肘部出现肿胀和功能障碍,患肢处于半屈曲位,可有皮下瘀斑。若肱动脉挫伤或受压,可因前臂缺血而表现为局部肿胀、剧痛、皮肤苍白、发凉、麻木。

(2)触诊:患肢有触痛、骨摩擦音,肘部可扪到骨折断端,肘后关系正常。若合并正中神经、尺神经或桡神经损伤,可有手臂感觉异常。

(3)动诊:可见反常活动,若合并正中神经、尺神经或桡神经损伤,可有运动障碍。

(4)量诊:患肢有无短缩、双侧上肢周径大小、关节活动度。

2.术后评估

(1)视诊:受伤后肘部肿胀、皮下瘀斑减轻或消退;外固定清洁、干燥,保持有效固定。若肱动脉挫伤或受压者,前臂缺血改善,局部肿胀减轻或消退、皮肤的颜色、温度、感觉正常。

(2)触诊:患侧触痛减轻或消退;骨摩擦音消失;肘部可不能扪到骨折断端。若合并正中神经、尺神经或桡神经损伤者,手臂感觉恢复正常。

(3)动诊:反常活动消失。若合并正中神经、尺神经或桡神经损伤者,运动正常。

(4)量诊:患肢无短缩,双侧上肢周径大小相等、关节活动度无差异。

(三)心理-社会评估

患者突然受伤骨折,患侧肢体活动障碍,生活自理能力下降,疼痛刺激以及外固定的使用,易产生焦虑、紧张及自身形象紊乱等心理变化。

(四)辅助检查阳性结果评估

肘部正、侧位 X 线拍片结果确定骨折类型、移位方向。

(五)治疗效果的评估

(1)局部无压痛及纵向叩击痛。

(2)局部无反常活动。

(3)X 线拍片显示骨折处有连续骨痂通过,骨折线已模糊。

(4)拆除外固定后,成人上肢能胸前平举 1 kg 重物持续达 1 分钟。

(5)连续观察 2 周骨折处不变形。

三、主要护理诊断(问题)

(一)疼痛

疼痛与骨折、软组织损伤、肌痉挛和水肿有关。

(二)外周神经血管功能障碍的危险

外周神经血管功能障碍的危险与骨和软组织损伤、外固定不当有关。

(三)不依从行为

不依从行为与患儿年龄小、缺乏对健康的正确认识有关。

四、主要护理措施

(一)病情观察与体位护理

1.疼痛护理

及时评估患者疼痛程度,遵医嘱给予止痛药物。

2.体位

用吊带或三角巾将患肢托起,以促进静脉回流,减轻肢体肿胀疼痛。

3.患肢缺血护理

观察石膏绷带或夹板固定的松紧度,必要时及时调整,以免神经、血管受压,影响有效组织灌注。观察前臂肿胀程度及手的感觉运动功能,如出现高张力肿胀、手指发凉、感觉异常、手指主动活动障碍、被动伸直剧痛、桡动脉搏动减弱或消失,即可确定骨筋膜室高压存在,须立即通知医师,并做好手术准备。如已出现 5P 征,及时手术也难以避免缺血性肌挛缩,从而遗留爪形手畸形。

(二)饮食护理

指导患者进食高蛋白、高维生素、高热量、高钙和高铁的食物。

(三)生活护理

指导患者进行力所能及的活动,必要时为其帮助。

(四)心理护理

向患者和家属解释骨折的愈合是一个循序渐进的过程,充分固定能为骨折断端连接提供良好的条件。正确的功能锻炼可以促进断端生长愈合和患肢功能恢复。

(五)健康教育

1.指导功能锻炼

复位固定后尽早开始手指及腕关节屈伸活动,并进行上臂肌肉的主动舒缩运动,有利于减轻水肿。4~6 周后外固定解除,开始肘关节屈伸活动。手术切开复位且内固定稳定的患者,术后 2 周即可开始肘关节活动。若患者为小儿,应耐心向患儿及家属解释功能锻炼的重要性,指导锻炼的方法,使家属能协助进行功能锻炼。

2.复查

告知患者及家属若骨折远端肢体肿胀或疼痛明显加重,肢体感觉麻木、肢端发凉,夹板或外固定松动,应立即到医院复查并评估功能恢复情况。

3.安全指导

指导患者及家属评估家庭环境的安全性,妥善放置可能影响患者活动的障碍物。

五、护理效果评估

(1)患者是否主诉骨折部位疼痛减轻或消失,感觉舒适。

(2)患侧肢端能否维持正常的组织灌注,皮肤温度和颜色正常,末梢动脉搏动有力。

(3)能否避免因缺血性肌挛缩导致爪形手畸形的发生。一旦发生骨筋膜室综合征,能否及时发现和处理。

(4)患者在指导下能否按计划进行有效的功能锻炼,患肢功能恢复情况及有无活动障碍。

(邱志华)

第十八节　尺桡骨干双骨折

一、疾病概述

(一)概念

尺桡骨干双骨折较多见,占各类骨折的 6% 左右,以青少年多见。因骨折后常导致复杂的移位,使复位十分困难,易发生骨筋膜室综合征。

(二)相关病理生理

骨筋膜室综合征:骨筋膜室是由骨、骨间膜、肌间膜和深筋膜形成的密闭腔隙。骨折时,骨折部位骨筋膜室内的压力增高,导致肌肉和神经因急性缺血而产生一系列早期综合征,主要表现为"5P"征:疼痛、苍白、感觉异常、麻痹及脉搏消失。

(三)病因与诱因

尺桡骨干双骨折多由于直接暴力、间接暴力和扭转暴力致伤。

1.直接暴力

多由于重物直接打击、挤压或刀伤引起。特点为两骨同一平面的横形或粉碎性骨折,多伴有不同程度的软组织损伤,包括肌肉、肌腱断裂、神经血管损伤等,整复对位不稳定。

2.间接暴力

常为跌倒时手掌着地,由于桡骨负重较多,暴力作用向上传到后首先使桡骨骨折,继而残余暴力通过骨间膜向内下方传导,引起低位尺骨斜形骨折。

3.扭转暴力

跌倒时手掌着地,同时前臂发生旋转,导致不同平面的尺桡骨螺旋形骨折或斜形骨折,尺骨的骨折线多高于桡骨的骨折线。

(四)临床表现

1.症状

受伤后,患侧前臂出现疼痛、肿胀、畸形及功能障碍。

2.体征

可发现畸形、反常活动、骨摩擦感。尺骨上 1/3 骨干骨折可合并桡骨小头脱位,称为孟氏(Monteggia)骨折。桡骨干下 1/3 骨干骨折合并尺骨小头脱位,称为盖氏(Galeazzi)骨折。

(五)辅助检查

X 线拍片检查应包括肘关节或腕关节,可发现骨折部位、类型、移位方向以及是否合并有桡骨头脱位或尺骨小头脱位。

(六)治疗原则

1.手法复位外固定

手法复位成功后采用石膏固定,即用上肢前、后石膏夹板固定,待肿胀消退后改为上肢管型石膏固定,一般 8~12 周可达到骨性愈合。也可以采用小夹板固定,即在前臂掌侧、背侧、尺侧和桡侧分别放置四块小夹板并捆扎,将前臂放在防旋板上固定,再用三角巾悬吊患肢。

2.切开复位内固定

在骨折部位选择切口,在直视下准确对位,用加压钢板螺钉固定或髓内针固定。

二、护理评估

(一)一般评估

1.健康史

(1)一般情况:了解患者的年龄、职业特点、运动爱好、日常饮食结构、有无酗酒等。

(2)受伤情况:了解患者受伤的原因、部位和时间,受伤时的体位和环境,外力作用的方式、方向与性质,骨折轻重程度,急救处理的过程等。

(3)既往史:重点了解与骨折愈合有关的因素,如患者有无骨折史,有无药物滥用、服用特殊药物及药物过敏史,有无手术史等。

2.生命体征(T、P、R、BP)

按护理常规监测生命体征。

3.患者主诉

受伤的原因、时间、外力方式与性质,骨折轻重程度及有无合并桡神经损伤、受伤时的体位和环境、急救处理的过程等。

4.相关记录

外伤情况及既往史;X线拍片及实验室检查等结果记录。

(二)身体评估

1.术前评估

(1)视诊:患侧前臂出现肿胀、皮下瘀斑。

(2)触诊:患肢有触痛、骨摩擦音或骨擦感。

(3)动诊:可见反常活动。

(4)量诊:患肢有无短缩、双侧上肢周径大小、关节活动度。

2.术后评估

(1)视诊:患侧前臂出现肿胀、皮下瘀斑减轻或消退;外固定清洁、干燥,保持有效固定。

(2)触诊:患侧触痛减轻或消退;骨摩擦音或骨擦感消失。

(3)动诊:反常活动消失。

(4)量诊:患肢无短缩,双侧上肢周径大小相等、关节活动度无差异。

(三)心理-社会评估

患者突然受伤骨折,患侧肢体活动障碍,生活自理能力下降,疼痛刺激以及外固定的使用,易产生焦虑、紧张及自身形象紊乱等心理变化。

(四)辅助检查阳性结果评估

肘关节或腕关节X线拍片结果确定骨折类型、移位方向以及是否合并有桡骨头脱位或尺骨小头脱位。

(五)治疗效果的评估

(1)局部无压痛及纵向叩击痛。

(2)局部无反常活动。

(3)X线拍片显示骨折处有连续骨痂通过,骨折线已模糊。

(4)拆除外固定后,成人上肢能平举1 kg重物持续达1分钟。

(5)连续观察2周骨折处不变形。

三、主要护理诊断(问题)

(一)疼痛

疼痛与骨折、软组织损伤、肌痉挛和水肿有关。

(二)外周神经血管功能障碍的危险

外周神经血管功能障碍的危险与骨和软组织损伤、外固定不当有关。

（三）潜在并发症

肌萎缩、关节僵硬。

四、主要护理措施

（一）病情观察与体位护理

1.疼痛护理

及时评估患者疼痛程度,遵医嘱给予止痛药物。

2.体位

用吊带或三角巾将患肢托起,以促进静脉回流,减轻肢体肿胀疼痛。

3.患肢缺血护理

观察石膏绷带或夹板固定的松紧度,必要时及时调整,以免神经、血管受压,影响有效组织灌注。观察前臂肿胀程度及手的感觉运动功能,如出现高张力肿胀、手指发凉、感觉异常、手指主动活动障碍、被动伸直剧痛、桡动脉搏动减弱或消失,即可确定骨筋膜室高压存在,须立即通知医师,并做好手术准备。如已出现 5P 征,及时手术也难以避免缺血性肌挛缩,从而遗留爪形手畸形。

4.局部制动

支持并保护患肢在复位后体位,防止腕关节旋前或旋后。

（二）饮食护理

指导患者进食高蛋白、高维生素、高热量、高钙和高铁的食物。

（三）生活护理

指导患者进行力所能及的活动,必要时提供帮助。

（四）心理护理

向患者和家属解释骨折的愈合是一个循序渐进的过程,充分固定能为骨折断端连接提供良好的条件。正确的功能锻炼可以促进断端生长愈合和患肢功能恢复。

（五）健康教育

1.指导功能锻炼

复位固定后尽早开始手指伸屈和用力握拳活动,并进行上臂和前臂肌肉的主动舒缩运动。2 周后局部肿胀消退,开始练习腕关节活动。4 周以后开始练习肘关节和肩关节活动。8～10 周后拍片证实骨折已愈合,才可进行前臂旋转活动。

2.复查

告知患者及家属若骨折远端肢体肿胀或疼痛明显加重,肢体感觉麻木、肢端发凉,夹板或外固定松动,应立即到医院复查并评估功能恢复情况。

3.安全指导

指导患者及家属评估家庭环境的安全性,妥善放置可能影响患者活动的障碍物。

五、护理效果评估

（1）患者是否主诉骨折部位疼痛减轻或消失,感觉舒适。

（2）患侧肢端能否维持正常的组织灌注,皮肤温度和颜色正常,末梢动脉搏动有力。

（3）能否避免因缺血性肌挛缩导致爪形手畸形的发生。一旦发生骨筋膜室综合征,能否及时发现和处理。

(4)患者在指导下能否按计划进行有效的功能锻炼,患肢功能恢复情况及有无活动障碍。

(邱志华)

第十九节　桡骨远端骨折

一、疾病概述

(一)概念
桡骨远端骨折是指距桡骨远端关节面 3 cm 以内的骨折,常见于有骨质疏松的中老年妇女。

(二)病因与分类
多为间接暴力引起。根据受伤的机制不同,可发生伸直型骨折和屈曲型骨折。

(三)临床表现
1.症状

伤后腕关节局部疼痛和皮下瘀斑、肿胀、功能障碍。

2.体征

患侧腕部压痛明显,腕关节活动受限。伸直型骨折由于远折端向背侧移位,从侧面看腕关节呈"银叉"畸形;又由于其远折端向桡侧移位,从正面看呈"枪刺样"畸形。屈曲型骨折者受伤后腕部出现下垂畸形。

(四)辅助检查
X 线拍片可见典型移位。

(五)治疗原则
1.手法复位外固定

对伸直型骨折者,手法复位后在旋前、屈腕、尺偏位用超腕关节石膏绷带固定或小夹板固定2 周。水肿消退后,在腕关节中立位改用前臂管型石膏或继续用小夹板固定。屈曲型骨折处理原则基本相同,复位手法相反。

2.切开复位内固定

严重粉碎性骨折移位明显、手法复位失败或复位后外固定不能维持复位者,可行切开复位,用松质骨螺钉、T 形钢板或钢针固定。

二、护理评估

(一)一般评估
1.健康史

(1)一般情况:了解患者的年龄、职业特点、运动爱好、日常饮食结构、有无酗酒等。

(2)受伤情况:了解患者受伤的原因、部位和时间,受伤时的体位和环境,外力作用的方式、方向与性质,骨折轻重程度,急救处理的过程等。

(3)既往史:重点了解与骨折愈合有关的因素,如患者有无骨折史,有无药物滥用、服用特殊药物及药物过敏史,有无手术史等。

2.生命体征(T、P、R、BP)

按护理常规监测生命体征。

3.患者主诉

受伤的原因、时间、外力方式与性质,骨折轻重程度及有无合并桡神经损伤、受伤时的体位和环境、急救处理的过程等。

4.相关记录

外伤情况及既往史;X线拍片及实验室检查等结果记录。

(二)身体评估

1.术前评估

(1)视诊:患侧腕关节出现肿胀、皮下瘀斑;伸直型骨折从侧面看腕关节呈"银叉"畸形,从正面看呈"枪刺样"畸形;屈曲型骨折者受伤后腕部出现下垂畸形。

(2)触诊:患侧腕关节压痛明显。

(3)动诊:患侧腕关节活动受限。

(4)量诊:患肢有无短缩、双侧上肢周径大小、关节活动度。

2.术后评估

(1)视诊:患侧腕关节出现肿胀、皮下瘀斑减轻或消退;外固定清洁、干燥,保持有效固定。

(2)触诊:患侧腕关节压痛减轻或消退。

(3)动诊:患侧腕关节活动改善或恢复正常。

(4)量诊:患肢无短缩,双侧上肢周径大小相等、关节活动度无差异。

(三)心理-社会评估

患者突然受伤骨折,患侧肢体活动障碍,生活自理能力下降,疼痛刺激以及外固定的使用,易产生焦虑、紧张及自身形象紊乱等心理变化。

(四)辅助检查阳性结果评估

肘腕关节X线拍片结果确定骨折类型、移位方向。

(五)治疗效果的评估

(1)局部无压痛。

(2)局部无反常活动。

(3)X线拍片显示骨折处有连续骨痂通过,骨折线已模糊。

(4)拆除外固定后,成人上肢能胸前平举1kg重物持续达1分钟。

(5)连续观察2周骨折处不变形。

三、主要护理诊断(问题)

(一)疼痛

疼痛与骨折、软组织损伤、肌痉挛和水肿有关。

(二)外周神经血管功能障碍的危险

外周神经血管功能障碍的危险与骨和软组织损伤、外固定不当有关。

四、主要护理措施

(一)病情观察与体位护理

1.疼痛护理

及时评估患者疼痛程度,遵医嘱给予止痛药物。

2.体位

用吊带或三角巾将患肢托起,以促进静脉回流,减轻肢体肿胀疼痛。

3.患肢缺血护理

观察石膏绷带或夹板固定的松紧度,必要时及时调整,以免神经、血管受压,影响有效组织灌注。观察前臂肿胀程度及手的感觉运动功能,如出现高张力肿胀、手指发绀、感觉异常、手指主动活动障碍、被动伸直剧痛、桡动脉搏动减弱或消失,即可确定骨筋膜室高压存在,须立即通知医师,并做好手术准备。

4.局部制动

支持并保护患肢在复位后体位,防止腕关节旋前或旋后。

(二)饮食护理

指导患者进食高蛋白、高维生素、高热量、高钙和高铁的食物。

(三)生活护理

指导患者进行力所能及的活动,必要时提供帮助。

(四)心理护理

向患者和家属解释骨折的愈合是一个循序渐进的过程,充分固定能为骨折断端连接提供良好的条件。正确的功能锻炼可以促进断端生长愈合和患肢功能恢复。

(五)健康教育

1.指导功能锻炼

复位固定后尽早开始手指伸屈和用力握拳活动,并进行前臂肌肉的主动舒缩运动。4~6周后可去除外固定,逐渐开始关节活动。

2.复查

告知患者及家属若骨折远端肢体肿胀或疼痛明显加重,肢体感觉麻木、肢端发凉,夹板或外固定松动,应立即到医院复查并评估功能恢复情况。

3.安全指导

指导患者及家属评估家庭环境的安全性,妥善放置可能影响患者活动的障碍物。

五、护理效果评估

(1)患者是否主诉骨折部位疼痛减轻或消失,感觉舒适。

(2)患侧肢端能否维持正常的组织灌注,皮肤温度和颜色正常,末梢动脉搏动有力。

(3)能否避免因缺血性肌挛缩的发生。一旦发生,能否及时发现和处理。

(4)患者在指导下能否按计划进行有效的功能锻炼,患肢功能恢复情况及有无活动障碍。

(邱志华)

第二十节 股骨颈骨折

一、疾病概述

(一)概念

股骨颈骨折多发生在中老年人,以女性多见。常出现骨折不愈合(占15%)和股骨头缺血性坏死(占20%~30%)。

(二)相关病理生理

股骨颈骨折的发生常与骨质疏松导致骨质量下降有关,使患者在遭受轻微扭转暴力时即发生骨折。

(三)病因与分类

患者多在走路时滑倒,身体发生扭转倒地,间接暴力传导致股骨颈发生骨折。青少年股骨颈骨折较少见,常需较大暴力才会引起,且多为不稳定型。

(1)按骨折线部位分类:股骨头下骨折、经股骨颈骨折和股骨颈基底骨折。

(2)按X线表现分类:内收骨折、外展骨折。

(3)按移位程度分类:常采用Garden分型,可分为不完全骨折、完全骨折但不移位、完全骨折部分移位且股骨头与股骨颈有接触、完全移位的骨折。

(四)临床表现

1.症状

中老年人有摔倒受伤史,伤后感髋部疼痛,下肢活动受限,不能站立和行走。嵌插骨折患者受伤后仍能行走,但是数天后髋部疼痛逐渐加强,活动后更痛,甚至完全不能行走,提示可能由受伤时的稳定骨折发展为不稳定骨折。

2.体征

患肢缩短,出现外旋畸形,一般在45°~60°角。患侧大转子突出,局部压痛和轴向叩击痛。患者较少出现髋部肿胀和瘀斑。

(五)辅助检查

髋部正侧位X线拍片可见明确骨折的部位、类型、移位情况,是选择治疗方法的重要依据。

(六)治疗原则

1.非手术治疗

无明显移位的骨折、外展型或嵌插型等稳定性骨折者,年龄过大、全身情况差。或合并有严重心、肺、肾、肝等功能障碍者,可选择非手术治疗。患者可穿防旋鞋,下肢30°角外展中立位皮肤牵引,卧床6~8周。对全身情况很差的高龄患者应以挽救生命和治疗并发症为主,骨折可不进行特殊治疗。尽管可能发生骨折不愈合,但患者仍能扶拐行走。

2.手术治疗

对内收型骨折和有移位的骨折,65岁以上老年人的股骨头下型骨折、青少年股骨颈骨折、股骨陈旧骨折不愈合以及影响功能的畸形愈合等,应采用手术治疗。

(1)闭合复位内固定:对所有类型股骨颈骨折患者均可进行闭合复位内固定术。闭合复位成功后,在股骨外侧打入多根空心加压螺钉内固定或动力髋钉板固定。

(2)切开复位内固定:对闭合复位困难或复位失败者可行切开复位内固定术。经切口在直视下复位,用加压螺钉。

(3)人工关节置换术:对全身情况尚好的高龄患者股骨头下骨折,已合并骨关节炎或股骨头坏死者,可选择单纯人工股骨头置换术或全髋关节置换术。

二、护理评估

(一)一般评估

1.健康史

(1)一般情况:了解患者的年龄、职业特点、运动爱好、日常饮食结构、有无酗酒等。

(2)受伤史:有摔倒受伤后感髋部疼痛,下肢活动受限,不能站立和行走。

(3)既往史:重点了解与骨折愈合有关的因素,如患者有无骨折史,有无药物滥用、服用特殊药物及药物过敏史,有无手术史等。

2.生命体征(T、P、R、BP)

根据病情定时监测生命体征。

3.患者主诉

受伤的原因、时间、外力方式与性质,骨折轻重程度及有无合并桡神经损伤、受伤时的体位和环境、急救处理的过程等。

4.相关记录

外伤情况及既往史;X线拍片及实验室检查等结果记录。

(二)身体评估

1.术前评估

(1)视诊:患肢出现外旋畸形,股骨大转子突出。

(2)触诊:患肢局部压痛。

(3)叩诊:患肢局部纵向压痛。

(4)动诊:患肢活动受限。

(5)量诊:患肢有无短缩、双侧下肢周径大小、关节活动度。

2.术后评估

(1)视诊:患肢保持外展中立位;外固定清洁、干燥,保持有效固定。

(2)触诊:患肢局部压痛减轻或消退。

(3)叩诊:患肢局部纵向压痛减轻或消退。

(4)动诊:患肢根据愈合情况进行相应活动。

(5)量诊:患肢无短缩,双侧下肢周径大小相等、关节活动度无差异。

(三)心理-社会评估

患者受伤骨折,患侧肢体活动障碍,生活自理能力下降,疼痛刺激以及外固定的使用,易产生焦虑、紧张及自身形象紊乱等心理变化。

(四)辅助检查阳性结果评估

髋部正侧位 X 线拍片结果确定骨折的部位、类型、移位方向。

(五)治疗效果的评估

(1)局部无压痛及叩击痛。

(2)局部无反常活动。

(3)内固定治疗者,X线拍片显示骨折处有连续骨痂通过,骨折线已模糊。

(4)X线拍片证实骨折愈合后可正常行走或负重行走。

三、主要护理诊断(问题)

(一)躯体活动障碍

躯体活动障碍与骨折、牵引或石膏固定有关。

(二)失用综合征的危险

失用综合征的危险与骨折、软组织损伤或长期卧床有关。

(三)潜在并发症

下肢深静脉血栓、肺部感染、压力性损伤、股骨头缺血坏死、骨折不愈合、关节脱位、关节感染等。

四、主要护理措施

(一)病情观察与并发症预防

1.搬运与移动

尽量避免搬运和移动患者。搬运时将髋关节与患肢整体托起,防止关节脱位或骨折断端移位造成新的损伤。在病情允许的情况下,指导患者借助吊架或床栏更换体位、坐起、转移到轮椅上以及使用助行器、拐杖行走的方法。

2.疼痛护理

及时评估患者疼痛程度,遵医嘱给予止痛药物。人工关节置换术后患者有中度至重度疼痛,术后用患者自控性止痛治疗、静脉或硬膜外止痛治疗可以控制疼痛。疼痛将逐渐减轻,到术后第3天,口服止痛药就可以充分缓解疼痛。口服止痛药在运动或体位改变前1.5小时服用为宜。

3.下肢深静脉血栓的预防

指导患者卧床时多做踝关节运动,鼓励患者术后早期运动和行走。人工关节置换术后患者要穿抗血栓长袜或充气压力长袜,术后第1天鼓励患者下床取坐位。

4.压力性损伤的预防

保持床单的清洁、干燥,定时翻身并按摩受压的骨突部位,避免剪切力、摩擦力等损伤。

5.肺部感染的预防

鼓励患者进行主动咳嗽,可指导患者使用刺激性肺活量测定器(一种显示一次呼吸气量多少的塑料装置)来逐步增加患者的呼吸深度,调节深呼吸和咳嗽过程,防止肺炎。

6.关节感染的预防

保持关节腔内有效的负压吸引,引流管留置不应超过72小时,24小时引流量少于20 mL后才可拔管。若手术后关节持续肿胀疼痛、伤口有异常体液溢出、皮肤发红、局部皮温较高,应警惕是否为关节感染。关节感染虽然少见,但是最严重的并发症。

(二)饮食护理

指导患者进食高蛋白、高维生素、高热量、高钙和高铁的食物。对于手术或进食困难者,予以静脉营养支持。

(三)生活护理

指导患者进行力所能及的活动,必要时为其帮助,如协助进食、进水、排便和翻身等。

(四)心理护理

向患者和家属解释骨折的愈合是一个循序渐进的过程,充分固定能为骨折断端连接提供良好的条件。正确的功能锻炼可以促进断端生长愈合和患肢功能恢复。对可能遗留残疾的患者,应鼓励其表达自己的思想,减轻患者及其家属的心理负担。

(五)健康教育

1.非手术治疗

卧床期间保持患肢外展中立位,即平卧时两腿分开 30°角,腿间放枕头,脚尖向上或穿"丁"字鞋。不可使患肢内收或外旋,坐起时不能交叉盘腿,以免发生骨折移位。翻身过程应由护士或家属协助,使患肢在上且始终保持外展中立位,然后在两大腿之间放 1 个枕头以防内收。指导患肢股四头肌等长收缩、踝关节和足趾屈伸旋转运动,在非睡眠状态下每小时练习 1 次,每次 5～20 分钟,以防止下肢深静脉血栓、肌萎缩和关节僵硬。在锻炼患肢的同时,指导患者进行双上肢及健侧下肢全范围关节活动和功能锻炼。

一般 8 周后复查 X 线片,若无异常可去除牵引后在床上坐起;3 个月后骨折基本愈合,可先双扶拐患肢不负重活动,后逐渐单拐部分负重活动;6 个月后复查 X 线检查显示骨折愈合牢固后,可完全负重行走。

2.内固定治疗

卧床期间不可使患肢内收,坐起不能交叉盘腿。若骨折复位良好,术后早期即可扶双拐下床活动,逐渐增加负重重量,X 线检查证实骨折愈合后可弃拐负重行走。

3.人工关节置换术

卧床期间两腿间垫枕,保持患肢外展中立位,同时进行患肢股四头肌等长收缩、踝关节和足趾屈伸旋转运动。骨水泥型假体置换术后第 1 天后,即可遵医嘱进行床旁坐、站及扶双拐行走练习。生物型假体置换者一般于术后 1 周开始逐步进行行走练习。根据患者个体情况不同,制订具体康复计划,如果活动后感觉到关节持续疼痛和肿胀,说明练习强度过大。

在术后 3 个月内,关节周围软组织没有充分愈合,为避免关节脱位,应尽量避免屈髋大于 90°角和下肢内收超过身体中线。因此,避免下蹲、坐矮凳、坐沙发、跪姿、盘腿、过度内收或外旋、交叉腿站立、跷二郎腿或过度弯腰拾物等动作;侧卧时应健侧在下,患肢在上,两腿间夹枕头;排便时使用坐便器。可以坐高椅、散步、骑车、跳舞和游泳等,上楼时健肢先上,下楼时患肢先下。另外,嘱患者尽量不做或少做有损人工关节的活动,如爬山、爬楼梯和跑步等;避免在负重状态下反复做髋关节屈伸运动,或做剧烈跳跃和急转急停运动。肥胖患者应控制体重,预防骨质疏松,避免过多负重。

警惕术后关节感染的发生。人工关节置换多年后关节松动或磨损,可在活动时出现关节疼痛、跛行、髋关节功能减退。患者摔倒或髋关节扭伤后髋部不能活动,伴有疼痛,双下肢不等长,可能出现了关节脱位。嘱患者出现以上情况应尽快就诊。

严格定期随诊,术后 1 个、2 个、3 个、6 个、12 个月以及以后每年,以便指导锻炼和了解康复情况。

4.安全指导

指导患者及家属评估家庭环境的安全性,妥善放置可能影响患者活动的障碍物。指导患者安全使用步行辅助器械或轮椅。行走练习时需有人陪伴,以防摔倒。

五、护理效果评估

（1）患者是否主诉骨折部位疼痛减轻或消失,感觉舒适。

（2）患侧肢端能否维持正常的组织灌注,皮肤温度和颜色正常,末梢动脉搏动有力。

（3）能否避免下肢深静脉血栓、肺部感染、压力性损伤、股骨头缺血坏死、骨折不愈合、关节脱位、关节感染等并发症的发生。一旦发生,能否及时发现和处理。

（4）患者在指导下能否按计划进行有效的功能锻炼,患肢功能恢复情况及有无活动障碍。

（邱志华）

第二十一节 股骨干骨折

一、疾病概述

(一)概念

股骨干骨折是至股骨转子以下、股骨髁以上部位的骨折,包括粗隆下 2～5 cm 至股骨髁上 2～5 cm 的骨干。约占全身骨折6%。

(二)相关病理生理

股骨是人体最粗、最长、承受应力最大的管状骨,股骨干血运丰富,一旦骨折,常有大量失血。股骨干为3组肌肉所包围,其中伸肌群最大,由股神经支配;屈肌群次之,由坐骨神经支配;内收肌群最小,由闭孔神经支配,由于大腿的肌肉发达,骨折后多有错位及重叠。股骨干周围的外展肌群,与其他肌群相比其肌力稍弱,外展肌群位于臀部附着在大粗隆上,由于内收肌的作用,骨折远端常有向内收移位的倾向,已对位的骨折,常有向外弓的倾向,这种移位和成角倾向,在骨折治疗中应注意纠正和防止。

一般股骨上 1/3 骨折时,其移位方向比较规律,骨折近端因受外展、外旋肌群和髂腰肌的作用而出现外展、外旋和屈曲等向前、外成角突起移位,骨折远端则向内、向后、向上重叠移位。股骨中 1/3 骨折时,除原骨折端向上重叠外,移位多随暴力方向而异,一般远折端多向后向内移位。股骨下 1/3 骨折时,近折端因受内收肌的牵拉而向后倾斜成角突起移位,有损伤腘窝部动、静脉及神经的危险。

(三)病因与分类

多数骨折由强大的直接暴力所致,如撞击、挤压等;一部分骨折由间接暴力所致,如杠杆作用、扭转作用、由高处跌落等。正常股骨干在遭受强大外力才发生骨折。多数原因是车祸、行人相撞、摩托车车祸、坠落伤与枪弹伤等高能量损伤。

股骨干骨折由于部位不同可分为上 1/3 骨折,中 1/3 骨折和下 1/3 骨折,以中下 1/3 交界处骨折最为多见。

(四)临床表现

1.症状

受伤后患肢疼痛、肿胀,远端肢体异常扭曲,不能站立和行走。

2.体征

患肢明显畸形,可出现反常活动、骨擦音。单一股骨干骨折因失血较多者,可能出现休克前期表现;若合并多处骨折,或双侧股骨干骨折,发生休克的可能性很大,甚至可以出现休克表现。若骨折损伤腘动脉、腘静脉、胫神经或腓总神经,可出现远端肢体相应的血液循环、感觉和运动障碍。

(五)辅助检查

X线正、侧位拍片可明确骨折部位、类型和移位情况。

(六)治疗原则

1.非手术治疗

(1)牵引法。①皮牵引:适用于3岁以下儿童。②骨牵引:适于成人各类型股骨骨折。由于需长期卧床、住院时间长、并发症多,目前已逐渐少用。牵引现在更多的是作为常规的术前准备或其他治疗前使用。

(2)石膏支具:离床治疗和防止髋人字石膏引起膝关节、髋关节挛缩导致石膏支具的发展。石膏支具在理论上有许多特点,它允许逐渐负重,可以改善肌肉和关节的功能,增加骨骼的应力刺激,促进骨折愈合。

2.手术治疗

采用切开复位内固定。由于内固定器械的改进,手术技术的提高以及人们对骨折治疗观念的改变,股骨干骨折多趋向于手术治疗。内固定的选择应考虑到患者的全身情况、软组织情况及骨折损伤类型。内固定材料包括钢板螺钉固定和髓内钉固定。

二、护理评估

(一)一般评估

1.健康史

(1)一般情况:了解患者的年龄、职业特点、运动爱好、日常饮食结构、有无酗酒等。

(2)受伤情况:了解患者受伤的原因、部位和时间,受伤时的体位和环境,外力作用的方式、方向与性质,骨折轻重程度,急救处理的过程等。

(3)既往史:重点了解与骨折愈合有关的因素,如患者有无骨折史,有无药物滥用、服用特殊药物及药物过敏史,有无手术史等。

2.生命体征(T、P、R、BP)

密切观察患者的生命体征及神志,警惕休克发生。

3.患者主诉

受伤的原因、时间、外力方式与性质,骨折轻重程度及有无合并血管神经损伤、受伤时的体位和环境、急救处理的过程等。

4.相关记录

外伤情况及既往史;X线拍片及实验室检查等结果记录。

(二)身体评估

1.术前评估

(1)视诊:肢体肿胀,缩短,由于肌肉痉挛,常有明显的扭曲畸形。

(2)触诊:局部皮温可偏高,明显压痛。完全骨折有骨擦音。触诊患肢足背动脉、腘窝动脉搏动情况。

(3)动诊:可见反常活动,膝、髋关节活动受限,不能站立和行走。

(4)量诊:患肢有无短缩、双侧下肢周径大小、关节活动度。

2.术后评估

(1)视诊:牵引患者患肢保持外展中立位;外固定清洁、干燥,保持有效固定。

(2)触诊:患肢局部压痛减轻或消退。

(3)动诊:患肢根据愈合情况进行如活动足部、踝关节及小腿。

(4)量诊:患肢无短缩,双侧上肢周径大小相等、关节活动度无差异。

(三)心理-社会评估

评估心理状态,了解患者社会背景,致伤经过及家庭支持系统,对疾病的接受程度,是否承受心理负担,能否有效调节角色转换。

(四)辅助检查阳性结果评估

X线拍片结果明确骨折具体部位、类型、稳定性及损伤程度。

(五)治疗效果的评估

1.非手术治疗评估要点

(1)消肿处理效果的评估:观察患肢肿胀变化;使用冷疗技术后效果;末梢感觉异常者避免冻伤。联合药物静脉使用时密切观察穿刺部位,谨防药物外渗引起局部组织损害。

(2)保持有效牵引效果评估:骨牵引穿刺的针眼有无出现感染征,注意观察患者有无足下垂情况,并注意膝关节外侧腓总神经有无受压。小儿悬吊牵引时无故哭闹时仔细查找原因,调整牵引带,经常检查双足的血液循环和感觉有无异常,皮肤有无破损、溃疡。

(3)观察石膏松紧情况,有无松脱、过紧、污染、断裂。长期固定有无出现关节僵硬、肌肉萎缩、肺炎、压力性损伤、泌尿系统感染等并发症。

2.手术治疗评估要点

(1)评估术区伤口敷料有无渗血、渗液,评估早期功能锻炼的掌握情况。

(2)观察患肢末梢血液循环、活动、感觉,及早发现术后并发症。

三、主要护理诊断(问题)

(一)疼痛

疼痛与骨折有关。

(二)躯体移动障碍

躯体移动障碍与骨折或牵引有关。

(三)潜在并发症

低血容量休克。

四、主要护理措施

(一)病情观察与并发症预防

1.病情观察

由于股骨干骨折失血量较大,观察患者有无脉搏增快、皮肤湿冷、血压下降等低血容量性休克表现。因骨折可损伤下肢重要神经或血管,观察患肢血液供应,如足背动脉搏动和毛细血管充盈情况,并与健肢比较,同时观察患肢是否出现感觉和运动障碍等。一旦发生异常,及时报告医师并协助处理。

2.疼痛护理

及时评估患者疼痛程度,遵医嘱给予止痛药物。

3.牵引护理

(1)保持有效牵引,定期测量下肢的长度和力线,以免造成过度牵引和骨端旋转。

(2)注意牵引针是否有移位,若有移位应消毒后调整。

(3)预防腓总神经损伤,在膝外侧腓骨头处垫纱布或棉垫,防止腓总神经受压,经常检查足部背伸运动,询问是否有感觉异常等情况。

(4)长期卧床者,骶尾处皮肤受压易发生压力性损伤,给予睡气垫床,定时按摩受压处皮肤,足跟悬空。

(二)饮食

给予患者高热量、高蛋白、高纤维素、高钙、富含维生素及果胶成分饮食。如牛奶、鸡蛋、海米、虾皮、鱼汤、骨头汤、新鲜蔬菜和水果等。

(三)用药护理

了解药物不良反应,对症处理用药时观察其用药后效果。根据疼痛程度使用止痛药,并评估不良反应。

(四)心理护理

向患者和家属解释骨折的愈合是一个循序渐进的过程,充分固定能为骨折断端连接提供良好的条件。正确的功能锻炼可以促进断端生长愈合和患肢功能恢复。鼓励患者表达自己的思想,减轻患者及其家属的心理负担。

(五)健康教育

1.指导功能锻炼

患肢固定后,可在持续牵引下做股四头肌等长舒缩运动,并活动足部、踝关节和小腿。卧床期间鼓励患者利用牵引架拉手环或使用双肘、健侧下肢三点支撑抬起身体使局部减轻压力。在 X 线拍片证实有牢固的骨折愈合后,才能取消牵引,进行较大范围的运动。有条件时,也可在8~10周后,有外固定架保护,早起不负重活动,以后逐渐增加负重。股骨中段以上骨折,下床活动时始终应注意保持患肢的外展体位,以免因负重和内收肌的作用而发生继发性向外成角突起畸形。

2.复查

告知患者及家属若骨折远端肢体肿胀或疼痛明显加重,肢体感觉麻木、肢端发凉,应立即到医院复查并评估功能恢复情况。

3.安全指导

指导患者及家属评估家庭环境的安全性,妥善放置可能影响患者活动的障碍物。

五、护理效果评估

(1)患者是否主诉骨折部位疼痛减轻或消失,感觉舒适。

(2)患侧肢端能否维持正常的组织灌注,皮肤温度和颜色正常,末梢动脉搏动有力。

(3)能否避免低血容量休克等并发症的发生。一旦发生,能否及时发现和处理。

(4)患者在指导下能否按计划进行有效的功能锻炼,患肢功能恢复情况及有无活动障碍。

(邱志华)

第二十二节 股骨粗隆间骨折

一、基础知识

(一)解剖生理

股骨粗隆间骨折也叫转子间骨折,是指发生在大小粗隆之间的骨折。股骨大粗隆呈长方形,罩于股骨颈后上部,它的后上面无任何结构附着,由直接暴力引起骨折机会较大。小粗隆在股骨干之后上内侧,在大粗隆平面之下,髂腰肌附着其上。股骨粗隆部的结构主要是骨松质,老年时变得脆而疏松,易发生骨折,其平均年龄较股骨颈骨折还要高。骨折多沿粗隆间线由外上斜向小粗隆,移位多不大。由于该部周围有丰富的肌肉层,血运丰富,且骨折的接触面大,所以容易愈合,极少发生不愈合或股骨头缺血性坏死。但复位不良或负重过早常会造成畸形愈合,较常见的为髋内翻,并由于承重线的改变,可能在后期引起患侧创伤性关节炎。

(二)病因

股骨粗隆间骨折,多为间接外力损伤,好发于65岁以上老人,由于年老肝肾衰弱,骨质疏松变脆,关节活动不灵,应变能力较差,突遭外力身体失去平衡,仰面或侧身跌倒,患肢因过度外旋或内旋,或内翻而引起;或下肢于固定情况下,上身突然扭旋,以及跌倒时大粗隆与地面碰撞等扭旋、内翻和过伸综合伤所致。

(三)分型

股骨粗隆间骨折,根据损伤机制、骨折线的走行方向和骨折的局部情况,可分为顺粗隆间型、反粗隆间型和粉碎型骨折三种,其中以顺粗隆间型骨折最为多见。根据骨折后的移位情况,可分为无移位型和移位型两种,而无移位型骨折较为少见。根据受伤时间长短,可分为新鲜性和陈旧性骨折两种。

(四)临床表现

肿胀、疼痛、功能受限,有些可沿内收大肌和阔筋膜张肌向下、后出现大片瘀血斑,患肢可有程度不等的短缩,多有明显外旋畸形。X线检查可明确骨折的类型和移位程度。

二、治疗原则

(一)无移位骨折

无须整复,只需在大粗隆部外贴接骨止痛之消定膏,患肢固定于30°～40°外展位,或配合皮

249

牵引。6 周左右骨折愈合后,可扶拐下床活动。

(二)顺粗隆间型骨折

手法整复,保持对位,以 5 kg 重量皮肤或胫骨结节牵引,维持患肢于 45°外展位,6～8 周后酌情去除牵引,扶拐下床活动。此型骨折也可用外固定器固定,固定后根据患者全身情况,1～2 周后下床扶拐活动,2～3 月 X 线检查骨折愈合后,去除固定。

(三)粉碎性粗隆间骨折

手法复位后以胫骨结节或皮肤牵引,维持肢体于外展 45°位 8～10 周,骨折愈合后去除牵引,扶拐下床活动。

(四)反粗隆间型骨折

手法复位后采用股骨髁上或胫骨结节牵引,以 5～8 kg 重量,维持肢体于外展 45°位,固定 10 周左右,骨折愈合后去除牵引,扶拐下床活动。

(五)陈旧性粗隆间骨折

骨折时间 1 个月左右,全身情况允许,可在麻醉下进行手法复位,用胫骨结节或股骨髁上牵引,重量6～8 kg,维持患肢外展 45°位,6～8 周骨折愈合后,去除牵引,扶拐下床活动。

三、护理

(一)护理要点

1.股骨粗隆间骨折

多见于老年人,感觉及反应都比较迟钝,生活能力低下,并且有不少老年人合并有其他疾病,如心脏病、高血压、糖尿病、脑血栓、偏瘫、失语、大小便失禁、气管炎、哮喘病等。因此,护理人员首先应细致地观察、了解病情,给予及时适当的治疗和护理,同时要加强基础护理,预防肺炎、泌尿系统感染、压力性损伤等并发症的发生。

2.牵引固定

应严密观察患者体位摆放是否正确,应保持患肢外展中立位,切忌内收,保持有效牵引。

(二)护理问题

有发生髋内翻的可能。

(三)护理措施

1.一般护理措施

(1)创伤骨折、外固定过紧、压迫、伤口感染等均可引起疼痛,针对引起疼痛的不同原因对症处理,对疼痛严重而诊断已明确者,在局部对症处理前可应用吗啡、哌替啶、布桂嗪、曲马朵等镇痛药物,减轻患者的痛苦。

(2)适当抬高患肢,如无禁忌应及早恢复肌肉、关节的功能锻炼,促进损伤局部血液循环,以利于静脉血液及淋巴液回流,防止、减轻或及早消除肢体肿胀。

(3)突然的创伤刺激及较重的伤势,可能会遗留较严重的肢体功能障碍或丧失,患者会有焦虑、恐惧、忧郁、消沉、悲观失望等应激的心理反应,要有针对性地进行医疗卫生知识宣教,及时了解患者的思想情绪波动,通过谈心、聊天,有的放矢地进行心理护理。

(4)有些骨折的老年患者合并有潜在的心脏病、高血压、糖尿病等疾病,受到疼痛刺激后,可能诱发脑血管意外、心肌梗死、心脏骤停等意外的发生,应予以密切观察,以防发生意外。

(5)加强营养,提高机体的抗病能力,对严重营养缺乏的患者可从静脉补充脂肪乳剂、氨基酸、人血清蛋白等。

（6）股骨粗隆间骨折因牵引、手术或保持有效固定的被迫体位，长期不能下床，导致生活自理能力下降。应从生活上关心体贴患者，以理解宽容的态度主动与患者交往，了解生活所需，尽量满足患者的要求，并引导患者做一些力所能及的事，以助于锻炼和增强信心，并告诫患者力所不及的事不要勉强去做，以免影响体位，引起骨折错位。

（7）因疼痛、恐惧、焦虑、对环境不熟悉、生活节奏被打乱等常导致患者失眠，应同情、关心、体贴患者，消除影响患者情绪的不良因素，使患者尽快适应医院环境。避免一切影响患者睡眠的不良刺激，如噪声、强光等，为患者创造一个安静舒适的优良环境，鼓励患者适当娱乐，分散患者对疾病的注意力。

（8）注意观察伤口情况，伤口疼痛的性质是否改变，有无红肿、波动感。对于伤口污染或感染严重的，应根据情况拆除缝线敞开伤口、中药外洗、抗生素湿敷等。定期细菌培养，合理有效使用抗生素，积极控制感染。

（9）保持病室空气新鲜，温、湿度适宜，定期紫外线消毒，预防感染。鼓励患者做扩胸运动、深呼吸、拍背咳痰、吹气球等，以改善肺功能，预防发生坠积性肺炎。保持床铺平整、松软、清洁、干燥、无皱褶、无渣屑。经常为患者温水擦浴，保持皮肤清洁。每天定时按摩骶尾部、膝关节、足跟等受压部位，预防压力性损伤发生。督促患者多饮水，便后清洗会阴部，预防泌尿系统感染。多食新鲜蔬菜和水果，以防发生胃肠道感染和大便秘结。鼓励患者及早进行正确的活动锻炼，如肌肉的等长收缩、关节活动，辅以肌肉按摩，指导髌骨以及关节的被动活动，以促进血液循环、维持肌力和关节的正常活动度，以防止发生肌肉萎缩、关节僵硬、骨质疏松等并发症。

2.股骨粗隆间骨折的特殊护理

（1）早期满意的整复和有效固定是防止发生髋内翻畸形的关键。因此，在整复对位后应向患者说明保持正确体位的重要性和必要性，以取得他们的配合。

（2）保持患肢外展、中立位，切忌内收，保持有效牵引，预防内收肌牵拉引起髋内翻畸形。

（3）为了防止患肢内收，应将骨盆放正，必要时进行两下肢同时外展中立位牵引，预防髋内翻畸形。

（4）牵引或外固定解除后，仍应保持患肢外展位，避免过早离拐。应在X线片检查骨折已坚固愈合后，方可弃拐负重行走。

（邱志华）

第二十三节　胫腓骨干骨折

一、疾病概述

(一)概念

胫腓骨干骨折指胫骨平台以下至踝以上部分发生的骨折。占全身骨折的13%～17%。

（二）相关病理生理

胫腓骨是长管状骨中最常发生骨折的部位，10岁以下儿童尤为多见，其中以胫腓骨双骨折最多，胫骨骨折次之，单纯腓骨骨折最少。胫腓骨由于部位的关系，遭受直接暴力打击、压轧的机会较多，又因胫骨前内侧紧贴皮肤，所以开放性骨折较多见。严重外伤、创口面积大、骨折粉碎、污染严重、组织遭受挫裂伤为本病的特点。

（三）病因与分类

1.病因

（1）直接暴力：多为重物撞击伤、车轮碾轧等直接暴力损伤，可引起胫腓骨同一平面的横形、短斜形或粉碎性骨折。

（2）间接暴力：多为高处坠落后足着地，身体发生扭转所致。可引起胫骨、腓骨螺旋形或斜形骨折，软组织损伤较小，腓骨的骨折线高于胫骨骨折线。儿童胫腓骨干骨折常为青枝骨折。

2.分类

胫腓骨干骨折可分为：①胫腓骨干双骨折；②单纯胫骨干骨折；③单纯腓骨骨折。

（四）临床表现

1.症状

患肢局部疼痛、肿胀，不敢站立和行走。

2.体征

患肢可有反常活动和明显畸形。由于胫腓骨表浅，骨折常合并软组织损伤，形成开放性骨折，可见骨折端外露。胫骨上1/3骨折可致胫后动脉损伤，引起下肢严重缺血甚至坏死。胫骨中1/3骨折可引起骨筋膜室压力升高，胫前区和腓肠肌区可有张力增加。胫骨下1/3骨折由于血运差，软组织覆盖少，容易发生延迟愈合或不愈合。腓骨颈有移位的骨折可损伤腓总神经，可出现相应感觉和运动功能障碍。骨折后期，若骨折对位对线不良，使关节面失去平行，改变了关节的受力面，易发生创伤性关节。小儿青枝骨折表现为不敢负重和局部压痛。

（五）辅助检查

X线检查应包括膝关节和踝关节，可确定骨折的部位、类型和移位情况。

（六）治疗原则

1.非手术治疗

（1）手法复位外固定：稳定的胫腓骨骨干横形骨折或短斜形骨折可在手法复位后用小夹板或长腿石膏固定，6～8周可扶拐负重行走。单纯胫骨干骨折由于有完整腓骨的支撑，石膏固定6～8周后可下地活动。单纯胫骨干骨折若不伴有胫腓上、下关节分离，也无须特殊治疗。为减少下地活动时疼痛，用石膏固定3～4周。

（2）牵引复位：不稳定的胫腓骨干双骨折可采用腿骨结节牵引，纠正缩短畸形后手法复位，小夹板固定。6周后去除牵引，改用小腿功能支架固定，或行长腿石膏固定，可下地负重行走。

2.手术治疗

手法复位失败、损伤严重或开放性骨折者应切开复位，选择钢板螺钉或髓内针固定。若固定牢固，手术4～6周后可负重行走。

二、护理评估

(一)一般评估

1.健康史

(1)一般情况:了解患者的年龄、职业特点、运动爱好、日常饮食结构、有无酗酒等。

(2)受伤情况:了解患者受伤的原因、部位和时间,受伤时的体位和环境,外力作用的方式、方向与性质,骨折轻重程度,急救处理的过程等。

(3)既往史:重点了解与骨折愈合有关的因素,如患者有无骨折史,有无药物滥用、服用特殊药物及药物过敏史,有无手术史等。

2.生命体征(T、P、R、BP)

(1)发热:骨折患者体温一般在正常范围。损伤严重或因血肿吸收,可出现低热但一般不超过 38 ℃。开放性骨折出现高热,多由感染引起。

(2)休克:因骨折部位大量出血、剧烈疼痛或合并内脏损伤引起失血性或创伤性休克,多见于严重的开放性骨折。

3.患者主诉

受伤的原因、时间、外力方式与性质,骨折轻重程度及有无合并血管神经损伤、受伤时的体位和环境、急救处理的过程等。

4.相关记录

外伤情况及既往史;X 线拍片及实验室检查等结果记录。

(二)身体评估

1.术前评估

(1)视诊:肢体肿胀,有明显畸形。

(2)触诊:局部皮温可偏高,明显压痛;有骨擦音。

(3)动诊:可见反常活动,不能站立和行走。

(4)量诊:患肢有无短缩、双侧下肢周径大小、关节活动度。

2.术后评估

(1)视诊:牵引患者患肢保持外展中立位;外固定清洁、干燥,保持有效固定。

(2)触诊:患肢局部压痛减轻或消退。

(3)动诊:患肢根据愈合情况进行如活动足部、踝关节及小腿。

(4)量诊:患肢无短缩,双侧上肢周径大小相等、关节活动度无差异。

(三)心理-社会评估

评估心理状态,了解患者社会背景,致伤经过及家庭支持系统,对疾病的接受程度,是否承受心理负担,能否有效调节角色转换。

(四)辅助检查阳性结果评估

X 线拍片结果明确骨折具体部位、类型、稳定性及损伤程度。

(五)治疗效果的评估

(1)局部无压痛及叩击痛。

(2)局部无反常活动。

(3)内固定治疗者,X 线拍片显示骨折处有连续骨痂通过,骨折线已模糊。

（4）X线拍片证实骨折愈合后可正常行走或负重行走。

（5）连续观察2周骨折处不变形。

三、主要护理诊断（问题）

（一）疼痛

疼痛与骨折、软组织损伤、肌痉挛和水肿有关。

（二）外周神经血管功能障碍的危险

外周神经血管功能障碍的危险与骨和软组织损伤、外固定不当有关。

（三）潜在并发症

肌萎缩、关节僵硬。

四、主要护理措施

（一）病情观察与并发症预防

1.病情观察

因骨折可损伤下肢重要神经或血管，观察患肢血液供应，如足背动脉搏动和毛细血管充盈情况，并与健肢比较，同时观察患肢是否出现感觉和运动障碍等。一旦发生异常，及时报告医师并协助处理。

2.疼痛护理

及时评估患者疼痛程度，遵医嘱给予止痛药物。

3.牵引护理

（1）保持有效牵引，定期测量下肢的长度和力线，以免造成过度牵引和骨端旋转。

（2）注意牵引针是否有移位，若有移位应消毒后调整。

（3）预防腓总神经损伤，经常检查足部背伸运动，询问是否有感觉异常等情况。

（4）长期卧床者，骶尾处皮肤受压易发生压力性损伤，给予睡气垫床，定时按摩受压处皮肤，足跟悬空。

（二）饮食

给予患者高热量、高蛋白、高纤维素、高钙、富含维生素及果胶成分饮食。如牛奶、鸡蛋、海米、虾皮、鱼汤、骨头汤、新鲜蔬菜和水果等。

（三）用药护理

了解药物不良反应，对症处理用药时观察其用药后效果。根据疼痛程度使用止痛药，并评估不良反应。

（四）心理护理

向患者和家属解释骨折的愈合是一个循序渐进的过程，充分固定能为骨折断端连接提供良好的条件。正确的功能锻炼可以促进断端生长愈合和患肢功能恢复。鼓励患者表达自己的思想，减轻患者及其家属的心理负担。

（五）健康教育

1.指导功能锻炼

复位固定后尽早开始趾间和足部关节的屈伸活动，做四头肌等长舒缩运动以及髌骨的被动运动。有夹板外固定者可进行踝关节和膝关节活动，但禁止在膝关节伸直情况下旋转大腿，以防发生骨不连。去除牵引或外固定后遵医嘱进行膝关节和踝关节的屈伸练习和髋关节各种运动,逐渐下地行走。

2.复查

告知患者及家属若骨折远端肢体肿胀或疼痛明显加重,肢体感觉麻木、肢端发凉,应立即到医院复查并评估功能恢复情况。

3.安全指导

指导患者及家属评估家庭环境的安全性,妥善放置可能影响患者活动的障碍物。

五、护理效果评估

(1)患者是否主诉骨折部位疼痛减轻或消失,感觉舒适。

(2)患侧肢端能否维持正常的组织灌注,皮肤温度和颜色正常,末梢动脉搏动有力。

(3)能否避免低血容量休克等并发症的发生。一旦发生,能否及时发现和处理。

(4)患者在指导下能否按计划进行有效的功能锻炼,患肢功能恢复情况及有无活动障碍。

(邱志华)

第二十四节　髌骨骨折

髌骨古称连骸骨,俗称膝盖骨、镜面骨。《素问·骨空经》云:"膝解为骸关,侠膝之骨为连骸。"髌骨为人体最大的籽骨,位于膝关节之前。髌骨骨折占全部骨折损伤的10%,多见成年人。

髌骨略呈三角形,尖端向下,被包埋在股四头肌腱部,其后方是软骨面,与股骨两髁之间软骨面相关节,即髌股关节。髌骨后方之软骨面有条纵嵴,与股骨髁滑车的凹陷相适应,并将髌骨后软骨面分为内外两部分,内侧者较厚,外侧者扁宽。髌骨下端通过髌韧带连于胫骨结节。

髌骨是膝关节的一个组成部分,切除髌骨后,在伸膝活动中可使股四头肌肌力减少30%左右。因此,髌骨有保护膝关节、增强股四头肌肌力、伸直膝关节最后10°～15°的作用,除不能复位的粉碎性骨折外,应尽量保留髌骨。髌骨后面是完整的关节面,其内外侧分别与股骨内外髁前面形成髌股关节,在治疗中应尽量使关节面恢复平整,减少髌骨关节炎的发生。横断骨折有移位者,均有股四头肌腱扩张部断裂,致使肌四头肌失去正常伸膝功能,故治疗髌骨骨折时,应修复肌腱扩张部的连续性。

一、病因

骨折病因为直接暴力和肌肉强力收缩所致。直接暴力多因外力直接打击在髌骨上,如撞伤、踢伤等,骨折多为粉碎性,其髌前腱膜及髌骨两侧腱膜和关节囊多保持完好,骨折移位较小,亦可为横断骨折、边缘骨折或纵形劈裂骨折。肌肉强力收缩者,多由于股四头肌猛力收缩所形成的牵拉性损伤,如突然滑倒时,膝关节半屈曲位,股四头肌骤然收缩,牵拉髌骨向上,髌韧带则固定髌骨下部,而股骨髁部向前顶压髌骨形成支点,三种力量同时作用造成髌骨骨折。肌肉强力收缩多造成髌骨横断骨折,上下骨块有不同程度的分离移位,髌前筋膜及两侧扩张部撕裂严重。

二、诊断要点

有明显外伤史,伤后膝前方疼痛、肿胀,膝关节活动障碍。检查时在髌骨处有明显压痛,粉碎骨折可触及骨擦感,横断骨折有移位时可触及一凹沟。膝关节正侧位 X 线片可明确诊断。

X 线检查时需注意:侧位片虽然对判明横断骨折以及骨折块分离最为有用,但不能了解有无纵形骨折以及粉碎骨折的情况。而斜位片可以避免髌骨与股骨髁重叠,既可显示其全貌,更有利于诊断纵形骨折、粉碎骨折及边缘骨折。斜位摄片时,若为髌骨外侧损伤可采用外旋 45°位。如怀疑内侧有损伤时,则可取内旋 45°。如临床高度怀疑有髌骨骨折而斜位及侧位 X 线片均未显示时,可再照髌骨切位 X 线片(图 6-2)。

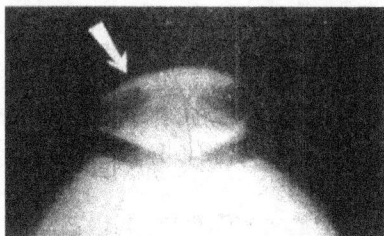

图 6-2　髌骨切线位 X 线片

三、治疗方法

髌骨骨折属关节内骨折,在治疗时必须达到解剖复位标准并修复周围软组织损伤,才能恢复伸膝装置的完整,防止创伤性关节炎的发生。

(一)整复固定方法

1.手法整复外固定

(1)整复方法:复位时先将膝关节内积血抽吸干净,注入 1% 普鲁卡因 5~10 mL,起局部麻醉作用,而后患膝伸直,术者立于患侧,用两手拇食指分别捏住上下方骨块,向中心对挤即可合拢复位。

(2)固定方法。①石膏固定法:用长腿石膏固定患膝于伸直位。若以管型石膏固定,则应在石膏塑形前摸出髌骨轮廓,并适当向髌骨中央挤压使骨折块断面充分接触,这样固定作用可靠,可在早期进行股四头肌收缩锻炼,预防肌肉萎缩和粘连。外固定时间不宜过长,一般不要超过 6 周。髌骨纵形骨折一般移位较小,用长腿石膏夹固定 4 周即可。②抱膝圈固定法:可根据髌骨大小,用胶皮电线、纱布、棉花做成套圈,置于髌骨处,并将四条布带绕于托板后方收紧打结,托板的两端用绷带固定于大小腿上。固定 2 周后,开始进行股四头肌收缩锻炼,3 周后下床练习步行,4~6 周后去除外固定,做膝关节不负重活动。此方法简单易行,操作方便,但固定效果不够稳定,有再移位的可能,注意固定期间应定时检查纠正。同时注意布带有否压迫腓总神经,以免造成腓总神经损伤。③闭合穿针加压内固定:适用于髌骨横形骨折者。方法是:皮肤常规消毒、铺巾后,在无菌操作下,用骨钻在上下骨折块分别穿入一根钢针,注意进针方向须与髌骨骨折线平行,两根针亦应平行,穿针后整复。骨折对位后,将两针端靠拢拉紧,使两骨折块接触,稳定后再拧紧固定器螺钉,如无固定器亦可代之以不锈钢丝。然后用乙醇纱布保护针孔,防止感染,术后用长木板或石膏托将膝关节固定于伸直位(图 6-3)。④抓髌器固定法:方法是患者取仰卧位,股神经麻醉,在无菌操作下抽净关节内积血,用双手拇、食指挤压髌骨使其对位。待复位准确后,先用抓髌器较窄的一侧钩刺入皮肤,钩住髌骨下极前缘和部分髌腱。如为粉碎性骨折,则钩住其主要的骨块和最大的骨块,然后再用抓髌器较宽的一侧,钩住近端髌骨上极前缘即张力带处。如为上极粉碎性骨折,则先钩住上极粉碎性骨块,再钩住远端骨块。注意抓髌器的双钩必须抓牢髌骨上下极的前侧缘,最后将加压螺旋稍加拧紧使髌骨相互紧密接触。固定后要反复伸屈膝关节以磨造关节面,达到最佳复位。骨折复位后应注意抓髌器螺旋盖压力的调整,因为其为加压固定的关键部位,松则不能有效地维持对位,紧则不能产生骨折自身磨造的效应(图6-4)。⑤髌骨抱聚器固定法:电视 X 线透视下无菌操作,先抽尽膝关节腔内积血,利用胫骨结节髌骨外缘的关系,在胫骨结节偏内上部位,将抱聚器的下钩刺穿皮肤,进入髌骨下极非关节面的下方,并向上提拉,确定是否抓持牢固。并用拇指后推折块,让助手两手拇指在膝关节两旁推挤皮肤及皮下组织向后以矫正翻转移位。然后将上针板刺入皮肤,扎在近折块的前侧缘上,术者一手稳住上下针板,令助手拧动上下手柄,直至针板与内环靠近;术者另一手的拇指按压即将接触的折端,并扪压内外侧缘,以防侧方错位,并加压固定。再利用髌骨沿股间窝下滑及膝关节伸屈角度不同和髌股关节接触面的变化,伸屈膝关节,纠正残留成角和侧方移位。应用髌骨抱聚器治疗髌骨骨折具有骨折复位稳定、加速愈合、关节功能恢复理想的优点(图6-5)。

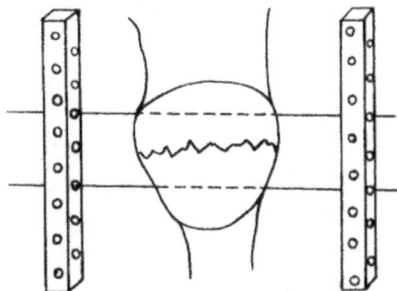

图 6-3 闭合穿针加压内固定

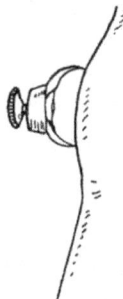

图 6-4 抓髌器固定法

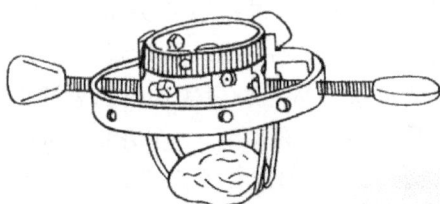

图 6-5 髌骨抱聚器固定法

2.切开复位内固定

其适用于髌骨上下骨折块分离在 1.5 cm 以上、不易手法复位或其他固定方法失败者。方法是在硬膜外麻醉或股神经加坐骨神经阻滞麻醉下,取膝前横弧形切口,切开皮肤皮下组织后,即进入髌前及腱膜前区,此时可见到髌骨的折面及撕裂的支持带,同时有紫红色血液由裂隙涌出,吸净积血,止血,进行内固定。目前以双 10 号丝线、不锈钢丝、张力带钢丝固定为常用(图6-6)。

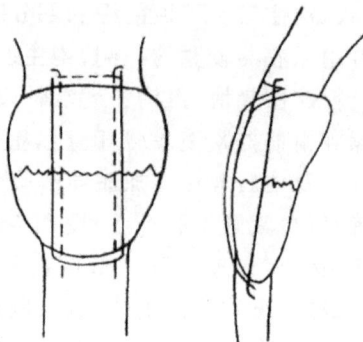

图 6-6　张力带钢丝内固定

(二)药物治疗

髌骨骨折多瘀肿严重,初期可用利水逐瘀法以祛瘀消肿,具体药方参照股骨髁间骨折。若采用穿针或外固定器治疗者,可用解毒饮加泽泻、车前子;肿胀消减后,可服接骨丹。后期关节疼痛活动受限者,可服养血止痛丸。外用药初期肿胀严重者,可外敷消肿散。无移位骨折,可外贴接骨止痛膏。去固定后,关节僵硬疼痛者,可按摩展筋丹或展筋酊,并可用活血通经舒筋利节的苏木煎外洗。

(三)功能康复

复位固定肿胀消退后,即可下床活动,让膝关节有小量的伸屈活动,使髌骨关节面得以在股骨滑车的磨造中愈合,有利于关节面的平复。第2～3周,有托板固定者应解除,有限度地增大膝关节的活动范围。6周后骨折愈合去固定后,可用指推活髌法解除髌骨粘连,以后逐步加强膝关节屈伸活动锻炼,使膝关节功能早日恢复。

四、术后康复和护理

骨折固定稳定,可实施早期被动关节活动练习,用 CPM 或铰链型关节固定支具。24～48 小时后拔除关节腔内引管,疼痛消失后指导患者进行股四头肌等长收缩练习及踝、髋关节主动活动,直腿抬高练习可于术后 1～2 天开始。股四头肌等长运动练习和早期关节活动练习可防止粘连并维持股四头肌的紧度。X 线证实骨折愈合后 4～6 周,就应开始抗阻力运动。体育运动或充分的活动应该待持续康复完成后进行,这需要 3～6 个月的时间。在髌骨部分切除术后,功能的恢复主要依赖腱-骨交界面的愈合和修复情况。术后应对膝关节进行保护并制动 3～4 周,对于伸肌结构大范围的修复或者软组织缺陷的补救的病例来说,至少需要制动 6 周。在这期间患者可在铰链型膝关节固定支具保护下进行有限的活动。这些患者需要几个月的功能锻炼、系统康复,才能获得最大的活动度和力量。

(邱志华)

第七章

体检中心护理

第一节 健康体检项目及其临床意义

如今健康体检越来越普及,想保证自身健康指数的大多数人都会选择每年定期体检,了解了每个体检项目的具体内容及意义,才能让每次的健康体检更有意义,下面对于健康体检的项目和意义做全面的介绍。

一、一般情况

(一)身高
正常人体的身高随年龄变化也会有不同,从出生开始,男性到 25 岁左右,女性到 23 岁左右停止长高,从 40 岁开始男性老年人的身高平均要降低 2.25%,女性平均要降低 2.5%。甚至一天中也会有 1~3 cm 的改变。影响身高的因素有很多,遗传因素较为普遍但也不是绝对,一个人后天的生活习惯,运动方式,都会影响到身高。国际上也有不同年龄段身高的计算方法,可适用于大多数人群。一般在常规检查中用身高增长来评定生长发育、健康状况和疲劳程度。

(二)体重
体重是反映和衡量一个人健康状况的重要标志之一。

(三)体重指数
BMI=体重/(身高)²
1.正常体重
体重指数=18.5~24.9。
2.超重
体重指数=25~24.9。
3.肥胖
体重指数≥30。

(四)血压
血管内的血液对于单位面积血管壁的侧压力。通常所说的血压是指动脉血压。

1.理想血压

收缩压<16.0 kPa(120 mmHg)、舒张压<10.7 kPa(80 mmHg)。

2.正常血压

收缩压<17.3 kPa(130 mmHg)、舒张压<11.3 kPa(85 mmHg)。

3.血压升高

血压测值受多种因素的影响,如情绪激动、紧张、运动等;若在安静、清醒的条件下采用标准测量方法,至少 3 次非同日血压值达到或超过收缩压 18.7 kPa(140 mmHg)和/或舒张压 12.0 kPa(90 mmHg),即可认为有高血压,如果仅收缩压达到标准则称为单纯收缩期高血压。高血压绝大多数是原发性高血压,约 5% 继发于其他疾病,称为继发性或症状性高血压,如慢性肾炎等。高血压是动脉粥样硬化和冠心病的重要危险因素,也是心力衰竭的重要原因。

4.血压降低

凡血压低于 12.0/8.0 kPa(90/60 mmHg)时称低血压。低血压也可有体质的原因,患者自诉一贯血压偏低,患者口唇黏膜,使局部发白,当心脏收缩和舒张时则发白的局部边缘发生有规律的红、白交替改变即为毛细血管搏动征。

二、查体

(一)内科检查

1.脉搏

脉搏是心脏搏动节律在外周动脉血管的表现,检查的常用部位有桡动脉、颞动脉、足背动脉。其节律同心律。

2.胸廓

检查胸廓的前后、左右径,是否对称,有无扁平胸、桶状胸、鸡胸,有无胸椎后凸(驼背)、侧弯,有无呼吸困难所致"三凹症"等。

3.肺部

肺部主要检查气管是否居中,呼吸动度、呼吸音是否正常,有无过清音、实音,有无干湿啰音、胸膜摩擦音,并叩诊肺下界,初步诊断肺炎、慢性支气管炎、肺气肿、气胸、胸腔积液等。

4.心率

心脏搏动频率,正常 60~100 次/分,心率>100 次/分为心动过速,心率<60 次/分为心动过缓。

5.心界

用叩诊法在前胸体表显示出的心脏实音区,初步判断心脏大小及是否存在左右心室肥大。

6.心律

心脏搏动节律。正常为窦性心律,节律规整,强弱一致,且心率在正常范围。否则为心律不齐,常见异常心律有期前收缩、二或三联律、房颤等。

7.杂音

血流在通过异常心脏瓣膜时发出的在第一、二心音以外的声音。根据杂音发生时限可分为收缩期或舒张期杂音;根据杂音强弱可分为若干级杂音;根据杂音所在听诊区可确定某处瓣膜病变。正常心脏无杂音或仅闻及一到二级收缩期杂音。三级以上收缩期或舒张期杂音均视为异常。瓣膜病变的确诊须行心脏彩超检查。

8.腹部压痛

正常腹部触诊为柔软、无压痛、无反跳痛、无包块。如有压痛应考虑所在部位病变。腹部以九分法分区,腹部分区相对应的器官如下。

(1)右上腹:肝、胆、十二指肠、结肠肝曲。

(2)上腹部:胃、横结肠、胰。

(3)左上腹:脾、胰尾,结肠脾曲。

(4)右侧腹:右肾、右输尿管、升结肠。

(5)中腹部:小肠。

(6)左侧腹:左肾、左输尿管、降结肠。

(7)右下腹:回盲部(阑尾)、右输尿管。

(8)下腹部:膀胱。

(9)左下腹:左输尿管、乙状结肠。

9.肝脏

肝脏呈楔形位于右上腹,上界为右锁骨中线第六肋间,下界于剑突下<3 cm,右肋缘下不能触及质地柔软,边缘锐,无结节,无压痛。肝脏主要功能为糖、蛋白、脂肪代谢场所;分泌胆汁;并有防御及解毒功能。肝脏疾病时其上下限可发生改变。

10.脾脏

脾脏位于左上腹,正常于左肋下不能触及。其主要功能为处理衰老红细胞及血小板,并能储存血液。如脾大常为肝脏、血液、免疫系统疾病。

11.肾脏

肾脏呈半圆形,左右各一,位于腰椎两侧肋脊角。主要功能是产生尿液,调节体液,排泄代谢废物。如有病变常表现肾区叩痛。

12.肿块

医师可通过视触叩听的检查方法初步判断有无腹部包块,并提出进一步检查的建议。

(二)外科检查

1.淋巴结

人体皮下有许多表浅淋巴结群,其主要分布在头颈部、腋下、腹股沟,这些淋巴结汇集相应皮肤表层淋巴液。淋巴结是人体防御器官,将淋巴液中有害物质吞噬清除。当淋巴结肿大压痛时常表示相应区域有病变。

2.甲状腺

甲状腺呈蝶形位于颈前气管甲状软骨两侧,其分泌的甲状腺素对人体新陈代谢起重要作用。正常甲状腺外观不明显,不可触及,无血管杂音,无结节。甲状腺常见病变有单纯性肿大、甲状腺炎、甲亢、甲减、腺瘤、囊腺瘤,极少数有癌症。

3.脊椎

人体脊柱由32个椎体相互连接从头后枕骨大孔直至臀部尾骨,其中颈椎7个,胸椎12个,腰椎5个,骶椎5个,尾椎3个。正常脊柱无侧弯,有四个生理弯曲:颈、腰椎稍前凸;胸、骶椎稍后凸。胸椎和骶椎无活动度,颈椎和腰椎具有一定的活动度,不注意保护易造成损伤如颈椎病、腰椎间盘突出等。组成人体脊柱的32个椎体的椎弓相连形成椎管,穿行其内的脊髓是神经传导的重要组成部分,自椎间孔发出外周神经控制躯干及四肢的运动和感觉。故脊椎病变还可表现外周神经损伤的症状。

4.四肢

注意患者步态,检查上下肢有无畸形、外伤、感染、活动障碍及水肿等。

5.关节

检查有无关节畸形、红、肿、热、痛及活动障碍等。

6.皮肤

检查皮肤颜色有无苍白、发红、发绀、黄染及色素,有无斑疹、丘疹、荨麻疹等皮疹,有无脱屑,有无瘀点、瘀斑等皮肤出血,有无肝掌及蜘蛛痣、水肿、皮下结节及瘢痕等。

7.外周血管

有无下肢静脉曲张、有无动脉血管搏动减弱或消失。

(三)眼科

1.视力

常使用远视力表(在距离视力表 5 m 处)及近视力表(在距离视力表 33 cm 处),两表均能看清 1.0 视标者为正常视力。近视力检查能了解眼的调节功能,配合远视力检查可初步诊断屈光不正(包括散光、近视、远视)、老视或器质性病变(如白内障、眼底病变)。

2.辨色力

色力可分为色弱和色盲两种。可分为先天性和后天性。先天性以红绿色盲最常见;后天性多由视网膜病变、视神经萎缩和球后神经炎引起。

3.外眼

外眼包括眼睑、泪器、结膜、眼球位置和眼压的检查。

4.内眼

内眼包括角膜、前房、虹膜、瞳孔、晶状体、玻璃体和眼底的检查。常见疾病有角膜炎、青光眼、白内障、视网膜病变等。

(四)耳鼻喉科

1.耳

检查外耳(耳郭、外耳道)、中耳(鼓膜)、乳突、听力。常见疾病有外耳道疖肿、中耳炎、鼓膜穿孔、胆脂瘤和听力减退等。

2.鼻

检查鼻外形、鼻腔(鼻甲、鼻黏膜、鼻中隔、鼻腔分泌物)、鼻窦(上颌窦、额窦、筛窦等)。常见疾病有鼻中隔偏曲、鼻炎、鼻出血、鼻息肉、鼻甲肥大及萎缩和鼻窦炎等。

3.咽

咽分为鼻咽、口咽及喉咽部。常见疾病有咽炎、扁桃体炎、扁桃体肿大和鼻咽癌等。

4.喉

检查声带和会厌。常见疾病有喉炎、声带小结、会厌囊肿、声带麻痹和喉癌等。

(五)口腔科

1.牙齿

主要是检查有无龋齿、残根、缺齿。

2.黏膜

口腔黏膜及腺体有无异常。

3.牙周

牙龈、牙周及下颌关节有无异常。

(六)妇科

1.外阴部

已婚妇女处女膜有陈旧性裂痕,已产妇处女膜及会阴处均有陈旧性裂痕或会阴部可有倒切伤痕。必要时医师会嘱患者向下屏气,观察有无阴道前后壁膨出、子宫脱垂或尿失禁等。

2.阴道

阴道壁黏膜色泽淡粉,有皱襞,无溃疡、赘生物、囊肿、阴道隔及双阴道等先天畸形。

3.宫颈

宫颈糜烂的分度(轻、中、重),宫颈肥大的程度,以及赘生物的大小、位置等。

4.子宫及附件

子宫位置,有无肌瘤。卵巢及输卵管合称"附件",有无囊肿。

三、实验室检查

(一)糖尿病筛查

1.空腹血糖

空腹血糖即空腹时血液中的葡萄糖浓度,葡萄糖是供给人体能量最重要的物质,它在血中的浓度受肝脏、胰岛素及神经系统等的调节,保持在正常范围内。参考范围是 $3.8\sim6.1$ mmol/L,若 $\geqslant7.0$ mmol/L 应考虑为糖尿病,如血糖超过肾糖阈(9 mmol/L)即可出现尿糖。如果长时间的糖尿病未治疗,可能引起心脏血管、脑血管、神经系统、眼底病变及肾脏功能障碍等并发症。此外血糖增高还可见于内分泌疾病(肢端肥大症、皮质醇增多症、甲亢、嗜铬细胞瘤、胰高血糖素瘤),应激性高血糖(如颅脑损伤、脑卒中、心肌梗死),药物影响(口服避孕药等)。亦可见于生理性增高(如饱餐后、高糖饮食、剧烈运动、情绪紧张)。

2.餐后2小时血糖

当空腹血糖稍有升高时,需做餐后2小时血糖测定,它是简化的葡萄糖耐量实验,可以进一步明确有无糖尿病。若餐后2小时血糖值为 $7.8\sim11.1$ mmol/L,应考虑为糖耐量降低,表示体内葡萄糖代谢不佳,可能存在胰岛 β 细胞分泌胰岛素功能减退,或胰岛素抵抗,应予以饮食和运动治疗。若 $\geqslant11.1$ mmol/L,就可诊断为糖尿病,应进一步咨询糖尿病专科医师(高度怀疑糖尿病者不宜做糖耐量试验)。

3.糖化血红蛋白

是血糖与血红蛋白的结合产物,由于糖化过程非常缓慢,一旦形成不易解离,故反映的是在检测前120天内的平均血糖水平,而与抽血时间,患者是否空腹,是否使用胰岛素等因素无关,不受血糖浓度暂时波动的影响。对高血糖、特别是血糖、尿糖波动较大的患者有独特的诊断意义,也是判定糖尿病各种治疗是否有效的良好指标。糖化血红蛋白的测定结果以百分率表示,指的是和葡萄糖结合的血红蛋白占全部血红蛋白的比例。

糖化血红蛋白 A1C 正常值为 $4\%\sim6\%$。$<4\%$ 时表示控制偏低,患者容易出现低血糖;$6\%\sim7\%$ 时表示控制理想;$7\%\sim8\%$ 时表示可以接受;$8\%\sim9\%$ 时表示控制不好;$>9\%$ 时表示控制很差,是糖尿病并发症发生发展的危险因素。糖尿病性肾病,动脉硬化,白内障等并发症,并有可能出现酮症酸中毒等急性并发症。

4.糖尿病风险评估

通过汗腺离子密度的测定来分析自主神经病变的程度,检测出胰岛素抵抗的病变程度,判断出糖尿病并发症及罹病风险。

(二)血流变检测

血液流变学是研究血液中各种成分的流变规律。当血液的流动性和黏滞性(即黏稠度)发生异常时,可出现血流缓慢、停滞和阻断,可致血液循环障碍,组织缺血缺氧,引起一系列的病理变化。临床常见的与血黏度增高有关的疾病有高脂血症、冠心病、高血压病、糖尿病、动脉硬化、脑血栓、心力衰竭、急性肾炎、肾病综合征、慢性肾衰竭、急性肾衰竭等。例如,血液中脂蛋白和胆固醇增加,可使血液黏稠度增加,血流速度减慢,血管内皮损害,血管壁内膜粗糙,形成粥样硬化,造成血管弹性变差,易导致血栓形成。此外吸烟、超重(肥胖)也是血栓性疾病的发病因素。因此检测全血黏度、血浆黏度、红细胞变性的临床意义,要结合患者具体情况综合判断。

(三)冠心病危险因素检测指标

1.同型半胱氨酸(HCY)

HCY水平升高与遗传因素和营养因素有关。现认为HCY反应性的增高是引起血管壁损伤的重要因素之一,它与心肌梗死和心绞痛的发生率和死亡率增高有关,目前国内外逐渐把它作为心血管疾病临床常规检查指标。

2.超敏C-反应蛋白(hs-CRP)

hs-CRP是用高灵敏度的方法检测的血浆C-反应蛋白水平,大量研究证实,hs-CRP可能是比LDL-C更有效的独立的心血管疾病预测指标。个体hs-CRP的观测值应取两次(最好间隔2周)检测的平均值。hs-CRP可对表观健康的人群预示未来发生脉管综合征的可能性,对急性冠脉综合征(ACS)患者则是预后指标。心肌梗死后的hs-CRP水平预示未来冠心病的复发率和死亡率,和梗死面积无关。

四、影像学检查

(一)心电图

心电图是诊断心血管疾病最常用的辅助手段。分析各波形出现的顺序及基线水平的变化可为诊断各种心脏疾病或全身疾病提供线索。P波为心房兴奋产生;QRS波为心室所形成;T波为心室激动恢复(复极)的结果;P-R间期代表激动由心房传到心室时所需的时间,正常值为0.12~0.20秒,当P-R间期延长时提示房室间传导障碍;QRS间期为心室除极时间,正常应在0.08秒以内,Q-T间期代表心室复极的时间,在某些疾病时Q-T间期可明显延长。

可用心电图诊断的疾病。①心律失常:如房性及室性期前收缩、室性及室上性心动过速、病窦综合征、房室及室内传导阻滞。主要表现为P、QRS波群出现的顺序及形态,节律的异常以及P-R段的延长或P、QRS波无固定关系。②心肌梗死:主要表现为异常Q波及ST段的上移,T波倒置等。③冠心病心绞痛:主要表现为S-T段下移和T波倒置或低平。④药物中毒或电解质紊乱:可表现为QRS波增宽,Q-T间期延长及巨大U波等。⑤心包积液:表现为肢导联低电压。

心电图与运动试验相结合称为运动心电图,主要用于诊断冠心病及某些心律失常如窦性心动过缓及室性心动过速。平时心电图正常者,若运动后出现S-T段压低则为冠心病的临床诊断提供了重要依据。

(二)胸片

1.数肋骨

数肋骨是看片的基础,正常胸片肋骨从后上向前下数,第一肋与锁骨围成一个类圆形的透亮区,这一部分也是肺尖所在的区域,两侧对比有利于发现肺尖的病灶。

2.肺纹理

一侧肺野从肺门到肺的外周分为三等份分别称为肺的内、中、外带,正常情况下肺内中带有肺纹理,外带没有,如果外带出现了肺纹理则有肺纹理的增多,反之内中带透亮度增加则肺纹理减少。对肺内中外带的区分还有一个意义,那就是对肺气肿时肺压缩的判断,一般来说,肺内中外带占肺的量分别为 60％、30％、10％。

3.纵隔与肺门

肺门前方平第二到四肋间隙,后平对四到六胸椎棘突高度,在后正中线与肩胛骨内侧缘连线中点的垂直线上。

4.心脏

心脏后对 $T_{5\sim8}$,前对二到六肋骨(补心胸比)。在读片的时候经常听到有一个概念叫"主动脉结",主动脉结就是主动脉弓由右转向左出突出于胸骨左缘的地方,它平对左胸第二肋软骨。另外,肺动脉段位于主动脉结下方,对判断肺动脉高压很有意义。

5.膈肌和肋膈角

一般右肋膈顶在第五肋前端至第六肋前间水平,由于右侧有肝脏的存在,右膈顶通常要比左侧高 1~2 cm。胸腔或腹腔压力的改变可以改变膈肌的位置如气胸时膈位置可以压低;膈神经麻痹出现矛盾呼吸。正常的肋膈角是锐利的,如果肋膈角变钝则胸腔有积液或积血存在,一般说肋膈角变钝:积液 300 mL;肋膈角闭锁:500 mL。

6.乳头位置

乳头位置也是经常碰到的一个问题,男性乳头一般位于第五肋前间,女性乳头位置可较低,两侧不对称的乳头阴影易误诊为结节病灶。

7.病灶来源

一般来说如果病灶大部分在肺内则病灶来自肺内;可以结合侧位片来判断,同时 CT 可以精确鉴别。

(三)骨密度检查

检测部位为腰椎 $L_1\sim L_4$、髋关节及股骨颈。骨密度测定是目前诊断早期骨质疏松最敏感的特异指标。

(四)经颅多普勒

TCD 是检测颅内、外血管病变的无创伤性新技术,是目前诊断脑血管疾病的必备设备。经颅多普勒在临床上主要应用于高血压病;此外尚可用于脑血管疾病,包括脑动脉硬化症、脑供血不足、脑血管狭窄及闭塞等;以及椎动脉及基底动脉系统疾病等。还可应用于临床疾病的病因学诊断,包括头痛、头晕、眩晕、血管性头痛、功能性头痛、神经症、偏头痛等,并可用于脑血管疾病治疗前后的疗效评价等方面。

五、特殊检查

(一)呼气试验

1.^{13}C-尿素呼气试验

^{13}C-尿素呼气试验是敏感性和特异性都较高的无创性检测方法；能方便、快捷地反映出胃内幽门螺杆菌感染的情况，且无放射性，广泛适用于各种人群，尤其是老年人及患高血压、心脏病等不能耐受胃镜检查者。并能监测幽门螺杆菌经治疗后的效果。

2.^{14}C 检测

观察 ^{14}C 呼气试验对上消化道疾病中胃幽门螺杆菌感染的检出率及胃幽门螺杆菌感染对上消化道疾病的诊治意义。

(二)女性 TCT 检查

TCT 是液基薄层细胞检测的简称，TCT 检查是采用液基薄层细胞检测系统检测宫颈细胞并进行细胞学分类诊断，它是目前国际上最先进的一种宫颈癌细胞学检查技术，与传统的宫颈刮片巴氏涂片检查相比明显提高了标本的满意度及宫颈异常细胞检出率。

(三)动脉硬化检测

PWV(脉搏波传播速度)、ABI(踝臂血压指数)。

1.意义

通过 PWV、ABI 异常，诊断下肢动脉疾病，常提示可能存在全身动脉粥样硬化疾病。及时进一步检查、通过改变不良生活习惯及药物治疗等方式进行干预，避免将来重大心脑血管疾病的发生。

2.适用人群

(1)年满 20 周岁以上。

(2)已被诊断为高血压(包括临界高血压)、高脂血症、糖尿病(包括空腹血糖升高和糖耐量异常)、代谢综合征、冠心病和脑卒中者。

(3)有早发心脑血管疾病家族史、肥胖、长期吸烟、高脂饮食、缺乏体育运动、精神紧张或精神压力大等心脑血管疾病高危因素者。

(4)有长期头晕不适等症状尚未明确诊断者；有活动后或静息状态下胸闷、心悸等心前区不适症状尚未明确诊断者。

3.不适于检查的人群

(1)外周循环不足(有急性低血压、低温)。

(2)频发心律失常。

(3)绑袖捆绑位置局部表皮破损、外伤。

(4)正在静脉注射、输血、血液透析行动静脉分流的患者。

(四)人体成分分析

对身体脂肪比例和脂肪分布进行测定可以对身体进行健康检查及老年病，如高血压、动脉硬化和高血脂的筛查诊断。另外，它还可以广泛应用于肥胖的诊断、营养状态评估、康复治疗后肌肉物质的变化、身体平衡、物理治疗、透析后体内水分改变和激素治疗后身体成分的改变。通过人体成分分析仪的分析检测，可以找到身体状况改善的轨迹；查找健康隐患，为体检者提供保持健康的建议和知识。对细胞内外液的质量以及比例进行分析尤其适合儿童青少年生长发育过程中的监控。

(李秀霞)

第二节　健康体检超声影像学检查相关知识

一、发展现状

近半个世纪以来,随着超声医学迅速发展及超声新技术的不断出现,超声医学作为影像医学的重要组成部分在临床应用中发挥着重要作用。回顾超声诊断发展历程,从 20 世纪 50 年代的 A 超、M 超发展到如今的二维(B 超)、三维超声;从静态的灰阶超声成像发展到实时二维、实时三维超声成像;由黑白超声显像发展到彩色多普勒血流显像(CDFI);随着超声造影技术的应用,超声诊断开始从解剖成像向功能成像迈进;超声技术与其他技术结合应用,相得益彰,开辟了超声检查的新途径,如内镜超声、腹腔镜超声、术中超声、介入超声等。超声显像技术已经与 X 线、CT、MR、放射性核素并驾齐驱,成为诊断信息丰富、临床使用最多、最方便、无创和安全的医学影像诊断方法之一。

二、基本特性

超声波是指超过人耳听力范围的高频率的声波($>20\,000$ Hz)。诊断常用的超声频率为 $2\sim10$ MHz(兆赫)。超声具有不同于 X 线的重要物理特性,其中与临床检测和诊断密切相关的特性有以下几种。

(一)方向性

超声在介质(如人体软组织和水)中可以类似光线一样成束发射(声束),直线传播,方向性很强。

(二)声阻抗

超声在介质传播过程中会遇到声阻抗(Z)。超声垂直通过两个不同介质构成的交界面上,产生最大的界面反射——回声。

(三)声衰减

超声在人体组织中传播,能量逐渐减低,这种现象称作声衰减。

(四)频移

超声遇到运动中的物体,如血管内流动的大量红细胞,反射回来的声波频率发生改变即频移(Δf),称为 Doppler 效应。

三、超声诊断的优点和不足

(一)优点

(1)无创伤、无放射性。

(2)分辨力强,取得的信息丰富。

(3)可以实时、动态观察组织及器官。

(4)可以观察血流方向及流速。

(5)能多方位、多切面地进行扫查。

(6)检查浅表器官及组织不需空腹、憋尿及排便,随时可以检查。

(7)可在床旁、急症及手术中进行检查,不受条件限制。

(8)可以追踪、随访观察,并比较前后两次治疗的效果等。

(二)不足

(1)超声检查切面的随意性较大,对切面的认识和理解还没有形成完全统一的规范标准。

(2)现有的探头构造技术限制了一个切面的扫查范围,不能保证一幅图像具有如 CT、MRI 图像一样的完整性。

(3)图像质量受呼吸、心搏等生理活动,以及气体、骨骼等解剖因素的影响或干扰等。

四、临床应用

随着影像医学的飞速发展,超声影像学已经成为一门具有临床特色的独立学科,其临床应用的领域不断拓展。超声波属纵波,即机械振动波。它在不同的介质中,传播速度不相同,反射的声波亦不相同。超声对人体软组织、脏器(如膀胱、胆囊)内液体有良好的分辨力,有利于诊断及鉴别微小病变。

(一)检查内容

1.形态学检查

体积大小、形态改变、有无占位等。

2.功能检查

心脏功能、血流动力学、胆囊收缩功能等。

3.介入性诊断和治疗

在超声引导下,将穿刺针刺入病灶,进行细胞学及组织学的诊断,同时也可以对某些部位的积液、积脓、囊肿等进行抽液并注入药物治疗。

(二)应用范围

1.腹腔脏器

腹部疾病种类繁多,病情复杂,高敏感度彩色多普勒血流显像技术在腹部疾病的应用研究进展迅速,显示了极为重要的临床应用价值,更拓宽了超声在腹部领域的诊断范围,使超声诊断为腹部外科临床解决了大量的难题,在临床医学中占有举足轻重的地位,已成为各级医疗机构不可缺少的重要诊断手段之一。在肝脏、胆囊、胰腺、脾脏、肾脏、输尿管、膀胱、肾上腺、前列腺、胃肠道等领域可为临床提供丰富且有价值的影像诊断信息。

2.盆腔脏器

妇产科是超声应用的一个非常广阔的领域。自 20 世纪 70 年代超声诊断应用于妇产科临床后,使妇产科疾病的诊断水平有了大幅度的提高。

3.心血管

作为重要的心血管影像学技术,超声心动图的最大优势是能够为临床医师提供心血管系统结构、心内血流和压力以及心脏功能等重要信息。超声心动图对一些心血管疾病起着决定性的诊断作用,如结构性心脏病、心肌疾病、心腔内肿瘤、心包积液、主动脉夹层、急性心肌梗死后机械并发症等。

4.浅表器官

随着高频探头(10～20 MHz)的出现,使皮肤及皮下等浅表组织的超声探测,不仅成为可能,而且有了迅速发展。应用范围包括眼部、甲状腺、甲状旁腺、颌面与颈部、乳腺、浅表淋巴结、肌肉与肌腱、骨与关节等。

5.颅脑与外周血管

20世纪90年代随着超声血流成像多普勒技术的使用,使超声诊断颅脑与外周血管疾病从形态学与血流动力学结合,得到客观图像特征及血流动力学的参数表达。应用范围包括脑血管、颈部血管、腹腔血管、上肢血管、下肢血管等。

6.介入性超声

采用超声影像引导经皮穿刺抽吸、活检和引流等介入技术,实现对病灶的诊断和治疗目的。主要优点是实时监护,无放射损伤,操作重复性强。对人体内微量积液、微小肿物和微细管腔的穿刺准确率高。经体腔超声显像技术如经食管、经膀胱、经血管和术中超声检查等也归纳于介入超声的范畴。

7.超声造影

随着超声成像技术的不断发展,新型声学造影技术成功地运用于临床诊断。超声造影剂是一类能够显著增强超声检测信号的诊断用药,在人体微循环和组织灌注检验与成像方面用超声造影剂进行超声检测,简便、实时、无创、无辐射,具有其他影像学检查方法如 CT、MRI 等无法比拟的优点。应用新型造影增强超声成像技术,可清楚显示微细血管和组织血流灌注,增加图像的对比分辨率,显著提高病变组织在微循环灌注水平的检测水平,进一步开拓了临床应用范围,是超声医学发展历程中新的里程碑。

五、超声诊断在体检预防医学中的重要价值

(一)脂肪性肝病

1.临床病理

体检中脂肪性肝病发生率高居榜首。脂肪在组织细胞内贮积量超过肝重量的 5%,或在组织学上有 30% 肝细胞出现脂肪变性时,称为脂肪肝。脂肪肝是一种常见的肝脏异常现象,而不是一个独立的疾病。常见的原因有过量饮酒,肥胖,糖尿病、妊娠和药物毒性作用等引起的肝细胞内脂肪堆积。与脂肪性肝病肝脏不同程度的脂肪浸润及肝细胞变性有关。肝外组织的三酰甘油主要由高密度脂蛋白携带通过 HDL 受体途径进入肝脏代谢。当高血脂导致肝组织被脂肪堆积、浸润变性时,会使血脂代谢和脂蛋白合成障碍,尤其是 HDL 合成减少。肝细胞被浸润变性,同样使肝脏生成极低密度脂蛋白障碍,导致肝内的脂类不能以脂蛋白形式运出肝脏,造成 TG 在肝内堆积,形成和加重脂肪肝,由于腹部周围的脂肪细胞对刺激敏感,脂肪易沉积于腹部内脏,并将大量脂肪酸输送到肝脏所致。按肝细胞脂肪贮积量的多少,分为轻、中、重度,轻度时脂肪量超过肝重 5%～10%,中度为 10%～25%,重度者为 25%～50%。根据脂肪在肝内的分布情况,分为均匀性和非均匀性脂肪肝两大类,前者居多。

2.超声诊断标准

(1)肝脏呈弥漫性肿大,轮廓较整齐,表面平滑,肝边缘膨胀变钝。

(2)肝实质回声增强,呈点状高回声(肝回声强度＞脾、肾回声)。

(3)肝深部回声衰减,＋～＋＋。

(4)肝内血管显示不清。

(5)不规则脂肪肝可表现为节段型(地图型)、局灶型(图 7-1)。

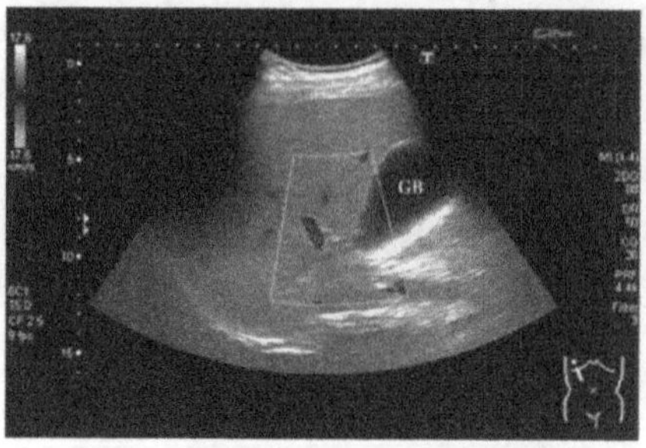

图 7-1 脂肪性肝病超声诊断图

(二)肝硬化

1.临床病理

肝硬化由多种原因引起肝细胞变性、坏死、继而出现纤维组织增生和肝细胞的结节状再生。这三种改变反复交替进行,结果导致肝脏的小叶结构和血液循环系统逐渐改变,形成假小叶,随之肝脏质地变硬。肝硬化是一种常见的慢性疾病,根据病因病变和临床表现的不同有多种临床分型。常见的有门脉性肝硬化、坏死性肝硬化、胆汁性肝硬化、瘀血性肝硬化和寄生虫性肝硬化,其致病因素有肝炎、病毒、饮酒、胆道闭塞、瘀血等。

2.超声诊断标准

(1)肝脏改变。①形态:右叶萎缩,左叶肿大。②表面:不光滑,凹凸不平或波浪状。③边缘:边缘显著变钝。④回声:增粗、增强。⑤肝静脉:管腔狭窄,粗细不等。

(2)门脉改变:门静脉、脾静脉扩张,脾大、侧支循环。

(3)其他改变:胆囊壁水肿、腹水(图 7-2)。

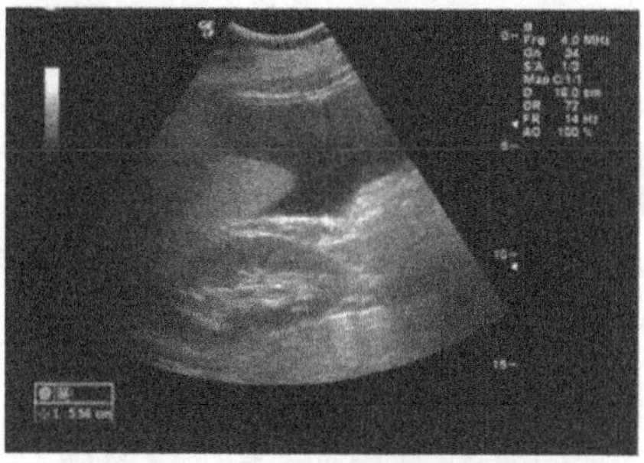

图 7-2 肝硬化超声诊断图

(三)肝囊肿

1.临床病理

肝囊肿病因不明确,有先天性和后天性之分。先天性肝囊肿多认为起源于肝内迷走的胆管,或因肝内胆管和淋巴管在胚胎期的发育障碍所致,或胎儿时期患胆管炎导致肝内小胆管闭塞,引起近端胆管呈囊性扩张。部分患者出生时可能已存在类似的囊肿基础,所以年轻人群中也有很小一部分发现肝囊肿。而后天性肝囊肿则由于肝内胆管退化而逐渐形成,为生理性退行性变,与年龄关系密切。因此肝囊肿检出率随年龄增长而增加,但囊肿的大小与数目发展与年龄的增长无相关。超声检查肝囊肿具有敏感性高、无创伤、简便易行等优点,而且能肯定囊肿的性质、部位、大小、数目和累及肝脏的范围,也易与其他囊性病变鉴别。超声为本病的首选检查方法。

2.超声诊断标准

(1)囊肿形态呈类圆形或椭圆形,大小不一。

(2)囊壁薄,轮廓平滑、整齐。

(3)内部回声呈无回声区。

(4)两侧壁处可出现声影。

(5)后方回声明显增强(图 7-3)。

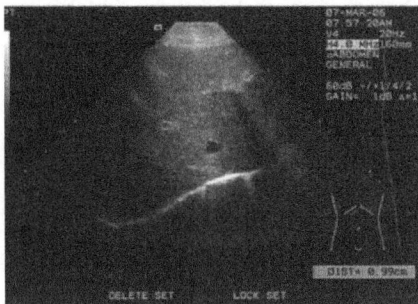

图 7-3 肝囊肿超声诊断图

(四)肝血管瘤

1.临床病理

肝脏血管瘤属先天性发育异常,是肝脏最常见的良性肿瘤,分为海绵状血管瘤和毛细血管瘤。切面为蜂窝状的血窦腔,由纤维组织分隔,大的纤维隔内有小血管,血窦壁有内皮细胞覆盖。一般质地柔软有弹性,边界清晰,可呈分叶状或较平整,有纤维性包膜。血窦腔内可有血栓形成,血栓及间隔可发生钙化。肝脏血管瘤一般生长缓慢,较小者无症状,常由体检中发现,多为单发,多发的可并发身体其他部位(如皮肤)血管瘤。

2.超声诊断标准

(1)呈类圆形或不规则形。

(2)常为单个,亦可多发,大小不一。

(3)典型呈高回声,不典型呈混合回声或低回声。

(4)与周围肝组织境界清晰或无明显境界(图 7-4)。

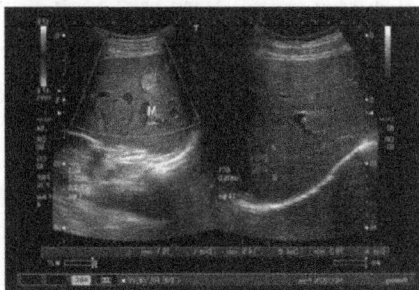

图 7-4 肝血管瘤超声诊断图

(五)胆囊结石

1.临床病理

胆囊结石是最常见的胆囊疾病。女性胆囊结石发病率明显高于男性与两方面因素相关。

(1)女性妊娠、多孕、产次可引起胆囊排空功能降低,致使胆汁淤积形成胆结石。

(2)雌酮是绝经期女性体内的主要雌激素,可提高胆汁中胆固醇的饱和度,促使胆石的形成。并且绝经期前的中年妇女因为内分泌改变的关系,常影响胆汁的分泌和调节。研究发现,年轻女性易患胆囊结石,与饮食不规律有关,不吃早餐、喜吃甜食等。其原因为空腹时间延长,控制饮食减轻体重等导致胆酸的分泌下降,胆固醇过饱和,从而成石指数升高。年龄增长,胆囊收缩能力呈下降趋势,胆囊中胆汁排泄不畅易造成结石的形成;另外生活水平提高,高蛋白、高胆固醇、高热量类饮食摄入导致胆汁成分和理化性质发生了改变,胆汁中的胆固醇处于过饱和状态,易于形成结石。超声对胆囊结石的诊断有很高的敏感性和特异性,准确率在95%以上。使用高分辨力超声仪在胆汁充盈状态下可发现直径小至 1 mm 的结石,被公认为是诊断胆囊结石的最好方法,是影像诊断的首选方法。

2.超声诊断标准

(1)典型结石:胆囊形态完整,有一个或多个结石强回声光团,其后方有清晰声影。

(2)充满型结石:胆囊轮廓前半部呈半圆形或弧形强回声带,其后方有较宽的声影,胆囊后半部和胆囊后壁不显示,呈"WES"征。

(3)泥沙型结石:胆囊内有多个小的强回声光团,呈细砂样随体位移动,其后有或无声影(图 7-5)。

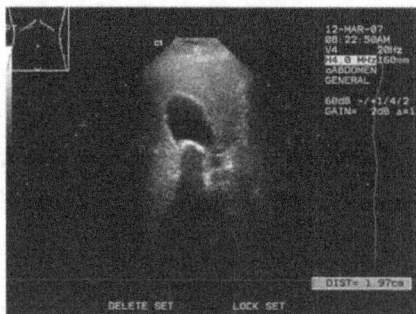

图 7-5　胆囊结石超声诊断图

(六)胆囊息肉

1.临床病理

胆囊息肉为一种非炎症性慢性胆囊疾病。因胆囊黏膜固有层的巨噬细胞吞噬胆固醇,逐渐形成向黏膜表面突出的黄色小突起,有弥漫型和局限型,以后者多见,呈息肉样,故又称胆固醇息肉。随着高分辨力实时超声仪的广泛应用,发病率逐年增加。发病率男女均等,原因不明,似与肥胖、血脂升高、胆固醇结石、胆汁中胆固醇过多积聚等有关。

2.超声诊断标准

(1)形态多呈颗粒状或乳头状,有蒂或基底较窄。

(2)内部呈强回声或中等回声,后方无声影。

(3)体积小,最大直径多小于 10 mm。

(4)一般为多发性,以胆囊体部较多见(图 7-6)。

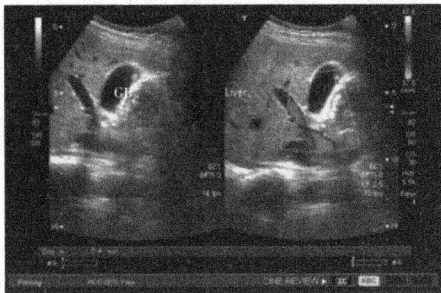

图 7-6　胆囊息肉超声诊断图

(七)子宫肌瘤

1.临床病理

子宫肌瘤为女性生殖系统最常见的良性肿瘤,受多种因素的影响。雌激素是子宫肌瘤发生与发展的重要促进因素。研究显示 40 岁组发病率最高,低于或高于此年龄段发病率逐渐下降。此年龄段女性生殖功能旺盛,体内雌激素水平较高,同时社会压力、琐碎家庭事务均可导致中年妇女机体内分泌紊乱。摄取含有激素的食物、药物等,促进子宫肌瘤发生发展。肌瘤增长速度与年龄增加无相关性,肌瘤好发于生育年龄,绝经后肌瘤停止生长,甚至萎缩,受女性激素水平调节。

2.超声诊断标准

(1)壁间肌瘤:最多见,子宫正常或增大;肌壁可见结节状低回声或旋涡状混合回声,伴后壁回声衰减;如肌瘤压迫子宫腔,可见宫腔线状反射偏移或消失。

(2)浆膜下肌瘤:宫体表面有低回声或中等回声的结节状凸起;子宫形体不规则;常与壁间肌瘤同时存在。

(3)黏膜下肌瘤:宫腔分离征,其间有中等或低回声团块(图 7-7)。

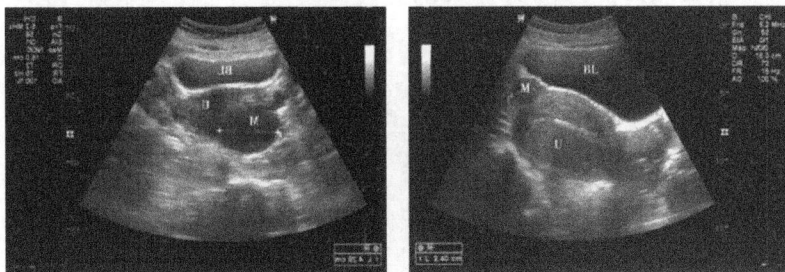

图 7-7　子宫肌瘤超声诊断

(八)卵巢囊肿

1.临床病理

卵巢囊性肿瘤分为非赘生性囊肿和赘生性囊肿两大类。非赘生性囊肿包括滤泡囊肿、黄体囊肿、黄素囊肿、多囊卵巢;赘生性囊肿包括浆液性囊腺瘤(癌)、黏液性囊腺瘤(癌)、皮样囊肿。

2.超声诊断标准

(1)形态呈圆形或椭圆形无回声区,可单个或多个,可伴线状或粗细不均的分隔光带。

(2)无回声区内可有细小或粗大光点,壁上可有局限性光团突向囊内或囊外。

(3)无回声区内可有规则或不规则的实性回声(图 7-8)。

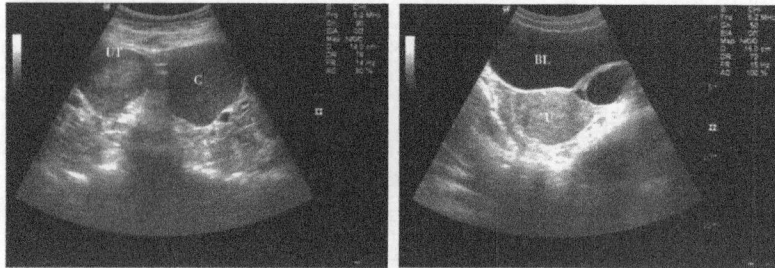

图 7-8　卵巢囊肿超声诊断

(九)乳腺增生

1.临床病理

乳腺增生好发于育龄妇女。研究发现 30～40 岁乳腺增生发病率高,余各年龄段呈逐渐下降趋势,20～30 岁发病率上升较快。调查分析与人们工作、生活条件、人际关系、压力所致精神紧张,内分泌紊乱导致体内性激素失衡,使乳腺导管、腺泡和间质增生和复旧变化同时存在,导致乳腺的组织结构发生紊乱,乳腺导管上皮和纤维组织不同程度增生。国内外学者研究证实,口服避孕药增加年轻女性乳腺增生症的患病风险。50 岁以上乳腺增生的发病率逐渐降低,该年龄段绝经期卵巢功能逐渐衰退,雌激素水平相对下降,降低了乳腺增生的发病风险。大量流行病学、病理研究也证实,部分乳腺良性疾病癌变是乳腺癌发生的重要原因。因此,定期检查乳腺非常必要,对降低乳腺癌发病率具有重要意义。

2.超声诊断标准

(1)两侧乳房增大,但边界光滑、完整。

(2)内部质地及结构紊乱,回声分布不均,呈粗大强回声点及强回声斑。

(3)如有囊性扩张,乳房内可见大小不等的无回声区,其后壁回声稍强(图 7-9)。

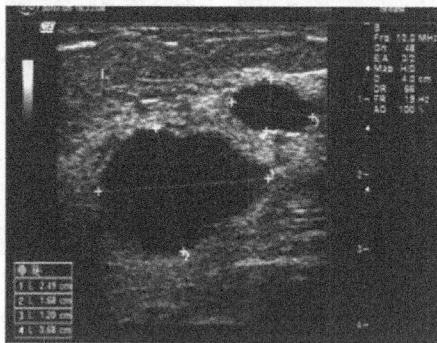

图 7-9　乳腺增生超声诊断图

(十)甲状腺结节

1.临床病理

甲状腺结节为代谢障碍引起甲状腺组织增生或腺体增大,过去认为是由于腺垂体分泌促甲状腺素过多所致,现在认为是与原发性免疫疾病有关。年轻女性多见,与精神因素有关。随着高频超声技术的普及,超声体检时可发现越来越多的甲状腺结节,超声不仅对鉴别甲状腺良恶性结节有重要价值,还可以发现有无局部及远处转移,高频超声检查已经成为甲状腺疾病的首选影像学检查方法。

2.超声诊断标准

(1)甲状腺两侧叶增大、不对称、表面不光滑,呈多发性大小不等的结节。

(2)结节之间有散在的回声点或回声条形成,为纤维组织增生表现。

(3)结节内部呈中低回声,无包膜、囊性变时,可见无回声区。

(4)结节周围呈点状,或在结节间穿行、绕行的血流信号,血流亦可沿结节包绕呈环状(图 7-10)。

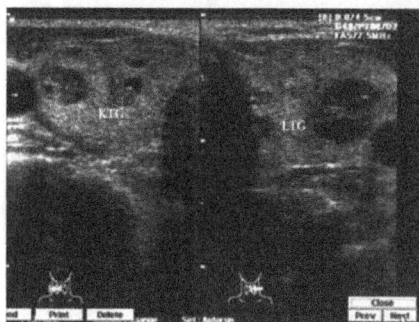

图 7-10　甲状腺结节超声诊断图

(十一)前列腺增生

1.临床病理

发病年龄多在 50 岁以上,并随年龄的增长,发病率逐渐增高,是老年人最常见的前列腺疾病。发病原因尚不清楚,可能与人体雄性激素-雌性激素的平衡失调有关。增生常发生于前列腺移行带和尿道周围腺,即内腺。增生的前列腺由腺体、平滑肌和间质组成,形成纤维细胞性、肌纤维性、肌性、腺体增生性和肌腺性等不同的病理类型,较多见的是肌腺增生,向各个方向发展,呈分叶状或结节状增大,形成体积较大的肌腺瘤。

2.超声诊断标准

(1)前列腺形态异常:各径线不同程度增大,通常左右对称,外形规整;少数局限性增生者,外形可不规则。

(2)内腺结节状增大:多数呈分叶状或结节状(结节型),少数为非结节状(弥散型)、内部回声多数呈均匀低回声,少数呈等回声或高回声、外腺被挤压萎缩。

(3)包膜回声平滑、连续、无中断现象。

(4)常有钙质沉着或结石:沿交界处形成弧形排列的散在强回声点或强回声团。

(5)精囊可能受压变形,但无浸润破坏征象(图 7-11)。

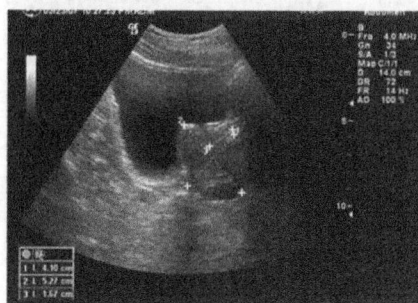

图 7-11　前列腺增生超声诊断图

(十二)恶性肿瘤

恶性肿瘤是威胁人类生命的一大杀手,恶性肿瘤筛查是肿瘤早发现、早诊断、早治疗,获得较好的预后和生活质量的先决条件。体检中以肝癌、肾癌、卵巢肿瘤、甲状腺癌、乳腺癌、胰腺癌、膀胱癌、前列腺癌居多,往往都无明显症状和临床体征。因此超声诊断在肿瘤早期筛查中具有重要意义,早期发现,早期治疗,降低恶化风险(图7-12)。

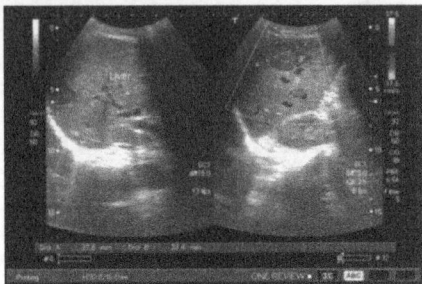

图7-12　恶性肿瘤超声诊断图

(十三)颈动脉硬化

1.临床病理

动脉粥样硬化为脑卒中最重要的原因,是散在分布于动脉血管壁的一种慢性发展的一系列病理变化,包括脂质沉积、平滑肌增殖、纤维增殖、斑块形成。动脉粥样硬化斑块又可以发生钙化、坏死、出血、溃疡、附壁血栓形成等,使血管狭窄、闭塞或破裂,以及斑块脱落堵塞远端血管,导致脑血管病的发生。

2.超声诊断标准

(1)颈动脉内膜增厚:颈动脉 IMT≥1.0 mm,颈动脉分叉处≥1.2 mm 作为内-中膜增厚的标准,是动脉粥样硬化的早期改变。

(2)颈动脉粥样硬化斑块:IMT 局限性增厚≥1.5 mm 时,称为斑块,斑块的大小、质地、形态变化,可造成不同程度的血管狭窄和血流动力学的改变。

(3)颈动脉狭窄:颈动脉狭窄在 60% 以上,就应积极采取有效的治疗手段。颈内动脉狭窄>70%,可引起缺血性脑血管病的发生,外科治疗效果明显高于药物治疗。

(4)颈动脉闭塞:是在颈动脉狭窄的基础上发生的,颈内动脉或颈总动脉闭塞可造成一侧脑供血中断,产生一系列病理变化和临床改变(图7-13)。

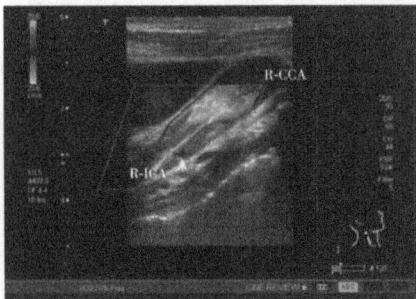

图7-13　颈动脉硬化超声诊断图

(十四)冠心病

1.临床病理

冠心病全称为冠状动脉性心脏病,又称缺血性心脏病,是指冠状动脉粥样硬化或功能性痉挛使血管腔阻塞导致心肌缺血、缺氧而引起的心脏病。

2.超声诊断标准

(1)内膜增厚:左冠状动脉主干及右冠状动脉近端管腔内径为 3~6 mm,当管腔内径<3 mm或>6 mm者均为异常,而内膜增厚、回声增强且不均匀是冠状动脉粥样硬化的证据。

(2)节段性室壁运动异常:伴随着冠状动脉缺血的心肌缺血常导致左室壁某个部位发生局限性的运动异常,它是切面超声心动图诊断冠心病的较特异性指标。

(3)心肌梗死:是指冠状动脉血供急剧减少或中断,使相应的发生心肌严重而持久的缺血、坏死,表现为室壁运动减弱、消失或矛盾运动;室壁变薄、室壁瘤形成、心功能不全等(图 7-14)。

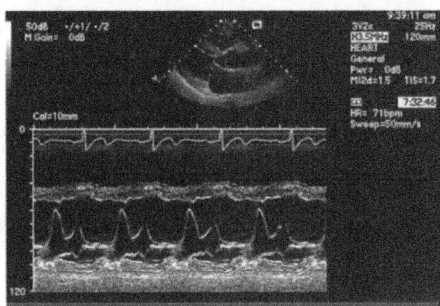

图 7-14　冠心病超声诊断图

六、小结与展望

预防医学的工作重点是健康和无症状患者,体检是预防医学的重要组成部分,是预防保健工作的重要手段之一,亦是预防疾病、延缓疾病发展的重要方式。超声影像技术的飞速发展,为预防医学和临床带来了不可估量的价值。超声检查因其实时、无创、价廉、易于重复等优势,极大地拓展了医学领域的早期诊断和早期治疗的价值,为疾病的诊断与治疗提供可靠的依据。

(李秀霞)

第三节　功能医学检测指标与含义

一、功能医学基本概念

(一)功能医学概念

功能医学是从 20 世纪 70 年代开始的一门新兴的医学模式,它是以科学为基础的保健医学,属预防医学领域。功能医学是一种评估和治疗疾病潜在因素的医疗保健方法,通过个体化治疗方法使机体恢复健康和改善功能。其应用是以人的基因、环境、饮食、生活形态、心灵等共同组合成的独特体质作为治疗的指标,而非只是治疗疾病的症状。

功能医学是一种完整性并具有科学基础的医学,除了治疗疾病外,它更提倡健康的维护,利用各种特殊功能性检查来了解和系统分析身体各系统功能下降的原因,再依其结果设计一套"量身定做"式的营养治疗建议、生活方式指导和功能恢复方法,以达到预防疾病,改善亚健康症状及慢性疾病的辅助治疗,享受更优质的生活。

(二)功能医学的健康观念

功能医学对健康的定义是健康乃是积极的活力,而不仅是没有疾病而已,健康应是心灵、精神、情绪、体能、环境及社会各个层面在人生的最佳状态。功能医学提倡的是如何提升器官的储备能力,及器官功能年轻化,提高生活品质,让人健康的老化,无疾而终,而并非因疾病老去。

二、功能医学检测

(一)功能医学检测概念

功能医学检测是以科学为基础的保健医学,以先进及准确的实验为工具,检测个人的生化体质、代谢平衡状态、内生态环境,以达到早期改善并维持生理、情绪/认知及体能的平衡的检测方法。

简单地说,功能医学检测是根据每一个亚健康状态的人的体质,评估身体器官无临床症状的功能状况,评估器官的"功能"而非仅器官的"病理"。功能医学检测包括基因检测、免疫系统功能分析、内分泌系统分析、代谢系统功能分析,生理代谢功能分析、胃肠道系统功能分析、营养状况分析等。

(二)功能医学检测意义

1.了解人体器官功能现在及将来运转状况

任何疾病的形成,都需要时间累积,在器官病变之前,通常器官的功能先下降,当下降到一个临界点时,器官才会有器质性病变,当出现器质性病变时,功能下降会更加明显,这是一个量变到质变的过程。功能医学检测是在生病之前,了解各个器官功能的指数是不是在正常范围之内,发现那些已经下降的指标,了解它们将来对身体产生的影响,同时通过科学的方法改善它们,减慢功能下降速率,达到防患于未然的目的。

2.功能医学检测发现疾病和亚健康的原因

传统的医学检测更多的是检测疾病,告诉患者身体哪里已经发生病理性变化,功能性医学检测更多的是强调是哪些指标的下降才导致生病,也就是病因,为疾病提供一种全新的辅助检查方式。

人们通常会因为有一些不适(如消化不良、胃肠胀气、睡眠不佳、容易疲劳、记忆力下降、关节酸痛等)去医院看病,各种检查、化验后无大问题,医师建议注意休息、舒缓压力、调解饮食,多运动。其实这些不适就是亚健康的表现,亚健康真正的形成是由于饮食、环境、不良生活方式导致的器官功能下降,改变了身体内环境的稳定状态,而产生的一系列的症状。功能性医学检测则能发现亚健康形成的原因,具体检测出身体那些已经不在正常范围的微量元素和指标,这些也就是造成身体亚健康的原因。

3.功能医学检测分析机体衰老的速度

人体衰老有各种各样的原因,但总的来说,除了人体老化基因决定外,每个影响衰老的因素都是因为人体内的器官指标变化所形成的,每个人指标的变化程度不一样,衰老程度也就不同。只有真正了解人体各种健康和衰老指标,才能明白为什么比同龄人更老,身体状况更差的原因,才能真正地针对性地延缓衰老。功能性医学检测能检测出人体各种指标的状况,每种指标都有对身体及衰老的影响,综合所有的指标,也就能更容易地评估出身体衰老速度是否正常,有没有比同龄人更容易衰老。

4.根据功能医学检测结果有目标的补充营养保健食品

生活中,每个人都在比较盲目补充一些保健食品,对身体真正的帮助意义不大。功能医学检测可以通过检测血中各种所需营养浓度,知道身体内部缺少哪种元素,了解身体真正需求及需求量,根据身体代谢反应,来决定补充等量营养。

(三)功能医学检测方法

功能医学检测只需收集个人的粪便、尿液、唾液、血液及毛发,通过物理、化学、仪器或分子生物方法,检测、了解人体在无临床症状时期器官功能的改变程度。

三、功能医学检测内容及其含义

(一)基因检测

1.基因的概念

基因(遗传因子)是遗传的物质基础,是 DNA(脱氧核糖核酸)或 RNA(核糖核酸)分子上具有遗传信息的特定核苷酸序列。基因通过指导蛋白质的合成来表达自己所携带的遗传信息,从而控制生物个体的性状表现,通过复制把遗传信息传递给下一代,使后代出现与亲代相似的性状。它也是决定人体健康的内在因素。

2.基因检测的概念

基因检测是指通过基因芯片等方法对被检者的血液、体液或细胞的 DNA 进行检测的技术,是从染色体结构、DNA 序列、DAN 变异位点或基因表现程度,分析被检者所含致病基因、疾病易感性基因等情况的一种技术。基因检测可以诊断疾病,也可用于疾病风险的预测。

3.检测疾病类型

基因检测疾病类型包括恶性肿瘤疾病,心脑血管疾病,代谢与免疫系统疾病,呼吸、消化与泌尿生殖系统疾病,肌肉、骨骼关节及神经类疾病,眼、耳鼻喉及皮肤疾病,精神类疾病等。

(二)免疫系统功能分析

1.免疫系统功能评估

免疫系统是机体执行免疫应答及免疫功能的重要系统。由免疫器官、免疫组织、免疫细胞和免疫分子组成,是防卫病原体入侵最有效的武器,它能发现并清除异物、外来病原微生物等引起内环境波动的因素。免疫系统功能评估各种主要免疫细胞的数量、分布比例、活性及细胞增生与凋亡,了解机体免疫系统的作用,有助于正确的调节免疫功能,维持身体的正常防御。

(1)免疫系统功能评估:嗜中性粒细胞、淋巴细胞、单核细胞、嗜酸性粒细胞、嗜碱性粒细胞、T 淋巴细胞、辅助性 T 细胞、抑制性 T 细胞、Th/Ts 比值、B 淋巴细胞、自然杀伤细胞、自然杀伤细胞活性、细胞分裂周期和细胞凋亡比率。

(2)适合做免疫功能检测人群:免疫功能低下、年龄超过 50 岁、易生病、易发生感染、患有各种慢性病等。

2.自然杀伤细胞功能评估

自然杀伤细胞是一种细胞质中具有大颗粒的细胞,也称 NK 细胞。自然杀伤细胞功能主要评估免疫细胞的数量、分布比例、活性及细胞的增生与凋亡,可以了解机体自然杀伤细胞的功能,有助于正确调节免疫功能维持身体的正常防御。

3.慢性食物变应原分析

食物不耐受是指一种复杂的变态反应性疾病,人的免疫系统把进入人体内的某种或多种食物当成有害物质,从而针对这些物质产生过度的保护性免疫反应,产生食物特异性 IgG 抗体,IgG 抗体与食物颗粒形成免疫复合物,可引起所有组织发生炎症反应。如慢性鼻炎、关节痛、慢性疲劳、便秘、过敏性肠综合征、胀气、痤疮、湿疹、荨麻疹等。慢性食物变应原检测在功能医学检查中是一项基础检查,包括常见食物的慢性过敏 IgG 的强度分析,可分析检测出个人确切的食物变应原。

(1)常见食物变应原检测:肉类、海产品类、蛋奶类、谷物类、坚果类、蔬菜类、水果类以及生姜大蒜等食物。

(2)适合检测人群:眼睛有时发痒或多泪水,消化方面偶尔有胀气、腹泻、便秘情况,有肌肉和关节酸痛情况,皮肤荨麻疹或其他种皮炎,注意力不集中或易感疲劳,呼吸系统经常有气喘、咳嗽、鼻炎、支气管炎,焦虑、头痛及偏头痛现象等人群。

(三)代谢系统功能评估

1.代谢功能分析

代谢功能分析是评估尿液中 40 余种有机酸,这些有机酸是体内碳水化合物、氨基酸、脂肪酸、细胞能量生成、B 族维生素、神经传导物质、肝毒素、肠道有害菌滋生等经过代谢所产生的酸性产物,因此可提供观察机体细胞代谢过程及代谢功能效率的途径,了解细胞能量产生、神经内分泌失衡、环境毒素暴露、维生素缺乏、肠道菌群失调等问题,当代谢障碍被确认,可制订个性化营养方案,使机体症状得到缓解。

(1)代谢功能检测内容:己二酸、辛二酸、乙基丙二酸、丙酮酸、乳酸、羟基丁酸、枸橼酸、顺式乌头酸、异枸橼酸、酮戊二酸、琥珀酸、焦磷酸、苹果酸、羟甲基戊二酸、琥珀酸、焦磷酸、酮异戊酸、酮异己酸、酮-甲基戊酸、羟基异戊酸、甲基丙二酸、亚胺甲基麸胺酸、香草基扁桃酸、高香草酸、5-羟吲哚醋酸、犬尿胺酸、喹啉酸、2-甲基马尿酸、乳清酸、葡萄糖酸、羟丁酸、焦谷氨酸、硫酸、D-乳酸、对羟基苯乙酸、靛、苯丙酸、对羟基苯甲酸。

(2)适合检测人群:超重/肥胖;营养不均衡;易疲劳;记忆力衰退、失眠;胃肠功能失调,便秘,胀气;情绪不稳定,易烦躁,抗压能力不足;抵抗力不足,反复感染;易过敏等人群。

2.肝脏解毒功能分析

肝脏解毒功能是指在机体代谢过程中,门静脉收集来自腹腔流的血液,血中的有害物质及微生物抗原性物质,将在肝内被解毒和清除。肝脏解毒功能分析是利用小剂量的物质,如咖啡因、醋胺酚、水杨酸来刺激肝脏,并收集唾液及尿液标本,分析肝脏的解毒功能,评估肝脏的解毒能力及自由基的伤害。肝脏解毒功能失调可能导致的疾病包括慢性疲劳综合征、多重化学物质过敏、帕金森症、多发性硬化症、肌萎缩侧索硬化症等。

(1)肝脏解毒功能检测:咖啡因清除率、甘氨酸结合作用、硫化反应、醛糖酸化反应、Phase Ⅰ/Sulfation 比值、Phase Ⅰ/Glycination 比值、Phase Ⅰ/Glucuronidation 比值。

(2)适合检测人群:高血压、高三酰甘油、高胆固醇、吸烟、过量饮酒、肝功能下降、糖尿病、胆结石,常暴露于汽车废气中、居住或工作场所新铺地毯或新刷油漆、乙型肝炎病毒携带者等。

3.心血管代谢综合征健康评估

心血管疾病与先天基因体质和后天环境因素、生活形态,包括饮食、运动等密切相关。根据国人十大死因统计,心血管相关疾病占其中的四项,包括心脏病、糖尿病、脑血管疾病和高血压。心血管代谢综合征健康评估包括血脂代谢、血管壁完整性、慢性发炎因子、糖化反应与氧化压力,可提供心血管健康与代谢综合征的全面性评估。

(1)心血代谢综合征健康检测:三酰甘油、总胆固醇、低密度脂蛋白胆固醇、高密度脂蛋白胆固醇、脂蛋白(a)、TG/HDL-C 比值、T-Cho/HDL-C 比值、LDL-C/HDL-C 比值、同型半胱氨酸、非对称性二甲基精胺酸、C-反应蛋白、纤维蛋白原、空腹胰岛素、空腹葡萄糖、糖化血红蛋白、血清铁蛋白、辅酶 Q10、谷胱甘肽。

(2)适合检测人群:年龄＞35 岁、肥胖者(BMI＞24)、有糖尿病家族史或病史者、有高血压、心血管疾病家族史或病史者、有高血脂家族史或病史者、有妊娠糖尿病者或多囊性卵巢病史者、少运动者、工作压力大等。

4.骨质代谢健康评估

骨质代谢分析是对骨质增生标记骨钙素、甲状旁腺素、骨质流失标记及造骨所需营养素维生素 D、促进因子维生素 K、NTx 标志物及血钙分析,来全面性了解骨质破坏与增生的平衡性,以评估骨质生长或骨质疏松的真实情况。并使医师可据以判断正确的临床治疗或营养补充品疗程,以达到确实维护骨骼健康的目的。

(四)内分泌系统

1.精神激素分析

激素对人体调节系统扮演着强大的角色,适当的激素平衡是维持健康的必要条件。许多男女在进入 40 或者 50 岁更年期的时候,会经历一系列由激素不平衡引起的症状,包括丧失性欲、思维模糊,体重增加、忧郁、失眠多梦等。此外,激素还是一种自然的能量促进器,能保护机体免受忧郁和心脏病的困扰。当激素缺乏或者过量时会影响睡眠质量、代谢和抵抗疾病的能力。

精神激素检测包括多巴胺、去甲肾上腺素、肾上腺素、麸胺酸酯、血清素、γ-氨基丁酸、色氨酸、5-羟色氨酸、褪黑激素、酪氨酸。

2.雌激素代谢分析

雌激素是一类主要的女性激素,包括雌酮、雌二醇等。雌二醇是最重要的雌激素。雌激素主要由卵巢分泌,少量由肝,肾上腺皮质,乳房分泌。雌激素缺乏会出现骨质疏松、无月经、停经综合征等困扰,过多则有月经过多、子宫肌瘤、乳癌、焦虑和易怒等问题。雌激素代谢分析是评估雌激素在肝脏两个阶段的代谢是否顺畅,是测定尿液中雌激素与雌激素代谢产物的含量,是评估保护雌激素代谢机制的重要步骤。

(1)雌激素代谢检测:雌酮、雌二醇、雌三醇、2-羟基雌酮、4-羟基雌酮、16α-羟基雌酮、2-甲氧基雌酮、4-甲氧基雌酮、2-OHE1/16α-OHE1 比值、2-MeOE1/2-OHE1 比值。

(2)适合检测人群:乳房肿胀、乳房纤维囊肿、乳癌;焦虑、忧郁、经前综合征、子宫肌瘤、子宫内膜异位症、子宫癌;卵巢癌;肥胖;长期口服避孕药;有乳癌、子宫癌等家族史等。

3.肾上腺皮质压力分析

当内在认知与外在事件冲突时,就会产生压力,这时肾上腺就会分泌大量的肾上腺素以应付压力,此时抗压激素也同时增加分泌,身体处在一种平衡的状态,以避免内在的伤害。如果抗压激素与压力激素无法平衡时,就会产生许多情绪的及身体上的疾病。肾上腺压力分析是种功效大又精准的非侵入性检验方法,同时也是测量压力反应的可靠指标,也是发现肾上腺激素不均衡的重要工具。

肾上腺皮质压力检测包括促肾上腺皮质激素、肾上腺皮质醇、活性皮质醇、脱氢表雄固酮(硫酸酯)、分泌型免疫球蛋白 A、DHEA/FreeCortisol 比值。

4.女性激素分析

女性激素包括数种在女性身上比较多的激素。卵巢分泌两大类女性激素:雌激素和孕激素。其中雌激素之中最重要的是雌二醇;孕激素之中最重要的是黄体素。这些激素的分泌量与平衡关系与女性卵巢周期、生育能力和妇科相关疾病、心血管健康、认知与情绪等皆有关。女性激素分析可用于预防和治疗与激素不平衡的相关疾病和症状,以及激素不平衡相关疾病风险的评估,包括乳癌、卵巢癌和子宫癌。

(1)女性激素检测:黄体刺激素、滤泡刺激素、孕烯醇酮、黄体酮、脱氧皮脂酮、皮脂酮、醛固酮、17-羟孕烯醇酮、17-羟黄体酮、11-脱氧皮脂酮、皮脂醇、脱氢异雄固酮、脱氢异雄固酮硫酸盐、雄烯二醇、雄烯二酮、睾酮、二氢睾酮、还原胆烷醇酮、雄酮、雄烯二醇、雌酮、雌二醇、雌三醇、性激素结合球蛋白。

(2)适宜检测人群:月经不规律;不孕;月经前出现烦躁易怒、水肿、头痛或情绪不稳;更年期出现热潮、经期不规律、心情郁闷;对性行为没有兴趣等。

5.男性激素分析

男性激素是促进男性生殖器官的成熟和第二性征发育并维持其正常功能的一类激素。男性激素的主要作用是刺激雄性外生殖器官与内生殖器官(精囊、前列腺等)发育成熟,并维持其功能,刺激男性第二性征的出现,同时维持其正常状态。激素的分泌量与平衡关系与男性之活力、生育能力、心血管健康、认知与情绪、秃发、前列腺健康等皆有关。男性激素健康分析能检测出许多扰乱睾固酮分泌节律的因素,包括老化、慢性疾病、感染、接触病毒、抽烟、创伤等。有助于预防和治疗与激素不平衡的相关疾病和症状,以及激素不平衡相关疾病风险的评估,包括前列腺癌。

(1)男性激素检测:黄体刺激素、滤泡刺激素、孕烯醇酮、黄体酮、脱氧皮脂酮、皮脂酮、醛固酮、17-羟孕烯醇酮、17-羟黄体酮、11-脱氧皮脂酮、皮脂醇、脱氢异雄固酮、脱氢异雄固酮硫酸盐、雄烯二醇、雄烯二酮、睾酮、双氢睾酮、原胆烷醇酮、雄酮、雄烯二醇、雌酮、雌二醇、雌三醇、性激素结合球蛋白、前列腺特异抗原。

(2)适宜检测人群:年龄>35 岁;性功能低落或勃起困难;经常情绪低落、沮丧;肤色变浅;体重增加;有前列腺癌或睾丸癌家族史;没有生殖能力等。

(五)营养系统

1.氨基酸平衡性分析

氨基酸是构成蛋白质的基本单位,赋予蛋白质特定的分子结构形态,使他的分子具有生化活性。蛋白质是生物体内重要的活性分子,包括催化新陈代谢的酵素和酶。氨基酸是构建人体结构组织和激素的必需物质,此类化合物或衍生物皆是来自于饮食中的氨基酸。氨基酸平衡性分析是通过检测了解饮食中蛋白质摄取与吸收是否足够与平衡,体内氨基酸如处于不平衡状态可提供许多相关疾病的信息。通过检测结果制订个性化氨基酸营养处方改善胃肠道功能、促进血管健康、改善解毒功能、改善神经肌肉功能以及改善神经系统与行为问题。

(1)氨基酸平衡性检测:精氨酸、组氨酸、异亮氨酸、白氨酸、牛磺酸、苏氨酸、色氨酸、缬氨酸、丙氨酸、门冬酰胺、天冬氨酸、半胱氨酸、谷氨酸、谷氨酸盐、甘氨酸、脯氨酸、丝氨酸、酪氨酸。

(2)适宜检测人群:注意力不集中、厌食、抑郁、免疫力下降、性欲缺乏、慢性疲劳综合征等。

2.抗氧化维生素分析

维生素是一系列有机化合物的统称。它们是生物体所需要的微量营养成分,需要通过饮食等手段获得。维生素对生物体的新陈代谢起调节作用,缺乏维生素会导致严重的健康问题;平衡适量的抗氧化维生素浓度有助于防止自由基对身体的伤害及慢性病形成。

(1)抗氧化维生素检测:维生素 A、茄红素、α-胡萝卜素、β-胡萝卜素、叶黄素、δ-维生素 E、γ-维生素 E、α-维生素 E、辅酶素、维生素 C。

(2)适宜检测人群:长期疲倦状态、有过敏问题、经常肌肉或关节疼痛、经常感冒或有鼻炎问题、工作压力大、吸烟或接触二手烟等。

3.氧化压力分析

氧化压力是指体内自由基过多与抗氧化物不足所产生的结果。一般状况下,机体会自动修补氧化压力所带来的伤害。若身体存在过多的自由基却无足够的抗氧化物来平衡它,就会造成细胞损伤。现代人工作压力大、情绪紧张、饮食不当及环境污染等因素,经常会让身体处于高氧化压力状态。评估氧化损伤与抗氧化储备能力之间的平衡,有助于找出慢性病的潜在原因。氧化压力分析可早期评估组织伤害状况,确定不平衡的程度,有助于制订具体的针对性的补充或调整,达到身体的平衡,提高自身抗氧化水平。

(1)氧化压力检测:血脂、自由基、血浆丙二醛、红细胞超氧化物歧化酶、含硫化合物、总谷胱甘肽、红细胞谷胱甘肽过氧化物酶、谷胱甘肽转硫酶。

(2)适宜检测人群:长期疲倦状态、有过敏问题、经常肌肉或关节疼痛、经常感冒或有鼻炎问题、工作压力大、经常吃快餐、经常接触汽车废气、吸烟或接触二手烟等。

(六)胃肠道系统

肠漏症是指当肠道因为各种因素,如发炎、过敏等失去其完整性,使肠道的渗透力增加,未消化的大分子及代谢或微生物毒素透过小肠进入血液循环,刺激活化免疫及自体免疫系统,危害肝脏、胰腺等器官,从而引起各种疾病。

1.小肠渗透力检测

乳果糖回收百分比、甘露醇回收百分比、乳果糖与甘露醇比例,以评估小肠吸收力及屏障功能。

2.适宜检测人群

腹胀、腹痛、腹泻、便秘、体臭、头痛、眩晕、皮肤粗糙或发痒、荨麻疹、食物过敏、关节炎、腰酸背痛等。

(李秀霞)

第四节 健康体检注意事项

一、体检前注意事项

(1)体检前 3 天内保持正常饮食,不要大吃大喝,不吃太甜、太咸、过于油腻、高蛋白食品及大量海产品,不要饮酒及浓茶、咖啡等刺激食物,晚上应该早休息,避免疲劳及情绪激动。各类食物可能对体检造成的影响。①含碘高的食品：如深海鱼油、藻类、海带、海蜇皮等，会影响甲状腺功能检测。②含嘌呤类的食物：如动物内脏、海鲜类食品，会影响血尿酸的检测。③动物血液制品：对大便潜血试验检查有一定影响。④含糖过高食物：对血糖、尿糖的检测有一定影响。⑤高蛋白食品：对肾脏功能检测有一定影响。⑥高脂肪食品：影响血脂的检测。

（2）体检前需禁食至少8小时，否则将影响血糖、血脂、肝功能（但饮少量的清水，送服平时服用的药物，不会影响体检结果）。

（3）体检前3天不要服用非必需药物，因为各种药物在体内作用可能会影响到体检的准确性。

（4）为了保证体检后能准确地了解自己的体检结果，在体检前应认真填写和核对体检表。

（5）体检前勿贸然停药。如高血压病患者每天清晨服降压药，是保持血压稳定所必需的，贸然停药或推迟服药会引起血压骤升，发生危险。按常规服药后再测血压，体检医师也可对目前的降压方案进行评价。服少量降压药对化验的影响是轻微的，所以高血压患者应在服完降压药物后体检。对糖尿病或其他慢性病患者，也应在采血后及时服药，不可因体检而干扰常规治疗。

二、体检注意事项

（1）体检当天要注意先做要求空腹检查的项目，如采血、空腹彩超等。

（2）体检当天不要化妆，否则可能影响医师的判断（如贫血、心脏疾病和呼吸系统疾病等）。

（3）穿着简单衣物，女性勿穿连衣裙、高筒袜、连裤袜，男性不要打领带，穿高领套头衫或紧身衣。体检当日最好不要佩戴项链等饰品，不要穿带金属物品的衣服，女性内衣尽量不要带钢托。

（4）精神放松，用一种平常的心态参加体检，切忌紧张，以使检查结果得到客观、真实的反映。

（5）体检化验要求早上7:30至8:30采空腹血，最迟不宜超过9:00。太晚会因为体内生理性分泌激素的影响，使血糖值失真。所以受检者应该尽早采血，不要轻易误时。静脉采血时心情要放松，抽血后立即压迫针孔5分钟，防止出血，勿揉局部。因个别人需较长时间才能凝血，若出现小片青紫，待24小时后进行局部热敷，会慢慢吸收。如有晕血史，请提前告知采血人员。

（6）内科检查前请先测血压、身高、体重。

（7）做X线检查时，宜穿棉布内衣，勿穿带有金属纽扣的衣服、文胸，请摘除项链、手机、笔、钥匙等物品。拟在半年内妊娠的夫妇及已妊娠的女士，请勿做X线检查、骨密度检查。

（8）做膀胱、前列腺、子宫、附件彩超时请勿排尿，如无尿需饮水至膀胱充盈。

（9）心电图检查前应安静休息5分钟左右，不能在跑步、饱餐、冷饮或吸烟后进行检查，这些因素都可以导致心电图异常，从而影响对疾病的判断。

（10）做经颅多普勒检查时，需停服对脑血管有影响的药物3天以上，检查前一天应洗头。

（11）做尿常规留取尿标本时，需要保持外阴清洁并留取中段标本，以确保化验结果的准确性，女士留取尿标本应避开月经期（至少经后3天）。

（12）便常规检查，可到体检中心后留取标本，也可在体检当日在家中使用干净容器留取。如大便有黏液或血液，应注意选取黏液及血液部分，以便提供准确的信息。

（13）女士做妇科检查（宫颈癌筛查），请避开经期，筛查前24小时阴道不上药、不冲洗、不过性生活。未婚女性不做该项检查。

（14）在体检过程中，向体检医师提供尽可能全面准确的疾病病史。

（15）请配合医师检查，务必按预定项目逐科、逐项检查，不要漏检。

三、体检后注意事项

（1）请保存好体检结果，以便和历次体检结果对照，也可作为以后就医的参考资料。

（2）如果在当次体检中身体状况良好，请保持良好的生活习惯，并且定期进行全面检查。

（3）如果体检结果反映出您的健康状况存在问题，请根据体检医师建议对异常指标进行复查、进一步检查或就医。

（4）当检查方法不足以作为诊断根据时，就必须到医院做进一步检查。

（5）当体检结果提示有疾病，需要治疗，应及时就医，以明确诊断疾病，以免耽误疾病治疗。

（李秀霞）

第五节　体检中心护士职责

一、体检中心护士长职责

体检中心护士长在体检中心主任和体检部主任的领导下，履行下列职责。

（1）全面负责体检中心护理部的日常管理工作。

（2）组织拟制中心护理工作计划和管理制度。

（3）安排中心护理人员的日常管理、培训、排班、考勤等各项工作。

（4）组织领导中心护理教学、科研、业务训练、技术考核工作。

（5）组织落实各项护理规章制度和技术操作常规，并监督检查。

（6）组织中心护理交班和护理巡查，分析中心护理、心理服务工作质量和安全情况。

（7）负责安排各岗位护士的具体工作，根据需要进行适当调整，提出本科室护理人员调整的建议。

（8）做好与各部门协调工作，加强医护配合。

（9）掌握每天预约的参检人数、人员组成和具体要求，合理安排人员。

（10）负责体检中心消毒隔离制度的修订和组织实施。

（11）负责对中心的内部环境的全面管理。

（12）做好护理相关部门每月的物耗预算上报及日报、月报统计工作。

（13）指导中心护理人员开展新业务、新技术和信息化项目的应用。

（14）完成中心主任交办其他工作。

二、前台护士职责

（1）在护士长的领导下进行工作。

（2）提前 15 分钟到岗，做好体检前准备工作。

（3）负责制作、发放受检客人的《体检指引单》，嘱客人填写个人资料。

（4）负责向受检客人发放标本管（尿、便、尿 TCT 等标本），并负责说明标本管使用方法及注意事项。

(5)熟悉各检测项目、目的、价格等内容,做到熟练掌握。

(6)负责体检客人临时加减项目的录入与确认。

(7)体检结束后,负责收集《体检指引单》并进行认真仔细的查对,防止体检表遗失或体检漏项,一旦发现立即联系相关部门予以弥补。

(8)负责每天体检统计工作,与财务核对个检、团检收费和体检单项收费总额,填写体检日报表。

(9)负责为个检客人开具收费单。

(10)负责做好《体检指引单》在前台期的临时管理与交接工作。

(11)负责做好体检客人的相关咨询与解释工作。

(12)负责做好待查、漏查项目的统计,并在规定时间向外联人员上报及时通知客人补检。

三、导检护士职责

(1)在护士长和主管护士的领导下进行工作。

(2)负责迎接与指引体检客人。

(3)负责协助客人办理存包手续。

(4)负责体检客人体检顺序的组织,根据客人的多少,合理安排体检顺序(餐前餐后)。

(5)对空腹项目检查完毕的客人,引导其用餐。

(6)随时根据体检流程情况合理安排检测项目,防止科室忙闲不均,减少客人等候时间。

(7)维持现场秩序,做好客人的疏导工作。

(8)熟悉各检查项目、目的、价格等内容,耐心回答受检客人提出的问题。

(9)对检查完毕的客人嘱其将《体检指引单》交到前台。

(10)负责指导、监督保洁人员将体检客户的尿、便标本及时收集送至检验科。

(11)负责及时收集妇科检查标本,并及时送至检验科。

(12)负责更换体检公共场所的饮用水。

(13)协助相关人员做好客户投诉的处理工作。

四、测量血压、身高、体重室护士职责

(1)在护士长的领导下进行工作。

(2)负责体检客人的身高、体重、血压的测量。

(3)负责体检前的准备工作,检查测量仪器是否正常,确保检测数据准确无误。

(4)熟练掌握测量方法、步骤及注意事项,准确记录测量结果。

(5)认真核对受检者姓名、性别及检测项目,防止测量或记录错误。

(6)对异常血压要进行复测并与相关科室联系。

(7)负责测量仪器的使用与保管,需要维修时,要提前申报,不得影响体检工作。

五、采血室护士职责

(1)在护士长的领导下进行工作。

(2)负责体检客人的血液采集工作。

(3)严格执行无菌技术操作规程,熟练掌握静脉穿刺技术。

（4）认真执行"三查七对"制度,核对化验单与客人的名字并与客人确认,一旦发现有误,须速与前台核对。

（5）严格执行一次性医疗用品的使用管理有关规定,做到一人、一针、一管、一巾、一条止血带。

（6）按照医疗废物管理规定,负责对使用过的棉签和一次性注射器的处理,并及时送交收集地点集中管理。

（7）做好当日工作量的核对、登记、统计工作(体检表、化验单、外送标本等)。

（8）负责采血物品的请领和保管,并做好使用消耗登记。

（9）负责采血室内的消毒工作。

（10）负责收集整理各科检查报告。

（李秀霞）

第六节　体检的人性化护理

21 世纪以人为本,人则是以健康为本。健康是人生的第一财富,随着我国经济的快速发展、国民生活水平的提高和社会的整体健康意识的增强,人们对预防保健的需求愈加强烈,健康体检中心应运而生,服务模式从过去单一的健康体检发展为健康管理、健康咨询、健康教育等综合的服务模式。以人的健康为中心的护理观念使护理对象从患者扩展到健康者的预防保健,因而对体检中心护理工作提出了更高的要求,实行医院人性化服务是坚持以人为本理念的必然要求。也是医学模式转变的必然要求,更是医院提高核心竞争力的必然要求。

到医院进行健康体检者心理不尽相同,他们希望能够用相对少的时间和精力高质量地完成体检活动并获取准确的有针对性的健康信息。人性化服务的核心就是要了解和重视体检者的健康需求,如人格尊严和个人隐私的需求、体检环境舒适和体检结论准确无误的需求、受到医务人员重视的需求、体检过程温馨方便的需求、体检费用项目知情同意的需求、体检中尊重体贴关心的需求、体检时提前沟通的需求、体检后获得健康指导的需求、对医院工作制度人性化的需求、护士职业形象的需求。因此,这就要求医务人员应该牢记以体检者为中心,以质量为核心,以体检者满意作为我们的工作目标。服务应从细微之处入手,贴近生活,贴近社会。积极主动地用亲情和爱心全程全方位地为体检者提供满意的人性化服务。要尊重体检者的健康需求、人格尊严和个人隐私,营造优美温馨舒适的体检环境,创建方便快捷的工作流程,完善护理服务内容,提供精湛的操作技术,才能使体检者得到满意服务,提高护理工作价值。使其在体检过程中感受到人性的温暖,享受到符合体检者的个性化、专业化、人性化的服务。

一、实施人性化护理工作的具体措施

（1）医务人员要强化服务更新理念,树立以人为本的服务意识,护士要具备良好的职业素质和丰富的人文知识还要掌握心理学、社会学等方面的知识。不断提高沟通技巧,另外,还应具备一定的健康教育水平,熟练掌握各个医技检查项目方法、目的和注意事项。

（2）在体检中心,虽然面对的都是一些健康人群和亚健康人群,但是医院对于护士的礼仪要求、服务要求更加严格。这是为了体现体检中心的特色,减轻体检者对医院的恐惧感。

(3)要形成良好护理行为规范,重视外部形象,做到工作制服合体整洁,头发不过肩,首饰不佩戴整体感觉清新利落,淡妆上岗,微笑服务。让人们看着轻松、舒服,缩短相互之间的距离。

(4)要规范服务礼仪,礼仪服务不仅体现于站姿、微笑,还包括护士的仪表、仪容、风度、气质等。所以要用规范的动作和语言向大家展示标准的仪表、站姿、坐姿、行姿和礼貌用语,做到来有迎声,问有答声,走有送声等"三声"服务。见面先问您好,导检先用请,操作失误先道歉,操作完毕说谢谢,体检结束不忘嘱咐今后按时体检。

二、要建立便民预约服务系统

体检者可通过上网查询体检项目套餐,电话预约和制定体检项目。根据专家的意见针对不同年龄层次、不同生活方式和不同单位以及具体要求、经济基础等特点,设计制定相应的体检项目,如有特殊情况可临时增减体检项目;做到不乱收、多收费用,让体检者明明白白的消费,让受检者放心,充分体现以人为本的思想。并保存和传真体检者体检结果的信息资料,实现体检系统网络自动化管理,方便快捷,准确无误。

三、营造一种充满人情味的、尽可能体现温馨和舒适的体检环境

由于等待往往令人焦急、烦躁不安,对体检本来持迟疑态度的人会因此而动摇。所以休闲厅应该设置舒适的座椅、配备饮水机,一次性水杯,微波炉等供体检者使用。摆放各种健康保健宣传资料、创办健康教育专栏、利用电视等多媒体传播医学保健知识,使体检者在等待中获取相关的保健知识,同时也减轻了体检者在等待体检过程中的焦躁情绪。

四、实施全面详细健康教育,提高体检者保健意识

(一)体检前健康教育

介绍体检环境,体检流程,向体检者讲解体检前需注意的事项。其内容是体检前饮食注意的事项,以保证体检结果的真实性、准确性、减少误诊。交代体检项目,让患者了解体检过程中的禁忌,如忌采血时间太晚、忌体检前贸然停药、忌随意舍弃检查项目、忌忽略重要病史陈述、忌轻视体检结果。

(二)体检中的健康教育

体检中医务人员应主动向体检者讲解一些相关的检查知识和保健知识,包括各项检查的目的和意义,针对存在的健康问题讲解一些相关的疾病知识及注意事项等。

(三)体检后的健康教育

医务人员在发放体检报告时应向体检者详细讲解其目前的健康状况,以使体检者对自己的健康状况有一个全面而客观的认识,并进行相关的防病知识的宣传,包括健康的生活方式,合理的饮食指导及用药注意事项等。

五、建立导诊巡诊岗位

挑选知识全面工作能力强,有亲和力的护士担任导检,结合体检业务特征和功能要求,充分考虑体检者的年龄、职业、文化背景等因素。做到热情接待语言文明,语气柔和。妥善安排体检者排队次序及诊室分流。并及时做好与体检者沟通交流工作,合理调整各科室待检人数既保障

体检工作顺利进行又保证每位体检者都享受到了全时服务。从而使体检流程紧密衔接,缩短体检者排队和等待的时间。对受检者提出的疑问,及时耐心地解答,对情绪急躁、有误解的受检者,应及时做好解释和安抚工作。合理安排体检顺序最大限度地减少人员流动,工作人员要自觉做到"四轻":说话轻、走路轻、操作轻、开关门轻,加强宣传使体检者自我约束避免大声喧哗,以减少噪声污染,共同创造一个安静舒适的体检环境,全心全意为体检者提供优质、高效、安全、舒适的体检服务。

六、体检各诊室应色彩宜人,空气清新,温度适宜

每天体检完毕应彻底打扫各诊室卫生。每天空气紫外线消毒。家具陈设消毒液擦拭。注意常开窗通风。

七、创建方便快捷的人性化一站式体检服务流程

使体检者相对集中在一层楼内完成检验、B超、心电图、内外科、五官科、放射科、妇科、皮肤科、口腔科的检查。以减少来同奔波之苦。

八、建立绿色通道

为年老体弱行动不方便者安排专人全程陪护,优先检查,缩短检查时间,让体检者感到受尊重、爱护。对特殊检查者应提前预约并专人陪同以保障查体活动高质量高效率完成。

九、提供熟练的操作技术,体检中心护士对受检者应文明用语

微笑服务,如在操作前要说"请";抽血后要说"请屈肘按压5分钟";操作完毕后要说"下一步请做某某检查"。严格执行"一人一巾一带消毒制度",穿刺采用无痛技术,操作熟练轻巧,要求做到"稳、准、快、一针见血",同时也要运用沟通技巧与体检者交流以分散其注意力消除紧张恐惧心理,而达到减轻疼痛的目的。晕针者采取平卧抽血,专人监护,保障安全,并配备热牛奶及糖水等,以免发生意外。测血压体位舒适正确,测量值准确无误。

十、提供免费的早餐

就诊者检查完毕后,他们的体能消耗较多,感觉饥饿时能吃到医院提供的品种丰富、花样齐全的免费早餐,心情舒畅,能体会到浓浓的人情味,对医院的信任度、满意度也提高了。

十一、后续服务

(1)建立健康档案:将体检结果保存在电脑中以方便体检者查询与对比,方便两次体检结果之间的分析,从而制定出更适合体检者的保健治疗方案。体检结论根据体检者需要,可邮寄、送达或自取。需进一步了解健康状况可电话或上门咨询。实行重大疾病全程负责制,对一些检查出重大疾病的体检者,争取在最短的时间内通知患者单位及本人来院就诊治疗,帮助患者联系相关科室的专家为其诊治并负责联系住院床位,使其尽快接受治疗,争取早日康复。

(2)建立同访制度:满意度调查,对每一个体检单位负责人进行同访,并发放满意度调查表,了解本单位职工对体检工作的满意度,对存在的问题及时分析原因,提出整改措施,以不断改进工作。

(3)电话回访:对存在健康问题的体检者,定时电话了解健康情况,提醒其做必要的复查,并送去温馨的祝福。

(4)对体检者出现的异常指标进行归纳整理,根据情况请专家进行会诊,以明确诊断。应一些单位的特殊要求,派专家到体检单位对体检结果进行详细讲解,并制定出合理的治疗方案。

总之,在健康体检中进行人性化护理是一种整体的、创造性的、个性化的、有效的护理模式。同时补充了"以人为本,以患者为中心"整体护理内涵,充分展现了护士的多种角色功能,扩大了护理范畴。随着人性化护理服务措施的不断完善,注重体检者人性关爱。使体检者感受到了方便、舒适、温馨、满意,赢得了体检者的信任与尊重。使他们获得了满足感和安全感。而放心地接受体检。并且都能在体检后保持良好的心态,把握自己的健康状况,调整自己的生活方式正确合理用药。不断提高自己的生活质量。使健康者继续更好的保持健康,使亚健康状态逐渐转化为健康状态。达到早诊断、及时治疗、早日康复的目的。此外,人性化护理管理工作运用到体检服务中,医务人员责任感增加了,工作质量和效率不断提高,通过群体的健康筛查还为医院各科室提供了一定数量的门诊及住院患者。使医院的社会效益和经济效益不断得到了提高。

(李秀霞)

第七节　小儿体格检查护理

在国民经济水平不断攀升的过程中,对体质健康的情况也越来越重视,尤其是身体组织器官发育并不健全的婴幼儿。由于婴幼儿机体免疫抵抗能力比较差,相对来说更容易患病,因此,为了能够更好地保障儿童健康和促进发育成长,儿童健康体检就显得越来越有必要。而在现阶段医疗改革不断深入的过程中,社会大众对医疗服务的要求不断提升,所以,如何能够做好儿童健康的体检工作,确保儿童体检者能够在短时间内得到更周到、更细心地服务,已经成为目前儿科体检工作中面临的重要课题,为此,我们制定了一些人性化护理服务措施,希望能够更好地提升体检儿童及家属的护理满意程度。综上所述,儿童健康体检可为儿童疾病早期诊治提供可行性依据,而人性化护理服务在儿童健康体检中的应用,更好地帮助体检儿童及家属提升护理服务工作的满意态度,这不仅可以减少医患矛盾纠纷,同时也可以更好地提高儿童体检的积极性,因此,有增强社会效益的作用。

一、小儿体格检查的注意事项

不要机械地为执行检查而给患儿造成不良刺激。要随时注意保暖,不要同时过多地暴露小儿的身体。在患儿烦躁不安、情绪反抗的时候,更应当耐心,千万不可急。向母亲询问病史的时候,应频频向患儿说一两句话,使他逐渐解除恐惧心理,易于合作或反抗较少,然后进行诊察。患儿拒绝脱衣检查时,应说服或请母亲协助。

(一)环境准备

在给小儿做体格评估的时候,要准备一个舒适的场所,温度适宜,有图画、玩具、娃娃、游戏可以给小儿玩,确保可能会发生危险的设备都在小儿不能触及的地方,可以保护学龄期儿童和青少年的隐私。

(二)让小儿配合

在检查前,护士应该和父母交谈、微笑地看着小儿、给予适当的抚摸,然后才让小儿躺在诊疗床上。如果小儿没有做好准备,可以先和父母交谈然后慢慢把注意力移到小儿身上,赞赏小儿的外貌、衣着或喜欢的东西,和小儿讲有趣的小故事,或是用纸套娃娃等替代护士来和小儿交流。

(三)适当的宣教

护士可以使用娃娃来给小儿示范将要做的检查,也要让小儿参与到检查中,如让小儿自己选择是睡在诊疗床上还是坐在妈妈身上,让小儿自己拿着小设备,鼓励小儿用小设备去给娃娃或是家长做检查,还要用很简单的话来给小儿解释检查的每一个步骤。

(四)技术熟练

在给患儿检查的时候要按照一定的顺序,通常都是从头到脚,年长儿可能自己对检查的顺序有要求的话可以更改,最后检查疼痛的部位,在危急时刻,要先检查受伤的部位和重要的脏器功能,如气道、呼吸和循环。但要避免过长时间的操作宣教,尽快地操作,避免小儿的焦虑。

(五)鼓励小儿

在检查完之后要和家长说明检查的结果,还要表扬小儿在检查过程中的配合,可以给一些小粘纸之类的作为奖励。

二、体格检查用具

除普通内科常用器具之外,须准备适合小儿的检查用具:各种体温表,准确的计量器具如量尺、小儿用磅秤、台秤,用电池的耳镜,听诊器(用于婴儿的胸件应比成人所用者小,直径约2.5 cm),配有各种型号袖带的血压计以及小型压舌板。检查婴儿时,可准备一些玩具,以便哭闹时应用。此外,检查室须温暖安静,并有充分的自然光线,便于仔细观察。

三、体格检查准备

检查者态度应和蔼可亲,对婴幼儿,宜先一面观察其一般情况,一面与其逗玩,并让小儿熟悉一些检查用品,如听诊器等,以解除其防御、惧怕甚至敌对的心理状态。对年长儿,可直接说明即将进行的检查项目,嘱其合作,不必通过其父母去命令他。检查者的手应保持干净、温暖,不至于刺激小儿皮肤而引起反抗。如果检查者本人患呼吸道感染,还必须戴上口罩。

四、患儿体位

小儿体检时所采取的体位宜根据年龄及需要检查部位等而定。新生儿可在检查台上或保温箱内进行检查。婴幼儿则可由父母抱在胸前,面对检查者或面向一侧,横坐在父母的腿上,以利于进行肺部的叩诊和听诊。检查心脏和腹部时,则让小儿仰卧在检查台或父母膝上,将髋部弯曲以助腹部肌肉的放松。对年长儿的检查,则宜嘱其坐、立或躺在检查台上。检查咽部时,宜靠近窗户,利用自然光比用灯光更方便,较大儿童可经说服令其自动张口伸舌,并发出"啊"音,就可不用压舌板而看到全咽,但婴幼儿都需用压舌板。

五、体格检查的顺序、技术和内容

(一)检查顺序及技术

小儿体格检查顺序可按一定的诊察程序进行,但要根据不同的年龄、病情及临时需要而灵活运用。

测体温宜在腋下试表,试表时间不应超过 5 分钟。正常体温一般平均为 36～37 ℃。如果小儿合作,腹股沟较腋部为好,因该处脂肪多,易于夹紧体温表,个别病例可用肛表。需要时,可于体格检查后试表,以免不合作儿童的挣扎。

体格检查一般先做整体视诊,如观察小儿的面容、表情、营养及发育状况,五官、四肢是否对称,有无畸形,姿势、体位、动作及步态等。以后依次检查头面部,颈部,胸背部,腹部,肛门,外生殖器,神经系统反射等。皮肤与淋巴结的检查可在各部检查时顺便进行,亦可放在系统检查之前。对婴幼儿,则亦先做心脏听诊,腹部听诊与触诊等,因为上述检查需在安静情况下进行,方能获得准确的结果。肺部听诊可稍后进行,由于哭对听诊的影响较小,在哭叫后深吸气时细小,声音可较清晰。

耳、鼻、眼、口腔、咽喉部位的检查最易引起不适,宜于最后进行。小儿有时不能很好合作,也可分段进行检查。例如,在其睡眠时做深腹部的触诊及心脏杂音的听诊,常可取得满意结果。但若病情重笃,不宜做全面系统的检查时,应迅速查明主要体征,以便及时采取抢救措施,不致贻误病情。对于慢性疑难病症,则应反复细致检查,追踪观察,以便获取确诊所需要的全部资料。在体检时切忌凭主观臆测而仅注意支持自己假设的阳性体征,忽视甚至遗漏某些检查项目,以致造成误诊。

(二)体格检查的内容

1.脉搏

小儿脉搏及呼吸易受进食、活动、哭闹等因素影响,故尽可能在小儿安静时测量,测量 1 分钟,尤其是心律失常者。应当选择较浅的动脉如桡动脉,婴幼儿可通过心脏听诊或颈动脉、股动脉搏动来测量,注意脉搏的速率、节律、强弱和紧张度。由于小儿新陈代谢旺盛而且交感神经占优势,故脉搏相对较快,随年龄增长可逐渐减慢。凡脉搏显著增快而在睡眠时不见减慢者,应怀疑有器质性心脏病。

2.呼吸

尽可能在小儿安静时测量,测量 2 分钟。小婴儿以腹式呼吸为主,可通过观察腹部运动计数,也可用少量棉花纤维置于小儿鼻孔边缘,观察棉花纤维摆动次数。过快的呼吸可用听诊器听呼吸音计数,同时注意呼吸节律及深浅。小儿年龄越小,呼吸频率越快,且容易出现呼吸节律不齐。肺炎患儿呼吸加快,可达 40～80 次/分,并有鼻翼翕动,重者呈点头状呼吸、三凹征及发绀。各年龄小儿呼吸、脉搏次数见表 7-1。

表 7-1　各年龄小儿呼吸、脉搏次数(次/分)

年龄	呼吸	脉搏
新生儿	40～45	120～140
＜1 岁	30～40	110～130
2～3 岁	25～30	100～120
4～7 岁	20～25	80～100
8～14 岁	18～20	70～90

3.体温

通常在脉搏和呼吸测量后进行,可通过口、肛门、耳和腋窝等途径测量,口温适用于神志清楚能配合的＞6岁小儿,体温表置于舌下,避免小儿咬碎体温表,饮食温度、张口呼吸等可影响测量值;肛温对小儿刺激性大但较准确,适用于1岁以下小儿、不合作的儿童或昏迷、休克患儿等,将肛表涂润滑剂后缓慢推入肛门,儿童进入2.5 cm,婴儿进入1.5 cm;腋温较安全方便,将体温表置于腋窝处夹紧上臂至少5分钟,外周灌注差可能导致度数偏低,穿着、取暖设备、新生儿的棕色脂肪数量可影响测量值;耳温剂的探头直径约8 mm,年幼儿可能因为耳道狭窄而影响测量。

4.血压

影响血压精确测量的最重要因素是袖带宽度,一般为上臂长度的1/2～2/3,过宽者测量值偏低,太窄则偏高。不同的测量位置血压不同,下肢的收缩压高于上肢。小儿血压随年龄增长而逐渐升高,正常值可用以下公式推算:收缩压＝(年龄×2)＋10.7 kPa(80 mmHg),收缩压的2/3为舒张压。正常时下肢血压比上肢血压高约2.7 kPa(20 mmHg)。收缩压超出标准2.7 kPa(20 mmHg)为高血压,低于标准2.7 kPa(20 mmHg)者为低血压。

5.体重

应在一天的同一时间,最好在晨起,空腹或进食后2小时,采用同一量器称量,称时小婴儿应裸体或只穿尿布,儿童应脱鞋,只穿内衣裤,衣服不能脱去时应除去衣服重量,小婴儿用磅秤测量,身下垫棉类织物防止皮肤直接接触磅秤,测量前校零;测量时注意小儿安全,避免小儿因为躁动而跌落,如果小婴儿不合作可让其家长抱起称量,再减去家长体重,即为小儿体重;年长儿用立式秤测量,避免小儿的四肢接触到周围物体或人,精确至0.1 kg。将测量结果和小儿的外貌和营养状况比较后总体评估。

6.身高(长)

测量时小儿应脱鞋、帽和袜,3岁以下小儿仰卧位测量,称身长,即让小儿仰卧于量板中线上,让他的头顶接触头板,一手按直他的膝盖使双下肢伸直,紧贴底板,一手移动足板使之紧贴患儿足底,并与底板相互垂直。顶臀长为小儿头顶接触头板,测量者一手提起患儿小腿使膝关节屈曲,大腿与底板垂直而骶骨紧贴底板,一手移动足板紧压臀部测得的读数。3岁以后立位测量,称身高,即小儿垂直站立,头顶在中线,两眼平视,背靠立柱或墙壁,使两足后跟、臀部及肩胛间同时接触立柱或墙壁,挺胸抬头,腹微收,两臂自然下垂,手指并拢,脚尖分开约60度,测量者移动身高计顶板与小儿头顶接触,板呈水平位时读立柱上读数,精确至0.1 cm。

7.头围

将皮尺的0点固定于一侧眉弓上缘,紧贴头皮绕枕骨结节最高点及另一侧眉弓上缘的长度为头围。

8.胸围和腹围

测量沿乳头下缘水平绕胸一周的长度为胸围,取吸气和呼气的测量值的平均值;平脐绕腹一周的长度为腹围;测量时注意小儿的保暖。

9.上臂围

测量上臂中点部位的周径为上臂围。

10.皮肤和毛发

皮肤检查最好在明亮的自然光线下进行,并注意在保暖情况下仔细评估身体各部位,观察皮肤颜色、温度、湿度、质地、弹性等。毛发应观察颜色、分布和质地。注意本身的肤色、水肿、卫生状况、血红蛋白数、光线、房间颜色、温度和化妆品会影响皮肤的观察。要关注明显的异常,如上下肢温度的明显差异等。小儿因自主神经功能不稳定,面颊的潮红与苍白有时不一定能正确反映有无贫血,此时观察甲床、结合膜及唇黏膜更可靠。

11.头部

(1)头颅:观察头颅形状、大小和对称性;前囟为额骨和顶骨边缘形成的菱形间隙,初生时1.5~2.0 cm(两对边中点连线)大小,一般在生后2~3个月,随头围增大而略有增大,以后应逐渐缩小,于12~18个月时闭合。注意前囟有无紧张感、凹陷或隆起,凹陷可能提示脱水,紧张可能提示有脑膜炎或硬膜下血肿。小婴儿注意有无枕秃和颅骨软化、血肿或颅骨缺损。

(2)面部:观察面部对称性、活动和五官分布,不对称可能由于面神经或三叉神经损伤所致麻痹引起,注意特殊面容可能提示染色体异常导致的疾病,如21-三体综合征(又称先天愚型综合征)患儿有眼距宽、鼻梁低平、眼裂小、眼外侧上斜等特殊面容。

(3)眼:注意有无眼睑下垂、水肿;结膜有无苍白、充血、分泌物;角膜有无浑浊、溃疡;瞳孔大小、对光反应是否灵敏;视力、色觉和视野等视功能检查。

(4)耳:检查双耳外形、分泌物、提耳时是否有疼痛反应;听力测试的结果;若怀疑有中耳炎时应用耳镜检查鼓膜情况。

(5)鼻:观察鼻形状、鼻翼翕动、鼻塞等,分泌物的形状及量,观察通气情况。

(6)口腔:观察口唇色泽有无苍白、发绀、干燥、口角糜烂、疱疹、张口呼吸、糜烂。口腔内颊黏膜、牙龈、硬腭有无充血、溃疡、黏膜斑、鹅口疮、腮腺开口处有无红肿及分泌物。牙齿数目及龋齿数。舌质、舌苔颜色。咽部评估放在最后进行,评估者一手固定小儿头部使其面对光源,一手持压舌板,在小儿张口时进入口腔,压住舌后根部,利用小儿反射性张口暴露咽部的短暂时间,迅速观察双扁桃体是否肿大,有无充血、分泌物、脓点、假膜及咽部有无溃疡、充血、滤泡增生、咽后壁脓肿等情况。若小儿不合作,可让小儿面对镜子,让小儿给家长或护士检查口腔,然后让小儿稍仰头、经口深呼吸,必要时使用压舌板。

12.颈部

观察颈部外形、对称性和活动情况,有无甲状腺肿大;颈静脉充盈情况。

13.胸部

(1)胸廓:注意有无佝偻病的体征,若胸骨下部显著突前,前后径增大,横径缩小,则为鸡胸;若胸骨下部剑突处显著凹陷为漏斗胸;肋骨与肋软骨接连处呈圆形增大为佝偻病串珠;胸部前面肋缘向外突出,而自胸骨剑突沿膈附着的部位向内凹陷为肋膈沟。观察胸廓两侧是否对称、心前区有无隆起、有无桶状胸、肋间隙饱满、凹陷、增宽或变窄等。

(2)肺:望诊应注意呼吸频率和节律有无异常,有无呼吸困难和呼吸深浅改变;吸气性呼吸困难可出现"三凹征"(即胸骨上窝、肋间隙和剑突下在吸气时向内凹陷),呼气性呼吸困难可出现呼气延长。触诊在年幼儿可利用啼哭或说话时进行。小儿胸部叩诊时用力要轻(因其胸壁薄,叩诊反响较强),也可用直接叩诊法,用两个手指直接叩击胸膛。听诊时正常小儿呼吸音较响,呈支气管肺泡呼吸音,应尽量保持小儿安静,或利用小儿啼哭后的深呼吸时容易闻及细湿音。肺炎时腋下、肩胛间区及肩胛下区较易听到湿性啰音,故应特别注意这些部位有无异常。

(3)心:望诊时注意心前区是否隆起,心尖冲动位置、强弱和搏动范围,正常<2岁小儿的心尖冲动在第四肋间,左侧最远点可达乳线外1 cm,5~6岁时在左第五肋间锁骨中线上;范围2~3 cm²,肥胖婴儿不易看到搏动。触诊心尖冲动的位置及有无震颤,并注意震颤出现的部位和性质。心界叩诊时用力要轻才易分辨清浊音界线,3岁以内婴幼儿一般只叩心脏左右界;从心尖冲动点左侧起向右叩,听到浊音改变即为心左界,记录为第几肋间左乳线外或内几厘米;叩出肺肝

浊音界,然后在其上一肋间自右向左叩,有浊音改变时即为心右界,以右胸骨线(胸骨右缘)外几厘米记录。应在安静环境下进行心脏听诊,且要用小的听诊器胸件。小婴儿第一心音与第二心音响度几乎相等;随年龄的增长,心尖部第一音较第二音响,而心底部第二音超过第一音。小儿时期肺动脉瓣区第二音比主动脉瓣区第二音响($P_2 > A_2$),有时可出现吸气性第二心音分裂。杂音部位、性质、时期、响度及传导方向等对诊断先天性心脏病有重要价值;也要注意学龄前期及学龄儿童常于肺动脉瓣区或心尖部听到生理性收缩期杂音或窦性心律不齐。

14.腹部

在新生儿或消瘦小儿望诊可见肠型或蠕动波,应注意新生儿脐部有无分泌物、出血、炎症,脐疝大小。触诊应尽量争取小儿的合作,可让其躺在母亲怀里或在哺乳时进行,评估者的手应温暖、动作轻柔,如小儿哭闹不止,可利用其吸气时做快速扣诊。应主要观察小儿表情反应评估有无压痛,而不能完全依靠小儿回答。正常婴幼儿肝脏可在肋缘下 1～2 cm 扣及,柔软无压痛;6～7 岁后不应再触及。婴儿期偶可触及脾脏边缘。肝脾大也常见于婴幼儿贫血,可能提示髓外造血。叩诊可采用直接叩诊或间接叩诊法,其检查内容与成人相同。听诊在小儿可闻肠鸣音亢进,如有腹部血管杂音时应注意其部位。

15.脊柱和四肢

注意有无畸形,躯干与四肢比例失调和佝偻病体征,如"O"形或"X"形腿,手镯、脚镯样变,脊柱侧弯等;观察手、足指(趾)有无杵状指、多指(趾)畸形等。缺铁性贫血者指甲菲薄、脆弱,严重者呈扁平或匙状指。

16.外生殖器与肛门

观察外生殖器有无畸形,有无异常分泌物、包茎、隐睾、鞘膜积液、疝气等。

17.神经系统

根据病种、病情、年龄选择必要的检查。

(1)一般检查:观察小儿的神志、精神状态、面部表情、反应灵敏度、动作语言能力、有无异常行为等。

(2)神经反射:注意新生儿期特有的吸吮反射、拥抱反射、握持反射是否存在;新生儿和小婴儿期提睾反射、腹壁反射较弱或不能引出,但跟腱反射亢进,并可出现踝阵挛;由于中枢神经系统发育尚不成熟,<2 岁小儿 Babinski 征可呈阳性,但若一侧阳性、一侧阴性则有临床意义。

(3)脑膜刺激征:注意颈部有无抵抗、Kernig 征和 Brudzinski 征是否阳性,评估方法与成人一样,由于小儿不配合,要多次评估才能确定。在解释检查结果意义时一定要结合病情及年龄特点全面考虑,因为正常小婴儿在胎内时屈肌占优势,故生后头几个月 Kernig 征和 Brudzinski 征也可呈阳性。

(三)智力测定

1.学龄前 50 项智力筛查(SSCC)

学龄前 50 项智力筛查包括自我认识、运动、记忆、观察、思维和常识 5 个领域的测试。主要用于将智力异常的儿童从正常儿童中筛查出来,给出智商水平,检查方便,多在 30 分钟内可以完成。

结果分析:智商≥130 为高智能;115～130 为中上智能;85～115 为中等智能;70～85 为中下智能;智商<70 为低智能。

2.韦氏智力测定(WISC)

该检查的涉及面广,将测验集中在多种能力测试中,因而可以进行多层次能力差异性比较和进行智力结构的剖面分析,检查结果可以用作智力落后的诊断。测验分为言语(包括常识、类同、算术、词汇、理解、背数)和操作(填图、图片排列、积木、拼图、译码、迷津)两部分。测试结果有:①各分测验的原始分及量表分。②言语分及言语智商。③操作分及操作智商。④总量表分(言语分和操作分之和)。⑤总智商评分、等级及理论分数。⑥WISC剖面图。

智力分类标准:智商≤69为智障者;70~79为边缘智力;80~89为迟钝;90~109为中等智力;110~119为聪明;120~129为优秀;智商≥130为极优。

3.瑞文智力测定(CRT)

瑞文智力测定是与后天知识积累无甚关系,而与神经的生理结构和功能有关的智力测试,主要测试儿童的直接观察辨别能力和类比推理能力。

结果分析:智商≤69为智障者;70~79为边缘智力;80~89为迟钝;90~109为中等智力;110~119为聪明;120~129为优秀;智商≥130为极优。

4.图片词汇测验(PPVT)

图片词汇测验是一本画有120张图的测验本,每张图由4幅画组成,其中规定一幅图代表一个词语,是与后天知识积累相关的智力测试。测试时,测试老师说出一个词语,被测试者指出一幅与词相同的图,主要测定小儿对词汇的理解能力。由于测试时不需要被测试者说话,所以本测验对各种原因而丧失说话能力(如哑巴、失语、脑性瘫痪)或说话表达能力薄弱(如口吃、智能低下、胆怯孤僻等)的儿童特别合适。

结果分析:智商≤69为智障者;70~79为边缘智力;80~89为迟钝;90~109为中等智力;110~119为聪明;120~129为优秀;智商≥130为极优。

5.绘人试验(DAPT)

测试中要求儿童按照自己的想象绘一个人的全身像。可测试儿童的智力水平、思维、推理、空间概念、感知能力及情绪等。操作简单,一般10~20分钟可完成。

结果分析:智商≥130为高智力;115~130为中上智力;85~115为中等智力;70~85为中下智力;智商<70为低智力。

(李秀霞)

参 考 文 献

[1] 傅辉.现代护理临床进展[M].上海:上海交通大学出版社,2023.

[2] 刘丹,徐艳,计红苹.护理理论与护理实践[M].北京:中国纺织出版社,2023.

[3] 盛蕾.临床护理操作与规范[M].上海:上海交通大学出版社,2023.

[4] 梁晓庆.护理临床理论与实践[M].上海:上海科学技术文献出版社,2023.

[5] 徐凤杰,郝园园,陈萃,等.护理实践与护理技能[M].上海:上海交通大学出版社,2023.

[6] 洪小芬.实用护理实践与应用[M].汕头:汕头大学出版社,2023.

[7] 秦倩.常见疾病基础护理[M].武汉:湖北科学技术出版社,2022.

[8] 王芳.临床护理技能[M].北京:人民卫生出版社,2023.

[9] 蒋羽霏.护理职业安全教育[M].北京:化学工业出版社,2023.

[10] 赵振花.各科常见疾病护理[M].武汉:湖北科学技术出版社,2023.

[11] 安百芬,孔环,刘梅,等.护理基础技能操作与临床护理[M].上海:上海交通大学出版社,2023.

[12] 韩美丽.临床常见病护理与危重症护理[M].上海:上海交通大学出版社,2023.

[13] 王卫涛,赵洪艳,许春梅,等.常见疾病护理进展[M].上海:上海交通大学出版社,2023.

[14] 刁咏梅.现代基础护理与疾病护理[M].青岛:中国海洋大学出版社,2023.

[15] 桑美丽,李育玲,张颖惠.护理技能实训教程[M].上海:上海交通大学出版社,2023.

[16] 包玉娥.实用临床护理操作与护理管理[M].上海:上海交通大学出版社,2023.

[17] 于红静,郭慧玲.专科疾病护理精要[M].广州:暨南大学出版社,2023.

[18] 梁艳,甄慧,刘晓静,等.临床护理常规与护理实践[M].上海:上海交通大学出版社,2023.

[19] 郑紫妍.常见疾病护理操作[M].武汉:湖北科学技术出版社,2022.

[20] 袁菲,杨翠翠,张金荣,等.临床护理思维与实践[M].上海:上海科学普及出版社,2023.

[21] 宋桂珍,吴小霞,刘莎,等.现代护理理论与专科护理[M].上海:上海交通大学出版社,2023.

[22] 杨正旭,贤婷,陈凌,等.基础护理技术与循证护理实践[M].上海:上海科学技术文献出版社,2023.

[23] 郝娜,李旭静,李超,等.护理综合临床实践[M].开封:河南大学出版社,2023.

[24] 李阿平.临床护理实践与护理管理[M].上海:上海交通大学出版社,2023.

[25] 孙珊珊,周金秋,解恒群,等.临床护理学与护理管理[M].上海:上海交通大学出版社,2023.

［26］夏五妹.现代疾病专科护理［M］.南昌：江西科学技术出版社,2022.

［27］王燕,韩春梅,张静,等.实用常见病护理进展［M］.青岛：中国海洋大学出版社,2023.

［28］呼海燕,赵娜,高雪,等.临床专科护理技术规范与护理管理［M］.青岛：中国海洋大学出版社,2023.

［29］曹娟.常见疾病规范化护理［M］.青岛：中国海洋大学出版社,2023.

［30］郑泽华.现代临床常见病护理方案［M］.南昌：江西科学技术出版社,2022.

［31］程艳华.临床常见病护理进展［M］.上海：上海交通大学出版社,2023.

［32］马姝,王迎,曹洪云,等.临床各科室护理与护理管理［M］.上海：上海交通大学出版社,2023.

［33］张敏.现代护理理论与各科护理要点［M］.武汉：湖北科学技术出版社,2023.

［34］兰洪萍.常用护理技术［M］.重庆：重庆大学出版社,2022.

［35］王建敏.实用内科常见疾病护理［M］.上海：上海交通大学出版社,2023.

［36］周英凤,王凯蓉,陆箴琦,等.PICC 和 PORT 静脉输液技术综合输液效果比较［J］.护理学杂志,2023,38(1):64-68.

［37］李桂霞,葛欣.优质护理在老年脑梗死护理中的临床护理效果分析［J］.中国科技期刊数据库医药,2022(5):0102-0104.

［38］朱青.生活方式管理联合程序化护理在脑出血护理中的应用［J］.中华养生保健,2023,41(21):140-142.

［39］邱兰林,刘瑶,肖玲,等.分娩后羊水栓塞的抢救护理干预措施探讨分析［J］.基层医学论坛,2022,26(30):142-144.

［40］张媛.浅析个性化护理应用于先兆早产护理中的效果评价［J］.中文科技期刊数据库(全文版)医药卫生,2023(2):0133-0136.